これならわかる！

消化器外科の看護ケア

がん研究会有明病院 消化器センター長、大腸外科部長

福長洋介

監修

がん研究会有明病院 看護部副看護部長

長井優子

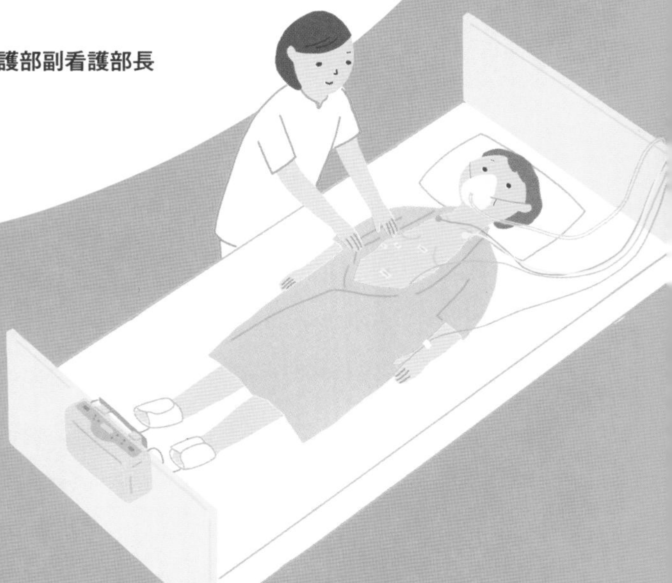

ナツメ社

はじめに

　世界でエーテル麻酔が開発された19世紀中ごろから、外科手術は全身麻酔下におこなわれるようになりました。日本では19世紀始めに、シーボルトによって西洋医学が伝えられ、その後、緒方洪庵、華岡青洲などにより外科が発展します。20世紀初頭には縫合糸や絹糸も登場し、ペッツと呼ばれる縫合器も同時期に登場。日本の近代外科学は1970年代ごろから急速に発展を遂げ、縫合糸や自動縫合器の進化、そして、1990年ごろに始まった腹腔鏡下手術により、精度の高い安全な手術ができる時代になりました。2000年にはロボット手術が試みられ、2012年の前立腺切除術に始まり、現在は胸腹部外科手術や婦人科手術にも保険適用が拡大されています。

　手術器具が進化し続ける外科手術のなかでも、消化器領域の手術はその中心的存在です。とくに消化器がんは唯一、外科手術でのみ根治の可能性のあるがん腫で、最近では胃がんや大腸がん手術の多くが腹腔鏡下におこなわれています。現在の消化器外科手術は、かくも多様な文明の利器を存分に活用し、将来はAIの導入もありえる環境のもとで進められています。

　ただ、術中を含めた周術期には、「人の手」が介入することに変わりありません。とくに周術期管理では、科学的根拠にもとづく知識を有し、温かい心をもった看護師の力が欠かせません。もうひとつ、"豊富な経験を有した"という言葉も付け加えておきましょう。豊富な経験というのは、誰でも最初からもちあわせているものではありません。新人看護師の場合はまだまだ経験も少なく、これからそれを身につけていく立場でしょう。

　本書では、まずは総論で知っておくべき全体像を把握し、さらに各論で術式に応じたこまかい周術期管理の知識を学んでいただきたいと思います。それを実臨床の場での周術期看護に役立て、豊富な知識と経験にもとづく専門性の高い看護をめざしていただけたらと、切に願っています。

がん研究会有明病院消化器センター長、大腸外科部長

福長洋介

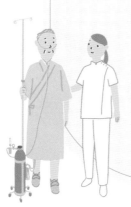

地域包括ケア時代において入院期間が短縮化するなか、初診時から患者の個別性を捉え、つねにくらしの場に戻ることを意識したかかわりが求められています。手術を受ける患者に対しても、短期間で早期回復に向けて看護することはもちろんですが、退院後に患者が困らないよう、日常生活に注意できるようなセルフケアの支援も重要です。

　まずは、患者にどのような手術がおこなわれるのか理解したうえで、術前、術中、術後、退院前それぞれの時期に、何をどのようにアセスメントしかかわっていくべきか、根拠を理解しケアに結び付ける必要があります。

　また、手術を受ける患者にとって、その不安は計り知れないものです。多くの時間を患者とともにする看護師は、不安や疑問に一つひとつていねいに対応し、解決していく役割を担っています。

　本書は、がん専門病院である当院の集中ケア認定看護師をはじめ、消化器外科病棟において第一線で活躍している看護師の臨床実践をまとめたものです。本書の特徴は、消化器外科の周術期看護に求められる基本的な知識について、ケアのポイントをひと目で理解できるように豊富なイラストで解説していることです。上部消化管、下部消化管、肝・胆・膵領域の代表的な術式とともに、クリニカルパスもそれぞれ掲載しています。新人看護師、これからリーダーの役割を担っていく2〜3年目の看護師のみなさんが、周術期看護を勉強しやすく、理解しやすい内容になっています。

　日常の看護実践のなかでのコツも「消化器外科ナースの視点」「先輩ナースのアドバイス」として紹介していますので、ぜひ参考にしていただきたいと思います。

　本書を消化器外科の患者の日々のケアにいかし、患者の早期回復に役立てていただければ幸いです。

がん研究会有明病院 看護部副看護部長

長井優子

4ステップで流れがわかる！ 消化器外科

Step 1 術前のケア

術前外来は外来看護師の担当ですが、病棟看護師はその内容を
よく把握して、入院後のケアにあたります。消化器外科手術に
多い合併症を念頭に置いて、リスク評価と予防的介入に努めましょう。

術前外来でのアセスメントとケア

オリエンテーション

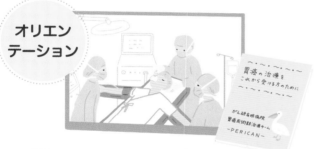

**オリエンテーションツールを使って
理解を深めてもらう**
周術期の流れがわかる DVD、クリニカ
ルパスを明記したパンフレットで、集
団オリエンテーションと個別オリエン
テーションを実施。

▶P18

リスク評価

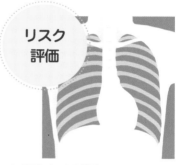

**心機能や呼吸機能のほか、
肝・腎機能などもチェック**
画像検査や心電図、換気機能検査、血
液検査で、循環器合併症、呼吸器合併
症のリスクを評価。さらに肝・腎機能
障害や糖尿病、肥満など、合併症につ
ながるリスク因子もチェックしておく。

▶P22〜

問診

| Point |
| 退院後まで見据えて
生活環境も把握 |

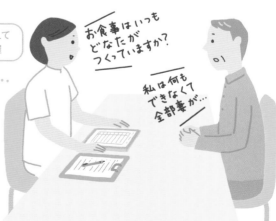

**既往歴や服用薬などを把握。
禁煙・禁酒指導も徹底**
既往歴や基礎疾患、服用薬など、手術
に影響する要因を、もれなく確認。そ
れをふまえた禁酒・禁煙指導、NST
による栄養療法、術前リハビリなどの
介入をおこなう。

▶P20

の周術期ケア

準備と前処置

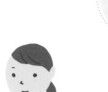

術式は PPPD……
合併症に注意しないと！

Pre-Alb が 12 だから
術後の低栄養も心配……

感染リスクが高いから、
呼吸リハビリも
万全にしなくちゃ

直前の準備

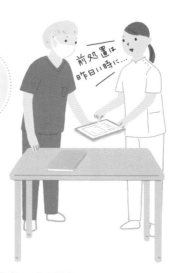

前処置は
昨日い時に……

同意書一式を揃えて、
徒歩で一緒に手術室へ

絶飲食の指示を守れているか、歯磨きをきちんとできているかチェックし、同意書一式をもって、一緒に手術室へ。手術室看護師に、直前のバイタルサインや最終服薬時間などを、確実に申し送りする。
▶P32

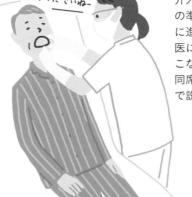

お口のなかも
見せてくださいね〜

術前外来での情報を確認し、
リスクを下げる介入をおこなう

術前外来で得られた情報、介入の内容を把握し、術前の準備と前処置を前日までに進める。主治医、麻酔科医による説明を入院後におこなうときは、できるだけ同席し、わかりやすい言葉で説明を補足。
▶P26〜

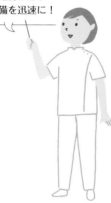

緊急手術も
少なくありません。
同意書の確認など、
必要な準備を迅速に！

Step 2
術直後のケア

病棟看護師は術中記録を確認したうえで、手術終了後に、手術室に迎えに行きます。申し送りを万全にし、術後の急変に備えましょう。帰室後は、意識・呼吸・循環をとくに念入りにモニタリングします。

申し送り〜帰室

術中記録に書いてあることも直接の申し送りで、目で確認

創やドレーンの位置は、1か所ずつ一緒に確認。最終の投薬時刻、抜管した時刻、現在の酸素流量なども聞いておく。

そのほか、術中に起きた全身状態の変化、予想外の術式変更などがあればくわしく尋ね、帰室後のモニタリングにつなげる。

▶P36

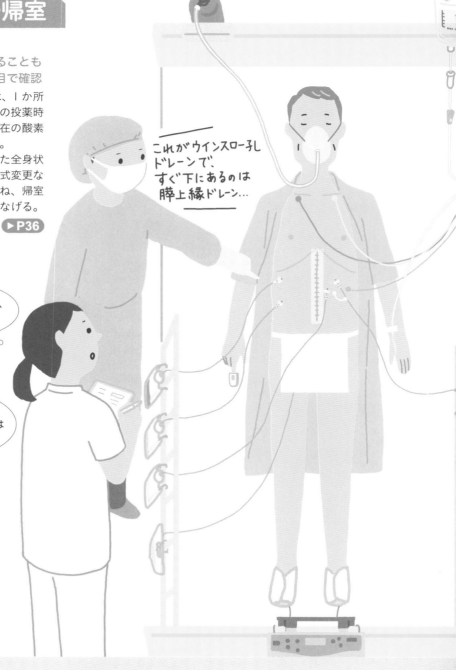

これがウインスロー孔ドレーンで、すぐ下にあるのは膵上縁ドレーン…

わかってはいたけど、管がいっぱい……!!

しかも左右に分かれてるから、管理に注意しなくちゃ

ドレーンは3、4日で抜去だけど、チューブ類は2週間だったはず……

全身のモニタリング＆ケア

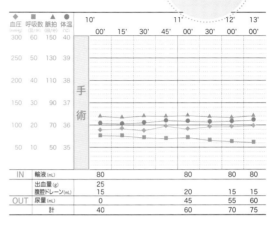

I 意識・呼吸

タナカさん 聞こえますか!?

抜管直後は、呼びかけに声を出して返事できるか確かめる

帰室後に意識レベルが低下したり、呼吸抑制が起きることも。呼びかけに声を出して返事ができるか、必ず確かめる。その後も呼吸数、呼吸パターン、SpO_2 などの確認を続ける。 ▶P38

II 循環・体温

◆血圧(mmHg)	■呼吸数(回/分)	▲脈拍(回/分)	●体温(℃)	10′				11′		12′	13′
				00′	15′	30′	45′	00′	30′	00′	00′
300	60	150	40								
250	50	130	39								
200	40	110	38	手							
150	30	90	37	術							
100	20	70	36								
50	10	50	35								

IN	輸液(mL)	80			80		80	80
	出血量(g)	25						
	腹腔ドレーン(mL)	15			20		15	15
OUT	尿量(mL)	0			45		55	60
	計	40			60		70	75

術直後は、バイタルサインを頻回に測定

術後は血圧上昇など、循環動態の変化が起きやすい。バイタルサインの測定、In-Out バランスの確認、心電図モニターのチェックなどを頻回におこなう。 ▶P40

III 創部・ドレーン

術後出血その他の合併症のサインに気づく

創からの出血の有無と量を、訪室のたびに見る。体内の吻合部で出血が起きていることもあり、ドレーンからの急な血性排液や、腹痛などの症状をチェック。 ▶P42

IV 痛み

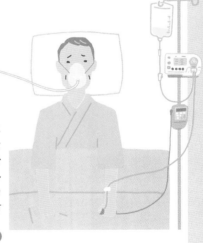

スケールで評価し、鎮痛薬を十分に使う

NRS (→P45) などのスケールで痛みの強さを確認し、鎮痛薬を十分に使ってコントロールする。当日は硬膜外カテーテルと静脈の両方から投与。 ▶P44

全身状態が安定していたら、さっそく離床の準備を！

現在は早期離床で、全身の早期回復を促すことが推奨されている。ベッド上での体動から始め、「ギャッチアップ→端座位」と進めていき、翌日には病室内歩行をおこなう。 ▶P46

Step 3 翌日以降のケア

消化器外科手術後は、食事や排泄のケアがとりわけ重要。術式ごとに食事再開の時期が異なるので、クリニカルパスに沿って進めましょう。翌日以降に起こる合併症も多く、全身状態も注意深く観察します。

生活のケア

食事のケア

侵襲の大きな手術後は腸瘻を併用することも

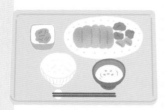

早ければ手術翌日からジュース、2日目から五分粥に食上げしていくが、術式によっては絶食期間が長く、手術時に造設した腸瘻を使うこともある。

▶P48

排泄のケア

消化管の回復とともに排ガス、排便を認める

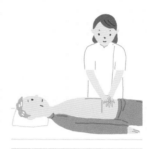

消化管の蠕動運動の回復とともに、排ガス、排便を認めるが、5日たってもなければイレウスを疑う。消化器切除による下痢などの消化器症状にも対処が必要。

▶P50

清潔ケア

ドレーン留置中は清拭、抜去後はシャワー浴可能

通常はドレーン抜去までシャワー浴ができないことが多く（医師の許可があれば可）、その間は清拭、洗髪などのケアが必要。初回のシャワーでは、創の洗いかたの指導もかねて、必ず付き添う。

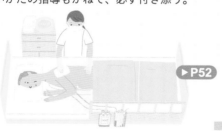

▶P52

リハビリ

歩行や呼吸リハビリで早期回復を促す

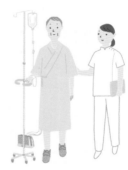

手術翌日からは積極的に歩いてもらう。ドレーンが多い場合は、転倒や事故抜去を防ぐため、1か所に整理を。排痰を促し、肺炎を防ぐ呼吸リハビリも再開する。

▶P54

大腸がんの術後は、ストーマケアが最重要！

消化器外科の看護で欠かせないのが、ストーマケア。造設予定があれば術前からケアを開始し、手術翌日からすぐ再開。ストーマを受け入れ、装具の交換などのケアがすべてできるようになるまで、時間をかけて支援していく。

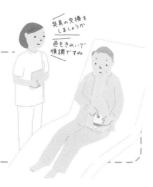

▶P126〜

合併症の予防とケア

脳神経系の合併症

**侵襲の大きな手術後は
とくに、術後せん妄に注意！**

侵襲が大きく、ICU滞在期間が長い手術ほど、術後せん妄が起きやすい傾向にある。「高齢」「認知症」などのリスク因子を術前から評価し、発症時に備える。

▶P62

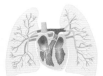

循環器系の合併症

**術後数日間は、
循環動態が不安定になりやすい**

頻度が高いのは高血圧だが、循環血液量減少性ショックで低血圧に陥ることも。また、心電図モニターを見て、心室細動などの致死的な不整脈にも目を光らせる。

▶P56

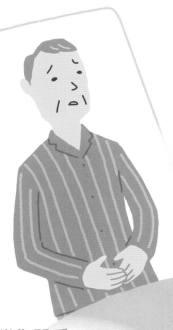

呼吸器系の合併症

**数日後からの肺炎、無気肺を
早期に発見**

術直後に多いのは無気肺だが、数日後からは肺炎、肺水腫のリスクが高まる。排痰や口腔ケアで肺炎を防ぐこと、全身状態の変化から早期に気づくことが大事。

▶P58

消化器系の合併症

**消化器の手術後は、
イレウスがとくに多い**

大腸切除後はもちろん、上部消化管手術、肝・胆・膵の手術後にも起こる。術後5日たっても排ガス、排便がなく、嘔気や腹部膨満感などがあればイレウスを疑う。

▶P60

創部の合併症

**ドレーンの血性排液から、
術後出血に気づく**

術後48時間以内は術後出血に、それ以降はSSI（手術部位感染）の徴候にとくに注意。術後出血は創からの出血、ドレーンからの血性排液で気づける。

▶P64

その他の合併症

**血糖値の変動や
肝・腎機能障害も起きやすい**

手術侵襲の影響で、術後は血糖値が変動しやすい。とくに膵切除後はその傾向が顕著。腎機能障害の悪化や、麻酔薬や抗菌薬などによる肝機能障害にも注意。

▶P66

Step4
退院直前のケア

入院期間は術式によってさまざまですが、全身状態が安定したら、早めに退院指導を始めます。一人ひとりの生活様式をよく理解し、他職種とも連携しながら、個別性の高い指導、ケアをおこないます。

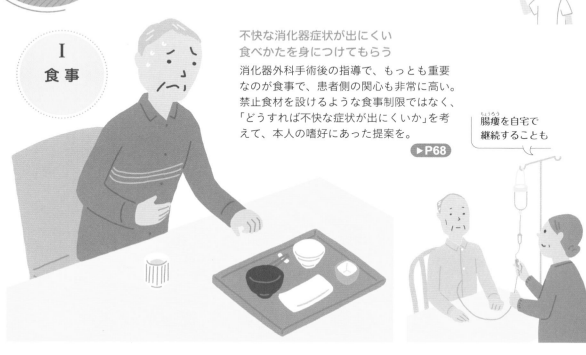

I 食事

不快な消化器症状が出にくい
食べかたを身につけてもらう

消化器外科手術後の指導で、もっとも重要なのが食事で、患者側の関心も非常に高い。禁止食材を設けるような食事制限ではなく、「どうすれば不快な症状が出にくいか」を考えて、本人の嗜好にあった提案を。

▶P68

腸瘻を自宅で
継続することも

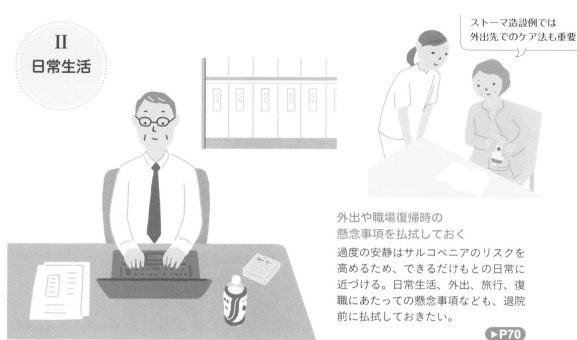

II 日常生活

ストーマ造設例では
外出先でのケア法も重要

外出や職場復帰時の
懸念事項を払拭しておく

過度の安静はサルコペニアのリスクを高めるため、できるだけもとの日常に近づける。日常生活、外出、旅行、復職にあたっての懸念事項なども、退院前に払拭しておきたい。

▶P70

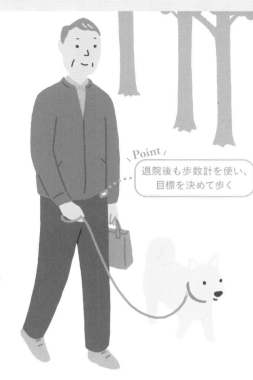

Ⅲ リハビリ

歩行訓練や筋力訓練を退院後も続けていく

入院中に理学療法士に指導を受けた歩行訓練、筋力訓練などを、退院後も継続。「誰も見ていないとやる気がしない」という人もいるので、退院前に、動機づけを高める説明を。

▶P72

> *Point*
> 退院後も歩数計を使い、目標を決めて歩く

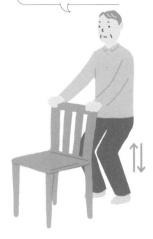

筋力訓練も続け、サルコペニアを予防

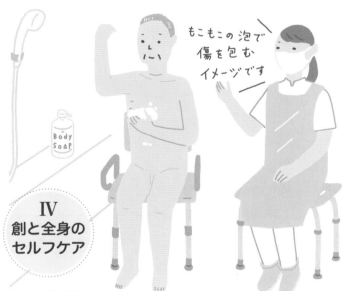

もこもこの泡で傷を包むイメージです

Ⅳ 創と全身のセルフケア

退院後の注意点や、受診すべき症状を伝える

創感染が退院後に起こる可能性もあり、創の洗いかたや受診すべき症状を伝える。術式別に多い術後の機能障害についても伝え、セルフケア指導をする。

▶P74

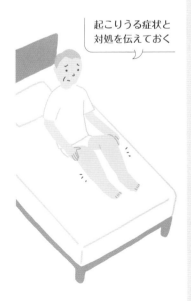

起こりうる症状と対処を伝えておく

これならわかる！消化器外科の看護ケア

CONTENTS

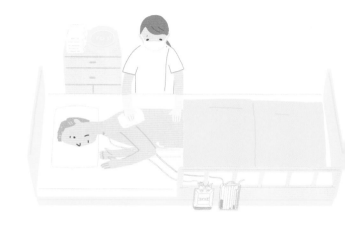

Part 1 総論 消化器外科 基本の周術期ケア……17

Step 1・術前のアセスメントとケア

術前外来

入院後

Step 2・術直後のケア

II・胃がんの手術

Part 3 各論 下部消化管手術の周術期ケア……109

I・大腸がんの手術

II・炎症性腸疾患（IBD）の手術

III・急性虫垂炎の手術

Part 4 各論 肝・胆・膵手術の周術期ケア ……153

I・肝がんの手術

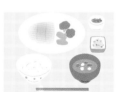

II・胆石・胆嚢炎の手術

III・膵がん・胆道がんの手術

消化器外科で使うおもな薬＆血液検査 基準値一覧……196

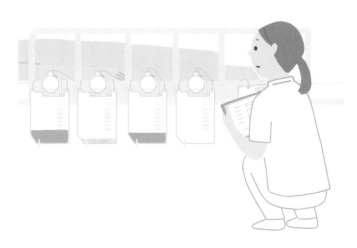

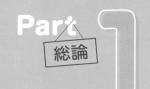

消化器外科
基本の周術期ケア

外来でのオリエンテーション、リスク評価から、入院後の準備とケアまで。

消化器外科での周術期ケアを、4つのステップで見ていきましょう。

術直後と翌日以降は、合併症の予防とケアがとても重要です。

全身状態の安定後は、退院後を見据えた食事、生活などの指導を始めます。

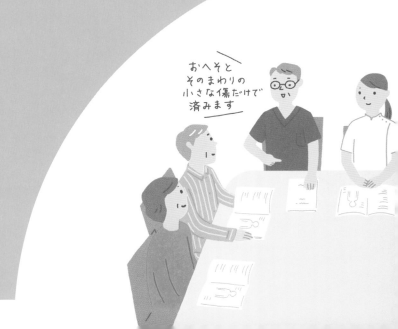

おへそと
そのまわりの
小さな傷だけで
済みます

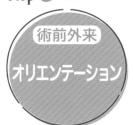

手術の方法、入院後の流れを理解してもらう

術前外来
オリエンテーション

周術期管理は、病院ごと、術式ごとのクリニカルパスに沿っておこないます。
まずは術前外来でオリエンテーションをおこない、退院までの流れを理解してもらいます。

クリニカルパスに沿ったオリエンテーションを実施

手術件数が多い病院では、集団オリエンテーション後に、個別オリエンテーションをおこなうとスムーズ。

集団
オリエンテーション

DVDで学ぶこと

手術前後の
リハビリ

入院日までに
用意する物品

手術前日に
おこなう処置

DVDで説明

手術室内のようす

当日の過ごしかた
～手術室への移動

翌日からの
過ごしかた

手術終了後の
全身状態

など

術前の準備～退院までの流れのほか、
手術室のようすなども撮影して作成
すると、手術がはじめての患者でも
イメージしやすい。

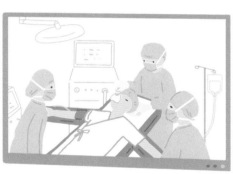

パンフレットで説明

～・～・～・～・～
胃癌の治療を
これから受ける方のために
～・～・～・～・～

がん研有明病院
胃癌周術期治療チーム
－PERICAN－

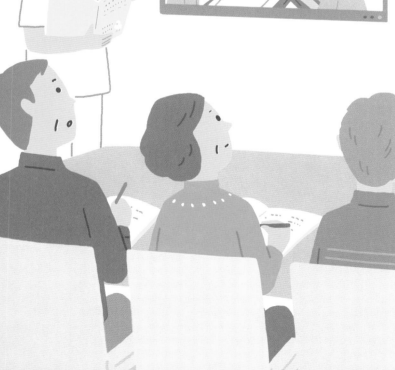

パスを掲載したパンフレット
を、代表的な術式別に作成。
外来で渡し、自宅でしっかり
読んできてもらう。

▶ まずは DVD やパンフレットで患者教育

現在の周術期ケアでは、「早期回復をいかに促すか」に力点が置かれています。そこで重要なのが、術前外来での準備。**クリニカルパスに沿って、必要な物品、手術内容、入院後の流れを理解してもらい、治療への主体的姿勢を高めます。**

退院までの流れがひと目でわかる DVD、パンフレットを使い、まずは集団オリエンテーションを実施します。そのうえで個別に面接をおこない、疑問点、不安な点を解消しておきます。

▶ 医師の説明にも同席し、説明を補足する

術前外来で手術についての説明を実施し、同意書を渡しておくケースも増えています。サインした同意書を入院時に持参してもらい、病棟看護師が、理解度を再度確認します。

説明にはできるだけ同席し、患者の理解度を確認しましょう。同席できない場合も、後で時間を設けて面談を。医師の説明が十分理解できているか、不安を抱えていないかなどを確認し、わかりやすい言葉で補足説明を加えます。

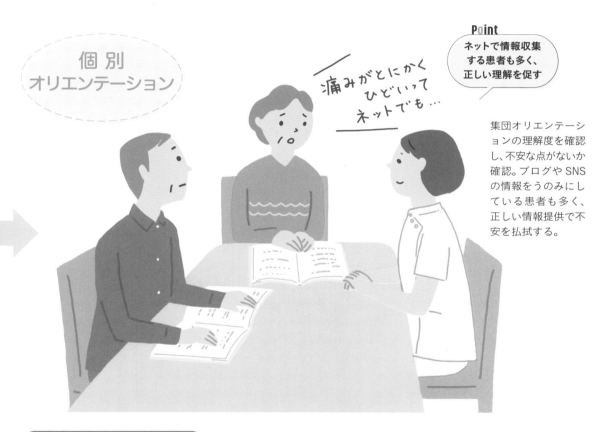

個別
オリエンテーション

痛みがとにかく
ひどいって
ネットでも…

Point
ネットで情報収集
する患者も多く、
正しい理解を促す

集団オリエンテーションの理解度を確認し、不安な点がないか確認。ブログや SNS の情報をうのみにしている患者も多く、正しい情報提供で不安を払拭する。

🔍 **消化器外科ナースの視点**

ストーマ造設予定なら、ストーマオリエンテーションを実施

ストーマ造設予定がある場合は、ストーマオリエンテーションも必須。「どんなものか想像もつかない」という患者も多く、DVD やデモ機で見てもらうところから始める。次に扱いかたをレクチャーし、最後にふれてみてもらう。できれば 3 回以上、面談の場を設け、過度の心理的負担がかからないよう段階的に進めたい。

Step up シートを使って
徐々に進めます！

1 見る　DVD やパンフレット、デモ機でストーマを見る

2 知る　ツール＋説明で、扱いかたを知る

3 ふれる　抵抗のない範囲で、デモ機にふれる

術前外来
問診

栄養療法や禁煙指導、服用薬のチェックをおこなう

問診では、周術期のリスクとなる基礎疾患、服用薬などの情報を収集。安全な手術のための多職種での介入につなげます。退院後の生活も見据え、生活様式なども把握しておきましょう。

術前外来の問診で、基本データを収集する

術前外来の看護師が問診をおこない、術中・術後のリスク要因がないか確かめる。

既往歴は？

**基礎疾患があれば、
まずその管理を**

心疾患、糖尿病などの基礎疾患があると、合併症のリスクが高まる。専門科の医師につなげ、先に治療を受けてもらう。

手術歴は？

**過去の手術で
問題がなかったかを確認**

手術歴がある場合は、術式や麻酔方法を確認。合併症などの問題がなかったかを聞き、主治医、麻酔科医と情報を共有。

喫煙・飲酒歴は？

**術後の回復に
大きく影響する**

喫煙・飲酒は創傷治癒遅延につながるうえ、喫煙では呼吸器合併症、飲酒では術後せん妄（→ P62）のリスクがとくに高まる。

服用薬は？

**手術に影響する薬がないか
チェック**

服用中の薬はすべて確認し、出血、血栓、血圧変動の要因となる薬、麻酔管理下で治療に影響する薬がないかをチェック。

栄養状態は？

**低栄養だと、
合併症リスクが高まる**

「Alb≦3.0g/dL」「有意な体重減少／体重測定不能」「食事量が普段の半分以下」のいずれかに該当すれば、介入は必須。

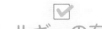

アレルギーの有無は？

**ラテックス・アレルギーの
有無などを聞く**

たとえばラテックス・アレルギーなら、手袋や麻酔回路、輸液セット、尿道カテーテルなどの物品を非ラテックス製品にする。

▶ 関連情報をもれなく確認し、リスクを把握

　既往歴や手術歴など、手術に必要な情報はすべて、術前外来で確認しておきます。術式とあわせて、術中・術後のリスクを予測し、安全な手術のための対策を立てます。

　生活状況を把握し、退院後の生活指導につなげることも、外来看護師の重要な役割。できれば家族やキーパーソンにも同席してもらい、「術後に食事をつくるのは誰か」なども把握。看護記録に記載し、病棟看護師と情報を共有します。

▶ NST など、他職種のチームとも連携を

　術前外来では、多面的なリスク評価と介入が必要です。たとえば食事を十分とれず、低栄養に陥っていれば、NST（栄養サポートチーム）が介入します。体力が低下していれば、理学療法士に術前リハビリの個別指導を依頼することも。合併症予防のための歯科受診、口腔ケア指導も全例でおこなうべき介入です。**病棟看護師は、このような準備が適切に進められたかを入院時に再度評価し、よりよい看護計画につなげます。**

多職種で介入し、安全な手術＆早期回復を実現

多職種でかかわり、リスクを
軽減する介入を。基礎疾患が
あれば専門科で治療。

栄養療法

Alb≦3.0g/dL などに該当すれば NST が介入する

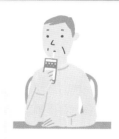

手術5日前から栄養剤で補
食するなどして、栄養状態
を改善。食道狭窄などで経
口摂取困難なら、1週間ほ
ど前からの入院で、経管栄
養や点滴を実施。

禁煙・禁酒指導

「減らす」ではなく「やめる」前提で。必要なら専門医が介入

禁煙外来

節煙・節酒では、術後
合併症予防効果が十分
に得られない。やめら
れなければ禁煙外来の
医師や精神科に介入し
てもらい、薬物療法も
含めて治療。

術前リハビリ

呼吸機能訓練器を使い、自宅でリハビリを開始

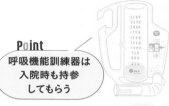

肺活量の低下や呼吸器合
併症を防ぐため、呼吸機
能訓練器などを活用し、
腹式呼吸を身につけても
らう。筋力訓練や歩行訓
練も術前から始める。

Point
呼吸機能訓練器は
入院時も持参
してもらう

服薬管理

抗血栓薬に加え、サプリメントもチェックしてもらう

サプリメントにも、血液凝固機能な
どに影響するものがある。薬剤師が
必ず確認し、薬剤ごとの休止のタイ
ミング、持参薬について説明する。

術前中止薬リスト

この薬は前々日に
中止してくださいね

抗血栓薬
- 抗凝固薬
- 抗血小板薬
- EPA 製剤

精神科薬
- 三環系抗うつ薬
- 抗精神病薬（DSS／SDAM）
- MAO 阻害薬
  （パーキンソン病の薬）

その他の薬
- 糖尿病治療薬（ビグアナイド系）
- エストロゲン製剤
- 免疫抑制剤
- 低用量ピル

歯科受診

歯周病やう蝕、義歯不適合は事前に治療しておく

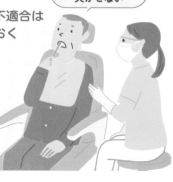

歯周病などがあると
創感染、肺炎のリス
クが高まる。義歯不
適合や動揺歯も含め、
歯科で治療を受けて
もらい、1日4回の
歯磨きも指導する。

Point
セルフケア支援も
欠かせない

先輩ナースのアドバイス

重要な質問ほど重複するもの。不満を感じさせない聞きかたを！

複数の職種で同じ事項を確認するときは、「何度も
聞いて申し訳ないです」と断りを入れたり、「先生か
らはどんなふうに聞いていらっしゃいますか？」と
確認して進めると、不満を抱かせにくい。そのうえ
で、「では、もうひとつ追加させてくださいね」と、
説明不十分な内容を補足する。

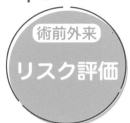

心機能、呼吸機能を術前検査で評価する

術後に起こりやすい循環器合併症、呼吸機能合併症のリスクは、術前外来の検査で必ず評価します。
担当は術前外来の看護師ですが、病棟看護師はその結果をよく確認し、入院後のケアにあたります。

X線検査と心電図で、心機能が正常か見る

非心臓手術死亡例の3～6割は、心合併症が原因という報告もある。術前の心機能評価が重要。

病歴の確認

☑ 狭心症、心筋梗塞の既往は？

☑ 息切れ、胸痛、動悸などの症状は？

☑ 日常生活の活動度は？

☑ リスク因子の有無は？
（喫煙、飲酒、肥満、高血圧、糖尿病、呼吸器疾患など）

既往や自覚症状がある例、リスク因子をもつ例のほか、運動耐容能が4METs以下の場合は高リスク。

フィジカルイグザミネーション

☑ 血圧：SBP＜140、DBP＜90mmHgなら正常

☑ 脈拍数：60～90回／分なら正常

☑ 頸静脈の怒張、拍動の異常はない？

☑ 胸部の聴診で、心雑音や過剰心音はない？

☑ 四肢の浮腫や冷汗など、心不全徴候はない？

血圧、脈拍数、心拍数などの基本のアセスメントに加え、心不全に特有の徴候などがないかもチェック。

画像検査

心拡大などの異常がないかを見ておく

胸部X線検査では、まず心胸郭比（CTR）を見る。50％以上であれば心拡大。心エコーで、左室の拡張不全、収縮不全などの心不全徴候がないか確かめる。その他のハイリスク例でも、術前の心エコーをおこなうことがある。

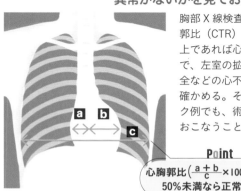

Point
心胸郭比$\left(\dfrac{a+b}{c}×100\right)$が50％未満なら正常

心電図

虚血性心疾患、不整脈がないかをチェック

心電図は全例で実施。ST低下や大きな陰性T波は、心筋虚血、左室肥大、心筋症などのサイン。トレッドミル負荷心電図で低運動耐容能、ST変化を認める場合も周術期リスクとされ、術前の評価・治療が欠かせない。

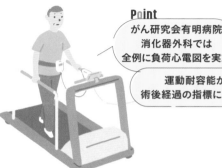

Point
がん研究会有明病院消化器外科では全例に負荷心電図を実施

運動耐容能が術後経過の指標にもなる

心機能低下が疑われたら、循環器内科で診察＆治療

呼吸機能検査で、術後の肺炎などのリスクを評価

術後の呼吸器合併症予防で、とくに大事なのが呼吸機能のリスク評価。

リスク因子の確認

☑ COPD（慢性閉塞性肺疾患）などの病歴は？

☑ 「喫煙」「肥満」「高齢」のリスクの有無は？

☑ 日常生活での運動能は？

Hugh-Jones 分類
- Ⅰ 階段昇降など問題なし
- Ⅱ 平地の歩行は正常、階段では息切れ
- Ⅲ 自分のペースでなら、1.6km以上歩ける
- Ⅳ 休み休みでないと50m以上歩けない
- Ⅴ 会話や衣服の着脱でも障害がある

呼吸器の基礎疾患や、喫煙・高齢・肥満のリスクを有する例、Hugh-Jones 分類でⅢ度以上は、とくに呼吸器合併症を起こしやすい。

フィジカルイグザミネーション

☑ 胸部聴診で、副雑音が聞こえない？
- ●ロンカイ（いびき音） ●ウィーズ（笛声音）
- ●コースクラックル（水泡音） ●ファインクラックル（捻髪音）

☑ 呼吸数の異常、呼吸パターンの異常はない？

☑ 努力性胸式呼吸は見られない？

聴診とともに、視診で呼吸数や呼吸パターン、努力性胸式呼吸の有無を確認。異常があれば、胸部X線画像もあわせて確認を。

画像検査

X線検査でわかる異常は確実に治療が必要

肺炎を疑う白い陰影がないかなど、基本事項をまず確認。あきらかな病変があれば、先に呼吸器内科で治療を受けてもらう。扁桃肥大などの気道の変形、偏位も重要で、術後に気道閉塞を起こす可能性が高まる。

気道の偏位はない？

肺炎などの所見はない？

換気機能検査

閉塞性障害、拘束性障害があると呼吸器合併症のリスク増

スパイロメトリーで、「%VC（%肺活量）」「FEV₁%（1秒率）」を調べ、COPDなどの閉塞性障害、無気肺などの拘束性障害、それらが重なった混合性障害がないか見る。これらの障害があると、術後も低換気に陥りやすい。

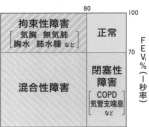

スパイロメトリーでチェック

	% VC（%肺活量）	
	80	100
拘束性障害 気胸 無気肺 胸水 肺水腫 など	正常	
混合性障害	閉塞性障害 COPD 気管支喘息 など	FEV₁%（1秒率） 70

（右端に FEV₁%（1秒率）、70 の目盛り）

呼吸機能低下があれば、呼吸器内科で診察＆治療

▶ 心機能・呼吸機能検査は、どの手術でも必須

術後の心合併症は、侵襲度が高いほどリスクが高まります。『非心臓手術における合併心疾患の評価と管理に関するガイドライン』でも、消化管切除、肝・胆・膵切除などの腹腔内手術は、「中等度リスク 1〜5%」に分類されています。そのリスクは見逃せません。

呼吸器合併症も多くの手術で認められ、術後の肺炎は、死亡原因のトップ。「高齢」「肥満」「喫煙」などのリスクをもつ患者、呼吸器の基礎疾患を有する患者ではとくに注意が必要です。

▶ 必要に応じて、エコーや動脈血ガス分析も追加

心機能の術前検査では、胸部X線検査、心電図検査をルーティンでおこないます。**心疾患の既往があったり、胸部X線画像で心拡大が認められる場合などは、心エコー検査も追加します。**

呼吸機能検査では、呼吸音や呼吸状態のアセスメントに加え、胸部X線画像の確認、換気機能検査（スパイロメトリー）が必須です。全身麻酔時のリスク評価のため、動脈血ガス分析で、「pH」「$PaCO_2$（動脈血二酸化炭素分圧）」「PaO_2（動脈血酸素分圧）」などを見ることもあります。

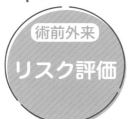

血液凝固能、肝・腎機能の数値から、リスクを評価

術前外来では、血液検査も全例におこないます。貧血や出血傾向、血栓のリスクを評価するとともに、術後合併症につながる糖尿病や肝・腎機能障害、低栄養などのリスクも確認しておきましょう。

血液、尿の一般検査は必須。血液凝固能も必ず見ておく

以下はがん研究会有明病院の基準値。施設ごとに多少の幅があるので、勤務先の医療機関の基準値で判断を。

生化学検査

			基準値	
栄養・代謝	TP（総蛋白）		6.6〜8.1	g/dL
	Alb（アルブミン）		4.1〜5.1	g/dL
	Glu（グルコース）		73〜109	mg/dL
肝機能	T-Bil（総ビリルビン）		0.4〜1.5	mg/dL
	D-Bil（直接ビリルビン）		0.1〜0.5	mg/dL
	γGTP（γグルタミルトランスペプチダーゼ）	Ⓜ	13〜64	U/L
		Ⓕ	9〜32	U/L
	ChE（コリンエステラーゼ）	Ⓜ	240〜486	U/L
		Ⓕ	201〜421	U/L
	ALP（アルカリホスファターゼ）	(JSCC)	106〜322	U/L
		(IFCC)	38〜113	U/L
	LDH（乳酸脱水素酵素）		124〜222	U/L
	AST（アスパラギン酸アミノトランスフェラーゼ）		13〜30	U/L
	ALT（アラニンアミノトランスフェラーゼ）	Ⓜ	10〜42	U/L
		Ⓕ	7〜23	U/L
腎機能	UN（尿素窒素）		8〜20	mg/dL
	Cr（クレアチニン）	Ⓜ	0.65〜1.07	mg/dL
		Ⓕ	0.46〜0.79	mg/dL
	eGFR（推算糸球体濾過量）		60	mL/分/1.73m²≦
電解質	Na（ナトリウム）		135〜148	mmol/L
	K（カリウム）		3.5〜5.3	mmol/L
	Cl（クロール）		98〜106	mmol/L
	Ca（カルシウム）		8.8〜10.1	mg/dL
その他	CRP（C反応性蛋白）		0.00〜0.14	mg/dL

血液学的検査

			基準値	
血球系	WBC（白血球数）		3.3〜8.6	10³/μL
	RBC（赤血球数）	Ⓜ	4.35〜5.55	10⁶/μL
		Ⓕ	3.86〜4.92	10⁶/μL
	Hb（ヘモグロビン濃度）	Ⓜ	13.7〜16.8	g/dL
		Ⓕ	11.6〜14.8	g/dL
	Ht（ヘマトクリット値）	Ⓜ	40.7〜50.1	%
		Ⓕ	35.1〜44.4	%
	MCV（平均赤血球体積）		83.6〜98.2	fL
	MCHC（平均赤血球ヘモグロビン濃度）		31.7〜35.3	%
	PLT（血小板数）		158〜348	10³/μL
凝固・線溶系	PT（プロトロンビン時間）（活性値）		70.0〜130.0	%
	APTT（活性化部分トロンボプラスチン時間）		24.0〜37.0	秒
	Fib（フィブリノーゲン）		200.0〜400.0	mg/dL
	AT（アンチトロンビン）		80.0〜130.0	%
	FDP（フィブリン・フィブリノーゲン分解産物）		5.0	μg/mL>
	D-dim（D-ダイマー）		1.0	μg/mL>

尿検査

		基準値
尿定性検査	比重	1.005〜1.030
	pH	5.0〜7.5
	蛋白	（－）
	糖	（－）
	潜血反応	（－）

▶ 肝・胆・膵の手術などでは、さらに項目を追加

手術侵襲や全身麻酔に耐えられるかを見るために、不可欠なのが血液学的検査。 貧血があれば術前から治療を開始。出血傾向のある患者では、輸液や薬剤の調整で循環動態を管理します。

生化学検査では、栄養状態をまず確認。 低栄養なら術前の栄養療法で是正します。肝・腎機能、電解質バランスも手術侵襲で変化しやすく、術前の数値の把握が欠かせません。**さらに肝切除予定患者ではNH₃（アンモニア）を加えるなど、術式に応じて項目を追加します。** このほかに、HIVなどの感染症の検査も必須です。

血液検査の結果もふまえ、代表的なリスクを評価

循環器や呼吸器の基礎疾患のほか、下記の疾患や状態も、合併症のリスクを高める。

術後高血糖が起きると、感染症のリスクも増加！

ハイリスク例 1 糖尿病

HbA1c8％以上の患者は、術前に確実な血糖コントロールを。糖尿病専門医に見てもらい、必要なら手術の前に、教育入院をすることもある。

ハイリスク例 3 低栄養

低栄養例では、術後のSSI（手術部位感染 → P64）、肺炎などのリスクが高く、術後の回復も遅れる。必要なら早めの入院で、経管栄養を実施して改善を。

ハイリスク例 2 肝・腎機能障害

肝臓、腎臓の基礎疾患を有する患者や高齢者では、周術期の薬の影響などで、機能がさらに低下するおそれも。腎不全なら、周術期の人工透析の準備も必要。

ハイリスク例 4 高度肥満

呼吸器合併症や循環器合併症のリスクが高いが、術前の短期間での改善は困難。リスクを正確に伝え、術前・術後のリハビリに積極的にとり組んでもらう。

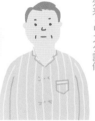

循環器合併症などのリスクも増す

「褥瘡」「せん妄」のリスクも評価し、看護計画を立てる

昨今は高齢者に対する手術も多く、褥瘡やせん妄などのリスク評価も欠かせない。

褥瘡のリスク評価

日常生活自立度も含め、術後のリスクを検討

術前外来での評価（Step1）で、ひとつでもリスクがあれば、入院時にリスクアセスメントを実施（Step2）。それをもとに体位変換や、体圧分散マットレスの使用などの看護計画を立てておく。

Step1 リスク因子の評価

☐ ベッド上での自力体位変換
☐ 椅子での座位の保持、除圧
☐ 病的骨突出　　☐ 関節拘縮
☐ 栄養状態低下　　☐ 皮膚湿潤
☐ 皮膚の脆弱性（浮腫やスキン-テア）　☐ 倦怠感
☐ 皮膚乾燥　　☐ 下肢麻痺　　☐ せん妄

褥瘡の既往があれば、それだけでハイリスクです

Step2 リスクアセスメント

☐ ショック状態（出血性、感染性、心原性など）
☐ 重度の末梢循環不全
☐ 麻酔などの鎮静・鎮痛剤の持続使用
☐ 特殊体位での手術　　☐ 強度の下痢の持続
☐ 極度の皮膚の脆弱性　　☐ 皮膚に密着させる医療関連
☐ 入院時すでに褥瘡あり　　機器の1週間以上の使用

術後せん妄のリスク評価

認知症高齢者への手術侵襲は、それだけでハイリスク

「高齢」「認知症」などの背景因子、予定の術式などから、術前にリスクを評価。ハイリスク例では患者や家族にその可能性を伝え、早期離床や痛みのケアなど、せん妄予防に有効な看護計画を立てる。

Step1 リスク因子の評価

☐ 70歳以上　　☐ せん妄の既往
☐ 全身麻酔下の術後、
　またはその予定あり
☐ リスクとなる薬剤の使用
　（ベンゾジアゼピン系など）
☐ 認知症　　☐ 器質的脳障害
☐ アルコール多飲

ハイリスク例では術前の情報提供も重要

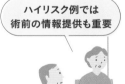

Step2 ハイリスク例での対策

☐ 活動耐性低下防止（早期離床と運動）
☐ 疼痛コントロール　　☐ 薬剤調整でのコントロール
☐ 本人・家族への情報提供　　☐ 多職種との情報共有
☐ 認知症による機能低下への介入
☐ 脱水の治療・予防

25

術前の準備、理解度を確認。麻酔科受診も必要

入院当日を迎えたら、いよいよ病棟看護師の出番。術前外来での説明がどのくらいできているか、手術にあたっての不安がないかなどをあらためて確認し、安心して手術に臨めるようにします。

4つの確認事項は、手術前日までに済ませておく

I
主治医の説明＆理解度の確認

病名・病態　術式　術後の経過

手術の目的、必要性、有効性　可能性のある合併症・偶発症　など

➡ **説明が済んでいる場合も、理解度を確かめておく**

主治医からの手術に関する説明は、術前外来で済んでいることも多いが、入院後に病棟でおこなう場合もある。看護師も立ち会って説明を補足し、病状や術式、合併症のリスクなどの正しい理解を促す。立ち会えない場合も、あとで訪室して理解度を確かめる。同意書類もあわせて確認。

術前外来での説明だけでは不確実。
入院後に再度、これからの流れなど
を説明し、理解度も確かめておく。

十分理解できたか
あとで確認しましょう

II
麻酔科受診＆理解度の確認

麻酔の目的
麻酔の種類　今回使用する麻酔
麻酔の安全性
可能性のある合併症・偶発症　術後の痛みのコントロール法　など

➡ **麻酔のリスク、術後の痛みへの不安も軽減**

術前には麻酔科医の説明もおこなわれ、麻酔の目的と方法、術後の痛みの管理方法などについてくわしく伝えられる。不安を感じているようなら、わかりやすい言葉で補足し、安心感を与える。主治医の場合と同様、同意書も確認して預かっておく。

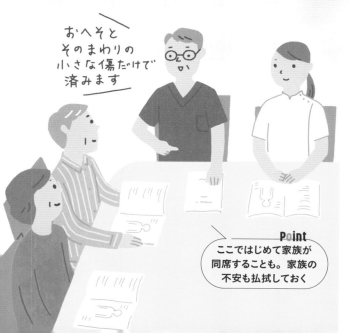

おへそと
そのまわりの
小さな傷だけで
済みます

Point
ここではじめて家族が
同席することも。家族の
不安も払拭しておく

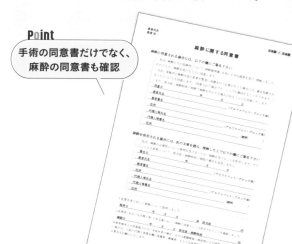

Point
手術の同意書だけでなく、
麻酔の同意書も確認

▶ オリエンテーションだけでは、理解不十分なことも

　入院後は、外来看護師から病棟看護師に担当が代わります。外来での説明をどの程度理解できているか、術前指示は守れたかなどを再度確認し、安全な手術と早期回復をめざします。

　理解度の確認は、「先生からはどんな手術と聞いていますか？」「胃をどのくらい切ると話していましたか？」というように、ひとつずつ具体的に。理解不足があればそのつど補足します。

▶ 手術や麻酔のリスクについても説明を

　主治医の説明のタイミングは、病院や主治医の方針、術式によっても異なります。外来で実施済みなら、入院日に同意書を預かり、内容を確認します。**入院後に主治医や麻酔科医がリスクの説明などをすることも多く、可能なら病棟看護師が立ち会いを**。専門用語がわからず困惑していないかを表情からも読みとり、合併症のリスクや麻酔の方法などの理解を促しましょう。

Ⅲ
術前の準備・リハビリ＆持ちもの類の確認

【準備・リハビリ】

口腔ケア　入浴後の保湿　指示された薬剤の休止
禁煙・禁酒
栄養剤の摂取　呼吸リハビリ　など

➡ **術前指示が守れていないと、リスクが高まる**
術前外来で指示されていた口腔ケアや禁煙・禁酒などを、そのとおりに実行できたか確かめる。不十分な場合は合併症のリスクをあらためて伝え、いまからでもできる対処を。
事前に購入してもらった呼吸機能訓練器や、タオルなどの持ちものも、リストで一緒に確認する。

Point

持ちものは、術前に渡すパンフレットに記載

ICU 持参品リスト(例)

☑ タオル2枚
☑ 洗濯物用の袋
☑ T字帯　5枚
☑ 腹帯　5枚
☑ コーチ2®
　（呼吸機能訓練器）
☑ 歯ブラシ、コップ、
　歯磨き粉
☑ ティッシュペーパー
　2箱
☑ メガネ、入れ歯、
　入れ歯ケース
　（必要な方）
☑ 電動ひげそり

先輩ナースのアドバイス

相手の認知機能、理解力に応じた説明を！

　認知機能低下例などでは、クリニカルパスを一度に説明しても、理解が困難。「今日はここですね」「これをやりましょう」などと、日ごとに1項目ずつ伝えていこう。

Ⅳ
退院までのクリニカルパスの確認

前日の過ごしかた　手術時間までの過ごしかた
手術開始時刻
手術直後の治療場所、状態　早期離床　翌日以降のリハビリ　など

➡ **今日からの治療と過ごしかたを、もう一度確認**
食事や安静度など、入院中の過ごしかたを、クリニカルパスで再度説明する。術後にICUで過ごす場合は、ICUの事前見学で安心感を与える方法もある。合併症のリスクを減らすため、できるだけ早期に離床し、翌日から歩行や呼吸のリハビリを積極的におこなうことも、いま一度伝えておく。

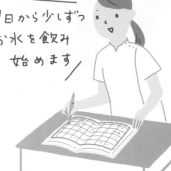

翌日から少しずつお水を飲み始めます

入院後 準備と前処置

絶飲食は最低限にし、術後の早期回復を促す

入院から手術前日までの、具体的な準備とケアを見ていきましょう。消化管手術では「絶飲食」がとくに重要ですが、現在はその期間が短くなり、数時間前まで飲料を摂取できるようになりました。

▶ 前日21時まで普通食、当日も補水液ならOK

　周術期ケアは以前と大きく変わっています。北欧で発案された「術後回復促進策（ERAS）」を皮切りに、エビデンスにもとづく早期回復プログラムが日本でも普及しました。

　術前のケアで大きく変化したのが、絶飲食期間。**絶飲食期間の長さは患者にとって大きな苦痛でしたが、現在は多くの消化器手術で、前日まで食事がとれます。手術の3時間前までは、経口補水液も摂取できます。**このような変化は、脱水や低栄養、術後高血糖などの予防にもつながり、術後の早期回復に役立っています。

　術前は、このようなクリニカルパスに則り、食事、飲水の指導をおこないます。**リハビリも重要で、院内を積極的に歩き、深呼吸の練習をしてもらうことが術後合併症予防につながります。**

ERASなどのプロトコルで、術前ケアが大きく変化

ERASのプロトコルの骨子は、以下のとおり。術前の制限も大幅に軽減された。

I 術前の管理

＊術前カウンセリング
＊内科的コントロール（貧血、高血糖などの是正）
＊禁煙・禁酒　＊術前リハビリ
＊ルーティンでの機械的前処置の見直し
＊絶飲食期間の短縮化
＊炭水化物負荷　など

術前の説明だけでなく、貧血や高血糖の是正などもすべて術前外来でおこない、入院期間を短縮。絶飲食期間は短くなり、全例での機械的前処置（下剤服用）も見直された。

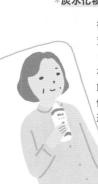

Point
術前は普通に活動。絶飲食も短くて済むようになった

II 術中の管理

＊DVT、PONVの予防
＊過剰輸液の見直し
＊予防的抗菌薬の適正化
＊皮膚消毒の適正化　＊麻酔法の標準化
＊ドレーン、カテーテル留置期間の短縮
　　　　　　　　　　　　　　など

術後合併症を防ぐ術中からのケア、麻酔薬の選択、過剰輸液の見直しなども重要な点。ドレーン類も「必要なものだけ、短期間留置」が基本となった。

III 術後の管理

＊ルーティンでの経鼻胃管の見直し
＊硬膜外麻酔などでの十分な鎮痛
＊早期の経口摂取　＊血糖の管理
＊早期離床　　　　　　　　など

早期の離床と経口摂取で腸管の蠕動運動を促し、全身機能も回復させる。早期離床の妨げとなる痛みは、術中からの硬膜外カテーテルなどを使って確実にコントロールする。

がん研では「PERICAN プログラム」で、術後の早期回復を実現

がん研究会有明病院でも、オリジナルの術後回復促進プログラムを「PERICAN (Perioperative team at Cancer Institute Hospital」として実践している。

術前外来

パンフレットで患者教育

手術決定後は、パンフレットで手術の理解を促進し、術前指導をおこなう。

入院

入院当日または手術前日まで普通食

術式にもよるが、前々日までは普通食と経口栄養剤、前日は流動食と経口栄養剤にすることが多い。

経口栄養剤の摂取

高侵襲手術では、手術5日前〜前日に経口栄養剤を飲んでもらい、栄養状態を改善。早期回復のため、免疫調整栄養剤を推奨。

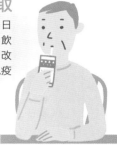

前日21時以降は絶食

手術前日21時以降は、経口補水液のみ飲水できる。それ以外の飲食は禁止。

手術3時間前まで経口補水液を摂取

膵頭十二指腸切除術など一部の術式を除き、手術3時間前までは経口補水液を摂取できる。

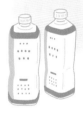

手術当日

術直後〜当日は絶飲食

手術終了直後から当日いっぱいは絶飲食とし、輸液で水分と電解質を補う。

手術翌日

1日300mLの飲水開始

1日300mLをめやすに飲水開始。ただし侵襲の大きな食道切除術、膵頭十二指腸切除術では絶飲食。

腸瘻（ちょうろう）から栄養剤を注入

食道切除術、膵頭十二指腸切除術では、経口の代わりに腸瘻を使って、経腸栄養剤摂取を開始。

ジュースの摂取開始

食道切除術と膵頭十二指腸切除術を除いては、術後2日目からジュースを摂取してもらう。

退院

半固形食→普通食へ食上げ

術後3〜7日に半固形食開始。その1〜2日後には五分粥に、さらにその1〜2日後には全粥となる。

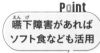

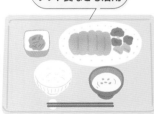

Point
嚥下（えんげ）障害があればソフト食なども活用

▶ 機械的前処置は、下部消化管手術で実施

　術前のケアでは、術前の下剤服用で腸管内の内容物を排出させる「機械的腸管前処置 (MBP)」もあります。術野の汚染予防が目的ですが、現在では "SSI（手術部位感染）の予防効果があるとはいえない" とされ、下部消化管の手術で、医師の指示がある場合にかぎりおこないます。

　抗菌薬投与も同様で、ルーティンでの投与はおこなわれませんが、「MBP との併用では、SSI の予防効果がある」と報告されています（『消化器外科 SSI 予防のための周術期管理ガイドライン 2018』）。この点も主治医の判断にもとづき、指示がある場合にかぎり、経口で服用してもらうようにします。

入院後
準備と前処置

シャワー浴は前日中に。
手術部位の除毛も済ませる

前日はなるべく普段どおりにリラックスして過ごし、日中にシャワーも浴びてもらいます。
除毛や臍処置の指示があれば、前日のシャワー浴前に済ませておきましょう。

手術部位に応じて、サージカルクリッパーで除毛する

がん研究会有明病院では、下図のように除毛範囲を定め、サージカルクリッパーで除毛している。

除毛の方法

サージカルクリッパーを
すべらせるように動かす

体毛の生えている
方向に逆らって、
少しずつすべらせ
ていく。

食道の手術

右胸部、頸部、上腹部
を切開することが多く、
胸腹部を除毛しておく。

前胸部〜
恥骨上まで除毛

対極板の
装着位置も除毛

胃の手術

前胸部〜
恥骨上部を除毛

開腹手術では上腹部を、
腹腔鏡下手術では臍部
を正中切開するため、
除毛範囲が異なる。

腹腔鏡下の場合

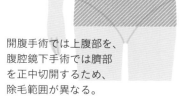

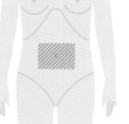

大腸の手術
〈おもに結腸〉

前胸部〜
恥骨上部を除毛

開腹手術、腹腔鏡下
手術ともに、前胸部
から恥骨上部までを
広く除毛する。

▶ シャワーは前日に。体や髪には何もつけない

手術前日には、シャワー浴をおこなって体を清潔にしておきます。SSI（手術部位感染）予防の観点からも、クロルヘキシジンなどの薬剤は必要なく、液体石けんを使った通常のシャワー浴で十分です。マニキュア類は、パルスオキシメータでの SpO_2 測定の妨げとなるため、入浴前に除去します。入浴後は、保湿剤や化粧品を含め、皮膚や髪には何もつけないように。**歯磨きを1日4回、確実にできているかも確認します。**

▶ 手術の妨げにならない程度に、除毛する

かつてはルーティンでおこなわれていた術前の剃毛は、現在は推奨されません。微細な傷が原因で、SSIの発生率が増加するためです。

手術時の切開予定部位は、サージカルクリッパーを使うか、除毛クリームを塗布して除毛します。手術の妨げにならなければよく、あまり神経質におこなう必要はありません。がん研究会有明病院では手術前日の午前中、シャワー浴の前に、下図の範囲で除毛をおこなっています。

大腸の手術
〈おもに直腸〉

経肛門的切除や、会陰切開（えいん）での直腸切除が多く、肛門周囲も除毛しておく。

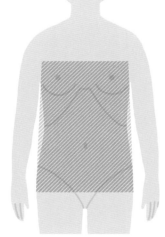

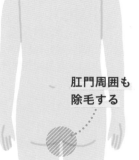

肛門周囲も除毛する

肝・胆・膵の手術

上腹部を切開し、腹腔ドレーンを留置することが多く、上前腸骨棘までの高さがめやす。

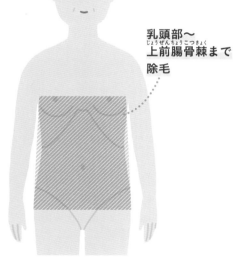

乳頭部〜
上前腸骨棘（じょうぜんちょうこつきょく）まで除毛

🔍 **消化器外科ナースの視点**

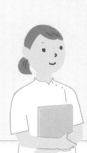

臍を正中切開するときは、臍処置もあわせて実施

腹腔鏡下手術でも開腹手術でも、最近は臍をよけずに正中切開することが増えている。とくに腹腔鏡下手術では、臍にカメラポートを留置する方法が主流。前日のシャワー後に臍処置を済ませておきたい。

オリーブ油を数滴たらし、汚れがひどければ5〜10分ほど置いたのち、綿棒で汚れを拭きとる。

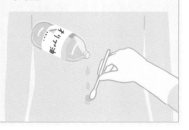

手術、麻酔の同意書を確認し、徒歩で手術室へ

手術当日は、看護師による処置はほぼありませんが、患者にとってはあわただしい状況。緊張感や不安の軽減に努めつつ、書類や物品のもれがないか、直前の歯磨きができているかなどを確認します。

術前チェックリストで、準備と確認事項のもれを防ぐ

がん研究会有明病院の術前チェックリスト。準備や確認のもれを防ぐため、どの術式でも必ず使用している。

入室時に済ませておくこと（共通）

- ☐ 1. 手術前処置
- ☐ 2. 手足の爪確認（爪の長さ、マニキュア、付け爪）
- ☐ 3. 頭髪確認（ピンの除去、かつらの有無確認。長髪の方は、手術キャップに入るように結う）
- ☐ 4. コンタクトレンズを除去したか
- ☐ 5. リストバンド装着確認
- ☐ 6. 手術部位の除毛確認
- ☐ 7. 装飾品を除去したか（指輪、ピアス）
- ☐ 8. 化粧をしていないか
- ☐ 9. 入室1時間以内に歯磨きをしたか
- ☐ 10. 義歯を除去したか
- ☐ 11. 手術衣に着替えをしたか

入室時に持参する書類

- ☐ 12. 手術説明同意書
- ☐ 13. 血液製剤同意書
- ☐ 14. 麻酔説明同意書
- ☐ 15. 中心静脈カテーテル挿入に関する同意書
- ☐ 16. IDカード
- ☐ 17. 免責書（必要時のみ）
- ☐ 18. 行動抑制に関する説明同意書
- ☐ 19.「褥瘡対策に関する治療計画書」入力確認

入室までに済ませておく検査

- ☐ 20. 心電図
- ☐ 21. 肺機能検査または血液ガス
- ☐ 22. 感染症検査
- ☐ 23. レントゲン
- ☐ 24. 血液型検査（2回）

心電図・胸部レントゲン・肺機能・感染症：有効期限3か月
肺機能（乳腺のみ）：有効期限6か月　　血液型検査（乳腺のみ1回）

入室前に確認しておくこと（科別）　＊必要時のみ記入

- ☐ マーキング
- ☐ 弾性ストッキング装着（婦人科、整形）
- ☐ キーパーソンの来院有無　有・無

最終飲水時間	時	分	mL
内服　薬品名			時
点滴	部位		G

サイン

▶ 義歯などを外し、手術前の最終チェックを

手術前日までは、やるべきことは多くありません。ただ当日は、本人の準備が肝心。**「手術の１時間前に歯磨きをする」「義歯やコンタクトレンズは外す」** などの指導を必ずしておきましょう。そのうえで、１時間前をめどに訪室し、口腔内を観察したり、着替えや物品の準備が済んでいるかを確かめます。家族にも手術の１時間前には来院してもらいます。

また、手術は多くの患者にとって、はじめての経験です。**直前の疑問点にもていねいに応じ、表情をよく見て、緊張や不安を軽減するよう努めます。**

▶ 手術室へ移動し、手術室看護師に引き継ぐ

手術時間の10〜15分前に再度訪室し、手術室まで歩いていっしょに移動します。身体的理由で歩行困難な場合にかぎり車椅子を使い、座位も困難な場合はストレッチャーで移送します。

手術室前に到着したら、手術室看護師に引き継ぎを。患者とり違えが絶対に起きないよう、「自身で名前と生年月日を名乗ってもらう」「リストバンドを全員で確認」など、施設ごとのプロトコルに則って申し送りをします。

つづいて、同意書類を手術室看護師に渡し、さらに疾患、術式、手術部位なども一つひとつ申し送りをすることで、術中のミスを防ぎます。

時間が近づいたらいっしょに移動し、申し送りをおこなう

不安の強い患者では、あらかじめ手術室看護師に訪室してもらい、顔をあわせておく方法も有効。

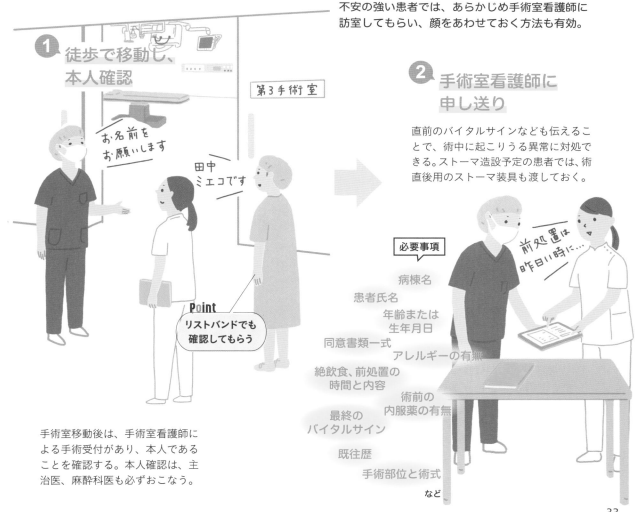

❶ 徒歩で移動し、本人確認

第3手術室

お名前をお願いします

田中ミエコです

Point
リストバンドでも確認してもらう

手術室移動後は、手術室看護師による手術受付があり、本人であることを確認する。本人確認は、主治医、麻酔科医も必ずおこなう。

❷ 手術室看護師に申し送り

直前のバイタルサインなども伝えることで、術中に起こりうる異常に対処できる。ストーマ造設予定の患者では、術直後用のストーマ装具も渡しておく。

前処置は昨日11時に…

必要事項

病棟名
患者氏名
年齢または生年月日
同意書類一式
アレルギーの有無
絶飲食、前処置の時間と内容
術前の内服薬の有無
最終のバイタルサイン
既往歴
手術部位と術式
など

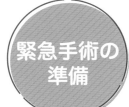

説明・同意に加え、リスク因子を確実にチェック

消化器外科では、胆嚢炎や虫垂炎、消化管穿孔などのさまざまな原因で、緊急手術を要することも。
緊急手術の際にも術前チェックリストを活用し、準備とケアを迅速に、確実に進めましょう。

▶ 重度の感染や消化管穿孔は、緊急手術の対象

急激な腹部症状を発症した患者に、緊急手術をおこなうケースは、消化器外科では少なからずあります。『急性腹症診療ガイドライン2015』によると、急性腹症の頻度は、救急外来を受診する患者の5％にも及びます。**なかでも多いのが、急性胆嚢炎、急性虫垂炎、上部消化管穿孔、腸閉塞など。**消化器外科でがんの手術を受けた患者が腸閉塞や術後感染を起こしたり、胃がんの手術待機中の患者が消化管穿孔を起こすといったケースも想定されます。

消化器外科の病棟看護師は、このような緊急手術に対しても迅速に対応し、術前の評価や準備、術後のケアをおこなわなくてはなりません。

急性腹症により、緊急手術に至ることがある

発症頻度が高く、緊急手術を考慮することが
多いのは、おもに以下の4疾患。

急性胆嚢炎

**軽症でも摘出が基本。
重症ならICUなどで全身管理**

原因の90％以上が胆嚢結石。とくに高脂肪食摂取後に、上腹部や右季肋部に痛みが突発する。腹腔鏡下胆嚢摘出術（→P168）で治療する。

消化管穿孔

胃・十二指腸潰瘍、大腸憩室炎などが原因で起こる

消化性潰瘍などで穿孔が生じ、腹部に激痛が突発する。軽症で、保存的治療が可能な場合もあるが、多くは緊急手術で穿孔部を閉鎖する。

急性虫垂炎

**穿孔などがあれば
すぐ手術することが多い**

虫垂内腔の閉塞などで感染を起こし、炎症で虫垂が腫脹。右下腹部が強く痛む。穿孔などがある場合は腹膜炎を起こしかねず、緊急手術が必要。

腸閉塞

**絞扼性（こうやくせい）の場合、
腸管壊死、穿孔のリスクが高い**

腸管どうしの癒着、腸管と腹壁との癒着が多いが、腸管が壊死する「絞扼性」もある（→P60）。絞扼性は腸管壊死の危険性が高く、緊急手術の対象。

かぎられた時間のなかで、準備とケアを首尾よく進める

緊急時には、迅速な対応が要求される。必要な準備を、もれのないようすみやかに進める。

緊急手術決定

家族への連絡

病状や経過、緊急手術が必要なことを主治医から説明し、至急来院するよう依頼する。独居の場合も、緊急連絡先がわかれば連絡。

主治医、麻酔科医による説明

主治医による病状と手術目的、術式、リスクの説明と、麻酔科医による麻酔方法などの説明は必須。説明後、同意書に署名してもらう。

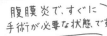

腹膜炎で、すぐに手術が必要な状態です

同意能力がないときの代理の説明

意識レベルが低下している場合などは、署名は困難。家族の同意を得るか、それもむずかしければ主治医や看護師が署名することも。

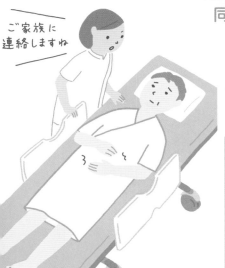

ご家族に連絡しますね

術前チェックリストに沿った準備&ケア

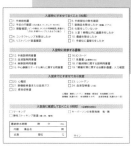

抗血栓薬など、手術に大きく影響する服用薬の確認などは、緊急時であっても必須。術後の肺炎予防のため、口腔内の状態も確認。術前チェックリスト(→P32)を使って首尾よく進める。

術後の準備&家族への説明

帰室時のために、病室の環境、物品の準備をする。途中で家族が到着した場合は、経過を説明。

▶ **主治医が緊急性を判断し、手術について説明を実施**

検査と診断で緊急手術が必要となった場合、一刻も早く対処しなければ、患者の生命に危険が及びます。

一方、医療行為をおこなうにあたって外すことのできないのが、説明と同意。**主治医は、かぎられた時間のなかで、手際よく説明をおこなう必要があります。**そのうえで患者の同意を得て、同意書への署名を求めます。**看護師も同席し、理解がスムーズに進むよう支援しましょう。**消化器外科ではストーマを造設する場合もあり、その必要性と方法、生活への影響についても説明し、理解と同意を得ます。

▶ **家族への連絡と説明、心理的ケアも必要**

家族への連絡も必要です。**主治医から現在の状況と経過、手術の必要性を簡潔に説明し、すぐに来院するよう依頼します。**つながらない場合は、看護師からくり返し連絡を。その間、術前の準備にもれが生じないよう、作業を分担して進めます。

家族への連絡の際は、「来院したら8階のナースステーションに来てください」など、来院時の流れもはっきりと説明します。到着後は状況、経過の説明を。**驚きや戸惑い、不安を抱えていることが多いので、ミーティングルームなどでゆっくりとおだやかに話し、不安や疑問にひとつずつ答えていきましょう。**

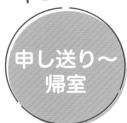

申し送り〜帰室

手術室看護師とともに全身状態を確認する

手術中、直接の看護にあたるのは手術室看護師ですが、病棟看護師も手術の状況を術中記録で確認し、帰室後のための準備を進めておきます。終了の連絡を受けたら、手術室に迎えに行きます。

帰室前に機器や物品を準備。ベッド環境も整える

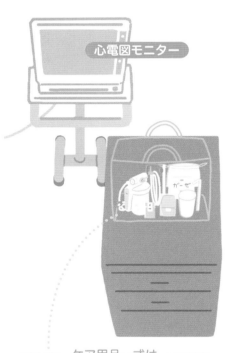

心電図モニター

ケア用品一式は
術後用バッグにまとめておく
●吸引瓶&吸引チューブ　●ガーゼ
●クローズド輸液セット（コネクタ類）
●心電図シール
●テープ（カテーテル固定用）
●紙コップ&ストロー（含嗽用）　●吐物袋

帰室後すみやかにケアができるよう、必要な物品を揃えておく。チューブやガーゼなどのこまかい物品は「術後用バッグ」として一式用意し、全例で使えるようにしておくと便利。体位変換用クッションもあると役立つ。

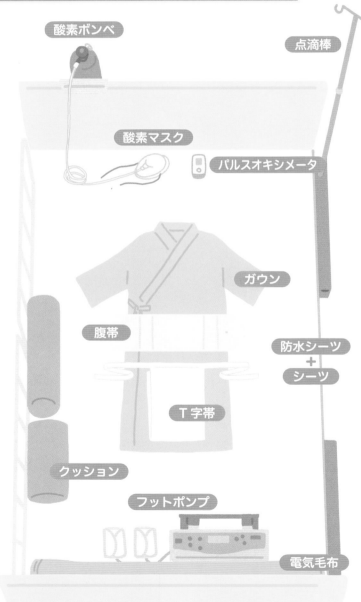

酸素ボンベ

点滴棒

酸素マスク

パルスオキシメータ

ガウン

腹帯

防水シーツ
＋
シーツ

T字帯

クッション

フットポンプ

電気毛布

▶ 必要物品を揃え、連絡が来たら手術室へ

手術室看護師からの手術終了の連絡を待つあいだ、帰室後のモニタリングとケアのための機器、物品を整えておきます。

連絡が来たら手術室に迎えに行き、手術室外回り看護師から申し送りを受けます。**手術中の変化と処置、創やドレーンの位置などをすべて確認します。**待機している家族にも、手術が終了したことを伝えて安心してもらいましょう。抜管直後なので、意識レベルや呼吸状態にはつねに注意を払います。

▶ 侵襲の大きな手術では、ICU 経由で帰室

高侵襲手術の後などは、抜管後に手術室からICU、あるいは回復室に移送して全身管理をおこないます。病院によっては、全例、ICU か回復室を経由することも。がん研究会有明病院でも、食道切除、膵頭十二指腸切除後は、ICU で2、3日経過を見てから病室に移送します。

ただしその場合も、病棟への帰室後に全身状態が変化する可能性は捨てきれません。**左図のように、心電図モニターなどを一式用意しておくと安心です。**

申し送りでは、創やドレーンの位置などをすべてチェック

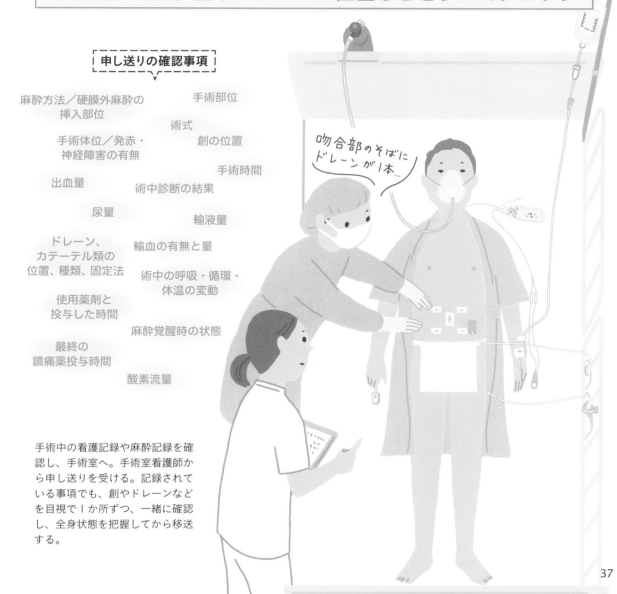

［申し送りの確認事項］

麻酔方法／硬膜外麻酔の
挿入部位

手術部位

術式

手術体位／発赤・
神経障害の有無

創の位置

手術時間

出血量

術中診断の結果

尿量

輸液量

ドレーン、
カテーテル類の
位置、種類、固定法

輸血の有無と量

術中の呼吸・循環・
体温の変動

使用薬剤と
投与した時間

麻酔覚醒時の状態

最終の
鎮痛薬投与時間

酸素流量

吻合部のそばにドレーンが1本…

手術中の看護記録や麻酔記録を確認し、手術室へ。手術室看護師から申し送りを受ける。記録されている事項でも、創やドレーンなどを目視で1か所ずつ、一緒に確認し、全身状態を把握してから移送する。

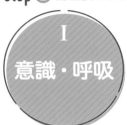

I 意識・呼吸

術直後の覚醒遅延、呼吸抑制がないか見る

術直後に真っ先に確認すべきは、意識と呼吸。抜管直後は問題なくても、その後で意識レベルの低下や、呼吸抑制をきたすケースがあるためです。帰室後は、医師と一緒に意識と呼吸を確認しましょう。

▶ 術直後にもっとも心配なのが「覚醒遅延」

覚醒遅延とは、全身麻酔薬の投与中止後も麻酔薬の効果が遷延し、意識が十分に戻らない状態。**おもな原因としては、「患者要因」「麻酔要因」「手術要因」の3つが考えられます。**

近年は代謝の速い麻酔薬が使用されますが、患者が高齢で、腎機能が低下していたり、高度肥満があったりすると、薬物代謝異常が起こりえます。また手術要因として、侵襲が大きく長時間に及ぶ手術などで起こることもあります。

覚醒遅延を疑うときは、すぐ医師を呼ぶ

麻酔薬の効果が遷延していると、舌根沈下（ぜっこんちんか）で気道が閉塞しかねず、危険。

リスク要因

患者側の要因
腎機能障害、肝機能障害、心機能障害、貧血、高齢、肥満、低栄養などがリスクとなる。

麻酔薬の影響
過量投与のほか、術中低体温などの何らかの要因で、薬物代謝異常をきたすことがある。

手術の影響
高侵襲の手術や大量出血もリスクに。術中に脳梗塞が生じてしまった場合も同様。

タカハシさん！聞こえますか？

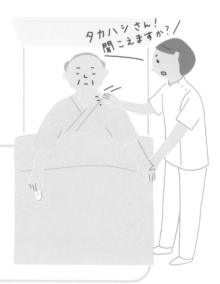

覚醒遅延

呼びかけへの反応後、すぐ眠り込む場合も危険
GCSが低スコアの場合はもちろん、反応後すぐもとに戻る場合も危険。反対に、しっかりと発声して返事できていれば、覚醒遅延も呼吸抑制もないと判断できる。

GCS (グラスゴー・コーマ・スケール)		
1 開眼 (E) Eye opening	自発的に開眼する	4
	呼びかけで開眼する	3
	痛み刺激で開眼する	2
	開眼しない	1
2 言語反応 (V) Verbal response	見当識の保たれた会話	5
	混乱した会話	4
	混乱した単語のみ	3
	理解不能の声のみ	2
	発語なし	1
3 運動反応 (M) Motor response	命令に従う	6
	痛み刺激を払いのける	5
	痛み刺激に対する四肢の屈曲、逃避反応	4
	痛み刺激に対する四肢の異常屈曲 (除皮質硬直)	3
	痛み刺激に対する四肢の伸展 (除脳硬直)	2
	まったく動かない	1
合計得点とE、V、Mの各得点を記録する(		)

舌根沈下で上気道閉塞のおそれあり！
覚醒遅延があると、筋肉が弛緩して舌が沈み気道をふさぎかねない。上気道閉塞を防ぐため、術直後は枕の使用を避け、十分覚醒してから使う。

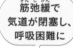

筋弛緩（きんしかん）で気道が閉塞し、呼吸困難に

▶呼びかけに反応し、発声できるかを見る

手術室からの移送は、主治医と一緒におこないます。病室に戻ったら、主治医立ち会いのもとで名前を呼び、意識レベルを確認しましょう。

呼びかけに対して開眼し、しっかり返事ができるなら、意識レベルは正常。気道の閉塞もないと判断でき、呼吸状態もひとまずは安心です。

反対に、呼びかけに反応せず、胸骨を押すなどの痛み刺激でようやく開眼するときは、意識レベルが低下しています。開眼後、すぐ寝入ってしまうのも危険。このような場合は、医師の指示にもとづき、ICUでもう一度ようすを見るなどの対処が必要です。気道も閉塞していれば、至急、再挿管の準備をし、気道を確保します。

▶上気道閉塞以外の、呼吸の異常にも注意

術直後の呼吸器合併症は、上気道閉塞だけではありません。肺胞が虚脱し、肺がしぼむ「無気肺」（→P58）の危険もあります。手術終了時に手術室でX線画像を撮影し、肺のふくらみを確認してから帰室しますが、帰室後に痰がたまって無気肺を起こす可能性もあります。

術後3日以内は聴診を確実におこない、虚脱で呼吸音が消失している部位がないか確かめましょう。仰臥位（ぎょうがい）の手術ではとくに、左肺の背側肺底部に多く認められます。呼吸数、呼吸パターンの確認、SpO_2の確認も頻回に。術直後は15分に1回がめやすで、その後は30分に1回、1時間に1回……と、間隔を延ばしていきます。

1時間に1回は、呼吸のアセスメントを確実に実施

術直後は15分間隔、経過が順調ならその後は少しずつ時間をあけ、呼吸のアセスメントを。

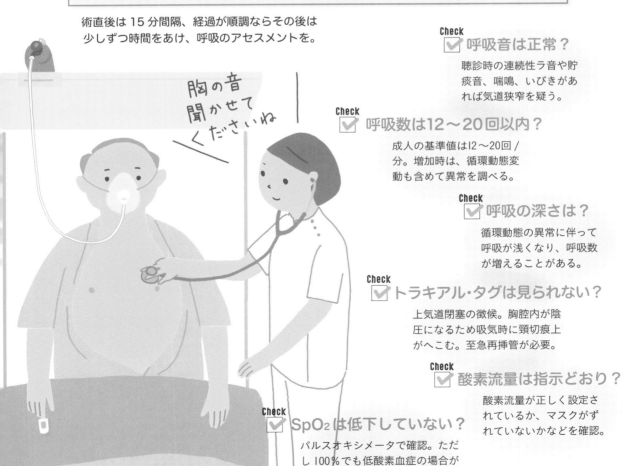

胸の音聞かせてくださいね

Check

☑ 呼吸音は正常？

聴診時の連続性ラ音や貯痰音、喘鳴、いびきがあれば気道狭窄を疑う。

Check

☑ 呼吸数は12～20回以内？

成人の基準値は12～20回/分。増加時は、循環動態変動も含めて異常を調べる。

Check

☑ 呼吸の深さは？

循環動態の異常に伴って呼吸が浅くなり、呼吸数が増えることがある。

Check

☑ トラキアル・タグは見られない？

上気道閉塞の徴候。胸腔内が陰圧になるため吸気時に頸切痕上がへこむ。至急再挿管が必要。

Check

☑ 酸素流量は指示どおり？

酸素流量が正しく設定されているか、マスクがずれていないかなどを確認。

Check

☑ SpO_2は低下していない？

パルスオキシメータで確認。ただし100%でも低酸素血症の場合があり、数値だけで判断しない。

II 循環・体温

バイタルサイン、In-Out バランス、心電図を欠かさずチェック

術後は循環動態が不安定で、血圧の変動、不整脈や心筋梗塞などが、帰室後に起こることもあります。
バイタルサインに加え、輸液量、尿量などの In-Out バランスもよく見て、循環動態を確かめましょう。

▶ 術直後はとくに、循環血液量が変動する

　手術中は、術野からの不感蒸泄により循環血液量が減少します。侵襲によってサイトカイン産生が誘導され、血管透過性も亢進。すると体液が細胞間質に漏出し、循環血液量の減少をまねき、脈拍数が増加します。2日目以降は炎症反応が落ち着き、体液が血管内に戻る「リフィリング」が始まりますが、術直後の循環動態がいかに不安定かは知っておく必要があります。

　循環血液量の減少は、脈拍数増加、尿量減少、血圧低下などから気づけます。これが著しいと「循環血液量減少性ショック」に至り、命にかかわる危険な状態に。疑わしいときは、呼吸数や意識、顔色などもあわせて確認しましょう。

バイタルサインと In-Out バランスを、経時的に見ていく

看護記録に数値を入れると、下図のように経時的推移を確認できる。

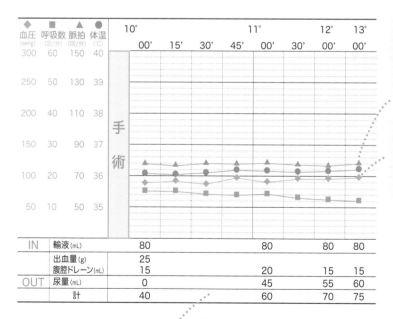

IN	輸液(mL)	80		80		80	80
	出血量(g)	25					
	腹腔ドレーン(mL)	15		20		15	15
OUT	尿量(mL)	0		45		55	60
	計	40		60		70	75

脈拍

急激な増加は、術後出血の可能性も

循環血液量が減少するほど脈拍数が増える。急増時は術後出血などを疑って。リズムの異常時は心電図モニターを確認。

血圧

指示簿の数値を外れたら、すぐ対処

血圧は数日で安定することが多いが、指示簿の数値を超えた変動時や、以下の基準に該当する数値なら、すぐ医師に相談。

In-Out バランス

尿量が 0.5mL/kg/時をきっていたら、危険！

0.5mL/kg/時未満なら危険。ただし絶対値だけでなく、輸液量に対して適切か、時間とともに尿量が戻っているかもよく確認。

ショックの診断基準

① 血圧低下
収縮期血圧　90mmHg 以下

・平時の収縮期血圧が 150mmHg 以上の場合：
　平時より 60mmHg 以下の血圧下降
・平時の収縮期血圧が 110mmHg 以下の場合：
　平時より 20mmHg 以下の血圧下降

② 小項目（3項目以上を満足）
①心拍数 100 回/分以上
②微弱な脈拍
③爪床の毛細血管のリフィリング遅延（圧迫解除後 2 秒以上）
④意識障害（JCS2 桁以上または GCS10 点以下）、不穏、興奮状態
⑤乏尿・無尿（0.5mL/kg/時以下）
⑥皮膚蒼白と冷汗、または 39℃以上の発熱
　（感染性ショックの場合）

（「ショック」鈴木 昌，日本内科学会雑誌 vol.100（4）：1084-1088，2011 より引用）

心電図では、ST上昇などの危険な波形を見逃さない

下のような致死的な不整脈、術後72時間以内に多い周術期心筋梗塞（PMI）に注意。

危険な心室性期外収縮

RonT型

short run 型

多源性

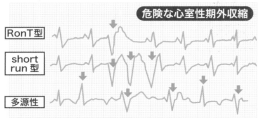

P波が消え、QRS波が広くなる。上の3タイプは危険で、R on T型は心室細動に移行することも。

心室頻拍

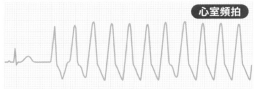

幅広く規則的なQRS波が特徴で、心室細動へ移行する危険がある。

心室細動

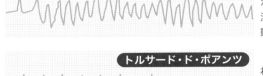

P波、QRS波、T波がない、不規則な波形。すぐに除細動が必要な状態。

トルサード・ド・ポアンツ

ねじれるような波形が特徴の、一過性の心室細動。突然死の可能性がある。

ST低下

虚血

ストレイン型

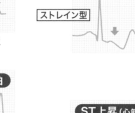

QRS波に続くST部分が基線より低いときは、心内膜の虚血のサイン。

ST上昇（心筋梗塞などの場合）

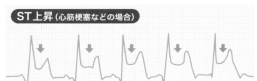

心外膜まで虚血が広がり、貫壁性虚血に至っている可能性が高い。

▶ 痛みや低酸素血症なども、血圧変動の原因に

　減少した循環血液量を増やそうとして、血圧が上がることもよくあります。ホルモン分泌による「神経内分泌反応」や、サイトカインによる「炎症反応」で、心拍数や末梢血管抵抗が増加するしくみです。術後の痛みも血圧上昇に大きく関与しています。**術直後から痛みの評価を徹底し、鎮痛薬で抑えましょう。**また、換気機能低下で低酸素血症をきたした場合も、血圧が上がります。**SpO_2 の数値と呼吸状態をよく観察し、排痰のケアも確実におこないます。**

　血圧上昇時は、医師の指示簿に沿って薬で対応しますが、指示簿の範囲を超えた場合は、医師に連絡して指示を仰ぐようにします。

▶ 術後に生じるシバリングには、加温で対処

　術直後は循環動態とともに体温も確認します。

　体温（中枢温）は通常、37℃±0.2〜0.3℃に設定され、脳の視床下部で調節されています。これを「セットポイント（閾値間域）」といいます。しかし術中は麻酔薬の影響でセットポイントが34〜38℃に変化し、術後は39℃前後と再び上昇。**このずれを正すため、体温を一気に上げようとする反応「シバリング」が起き、震えが止まらなくなることがあります。**酸素消費量が増え、心筋虚血や不整脈の原因にもなります。

　予防には、電気毛布やエアコンの調整による保温が重要。シバリング中は、冷却剤や氷枕でクーリングすることは避けましょう。

創部の状態、ドレーンの固定、排液の色や性状を観察

Ⅲ
創部・
ドレーン

消化器外科の新人看護師がもっとも悩むのが、ドレーンの管理。排液の量、色、性状を訪室のたびに確認し、変化にいち早く気づけるようにしましょう。テープで確実に固定されているかも、必ず確認します。

創からの出血、ドレーンのずれ、排液の異常がないか見る

排液が少ないときは、ドレーンが屈曲、閉塞していないかも確かめる。

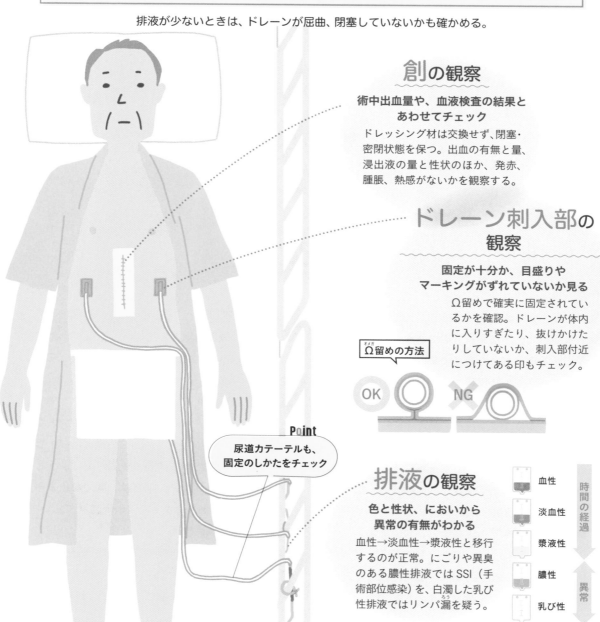

創の観察

**術中出血量や、血液検査の結果と
あわせてチェック**

ドレッシング材は交換せず、閉塞・密閉状態を保つ。出血の有無と量、浸出液の量と性状のほか、発赤、腫脹、熱感がないかを観察する。

ドレーン刺入部の観察

**固定が十分か、目盛りや
マーキングがずれていないか見る**

Ω留めで確実に固定されているかを確認。ドレーンが体内に入りすぎたり、抜けかけたりしていないか、刺入部付近につけてある印もチェック。

Ω留めの方法
OK　NG

Point
尿道カテーテルも、
固定のしかたをチェック

排液の観察

**色と性状、においから
異常の有無がわかる**

血性→淡血性→漿液性と移行するのが正常。にごりや異臭のある膿性排液ではSSI（手術部位感染）を、白濁した乳び性排液ではリンパ漏を疑う。

血性
淡血性
漿液性
膿性
乳び性

時間の経過
異常

▶ドレーン管理は、消化器外科で必須のスキル

　術直後から2、3日は、創で強い炎症反応が起きている「炎症期」。血液凝固反応で血栓が形成され、白血球やマクロファージによる免疫反応が起こります。創傷治癒でもっとも重要な段階で、ここで感染などが起きると治癒が遅れます。

　そのため術直後の創はドレッシング材で密閉し、SSI（手術部位感染）を予防します。湿潤環境を保つことで上皮化・肉芽形成も促進されます。**ケアの際もドレッシング材ははがさず、出血や滲出液の量、性状などを観察してください。**

　さらに重要なのがドレーン管理です。感染などを防ぐための「①予防的ドレナージ」、縫合部付近の出血や異常に気づくための「②情報（インフォメーションドレナージ）」、SSIなどを治療するための「③治療的ドレナージ」の、いずれかの目的で留置されます。**術直後は①②が目的で、排液の観察が非常に重要です。**

▶離床時にずれないよう、固定法にも注意

　ドレーンの構造にも複数のタイプがありますが、現在は閉鎖式が基本。 ドレーンとチューブ、排液バッグを接続して使うもので、外界から遮断されているため、逆行性感染のリスクを低減できます。排液の観察も容易です。

　排液のしくみは、自然な排液を促す「受動的ドレーン」と、陰圧をかけて効率よく排液・排気をおこなう「能動的ドレーン」に分けられます。 前者では、刺入部より低い位置にバッグを留置。後者では、陰圧が正しく設定されているかを、ケアのたびに確認しましょう。

　固定のしかたも重要です。ずれたり抜けたりしないよう、Ω留めで確実に固定されているかを見ておきます。抜去のおそれがあれば2か所で固定し、寝衣の内側などに隠して管理。離床後も、テープの剥離、ナート（皮膚との縫合）のゆるみがないかを確かめます。

褥瘡やスキン-テアの徴候がないかもチェック

術中の長時間の圧迫による褥瘡や、テープの摩擦などで生じる皮膚の損傷「スキン-テア」の予防も大事。

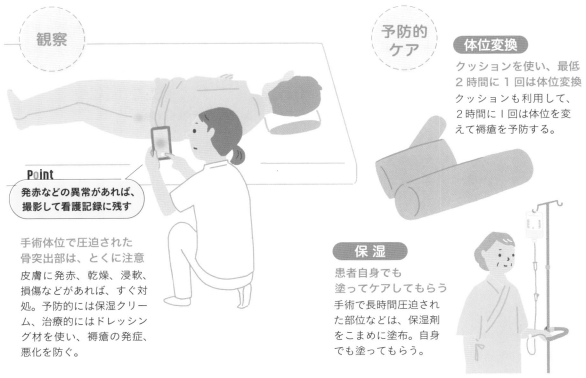

観察

Point

発赤などの異常があれば、撮影して看護記録に残す

手術体位で圧迫された
骨突出部は、とくに注意
皮膚に発赤、乾燥、浸軟、損傷などがあれば、すぐ対処。予防的には保湿クリーム、治療的にはドレッシング材を使い、褥瘡の発症、悪化を防ぐ。

予防的ケア

体位変換

クッションを使い、最低2時間に1回は体位変換クッションも利用して、2時間に1回は体位を変えて褥瘡を予防する。

保湿

患者自身でも塗ってケアしてもらう
手術で長時間圧迫された部位などは、保湿剤をこまめに塗布。自身でも塗ってもらう。

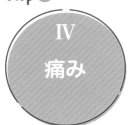

IV 痛み
スケールで評価し、鎮痛薬を十分に使う

痛みのケアは、早期離床、早期回復のために欠かせないケアです。痛みの感じかたには個人差が大きく、「この術式だからこのくらい」という決めつけは禁物。一人ひとりの表情をよく見てケアしましょう。

▶ 早期離床のためにも、痛みのケアは重要

術後の痛みは、おもに組織の損傷を感知する侵害受容器が刺激されて起こる「侵害受容性」の痛みです。**通常は、術後数時間で強い痛みが現れ、12 〜 36 時間続いた後、48 時間前後でやわらいできます。**

損傷部位によっても、痛みの性質は異なります。皮膚の切開創や筋肉、筋膜などの痛みは「体性痛」。侵襲が大きいほど痛みが強く、開腹手術後はとくに痛みます。一方、内臓の炎症や虚血、腹膜の切開などで生じる「内臓痛」は、冷汗、徐脈、低血圧をきたすことがあります。

このような痛みを抱えたままだと、離床が進められず、呼吸器合併症や循環器合併症の引き金にもなります。

▶ PONVに注意しながら、鎮痛薬でコントロール

痛みのケアは術中から継続的におこないます。術直後は硬膜外カテーテルから、局所麻酔薬やオピオイドを投与。さらに静脈投与も併用し、NSAIDsやオピオイドを投与します。痛みの強い術後 2、3 日はこの方法がとくに有効です。

痛みのケアの原則は、痛みを感じたらすぐに使うこと。そのため、現在は自己調節鎮痛法（PCA）も広く用いられています。「硬膜外自己調節鎮痛法（PCEA）」「経静脈的自己調節鎮痛法（IV-PCA）」ともに、痛むときにボタンを押すと、カセット内などから薬液が流れ出すしくみです。

なお、オピオイド投与時は術後悪心・嘔吐（PONV）が生じていないかも確認を。発症時は鎮痛薬の変更を検討し、制吐剤で症状を抑えます。

痛みのケアが不十分だと、回復が遅れてしまう

術後の痛みは、おもに侵害受容性の痛みだが、心因性や神経因性も関係している。

痛みの分類

侵害受容性の痛み
発痛物質や炎症性メディエーターなどが侵害受容器を刺激して生じる。

神経因性の痛み
術中に神経の一部が損傷すると、しびれや焼けつくような痛みが出ることも。

心因性の痛み
不安や恐怖から生じる痛みで、侵害受容性の痛みを強めることも多い。

全身への悪影響

消化器系への悪影響
腸の蠕動運動低下、胃粘膜障害、分泌液減少などをまねく。

内分泌系への悪影響
高血糖、免疫機能低下、水分貯留、低Na血症などをまねく。

呼吸器系への悪影響
呼吸抑制、排痰困難、換気障害、低酸素血症などが起こる。

循環器系への悪影響
血圧上昇や脈拍数増加などを生じ、不整脈などの引き金にも。

精神面への悪影響
不安や抑うつなど。不眠や術後せん妄にもつながりやすい。

薬物療法とともに、痛みをやわらげる過ごしかたも指導

薬は十分に使用。体位や咳のしかたなどの工夫も、痛みの緩和につながる。

痛みの評価

安静時のNRSが3以上なら、薬での
コントロールが必要なレベル。

NRS (Numeric Rating Scale)

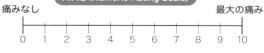

痛みなし　　　　　　　　　　　　　　最大の痛み
0　1　2　3　4　5　6　7　8　9　10

フェイススケール

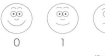

0　　1　　2　　3　　4　　5

『Nursing Care of Infants and Children』Whaley L.F.
& Wong D.L., Mosby, 1979 より引用)

先輩ナースのアドバイス

スケールだけに頼らず、
会話中の表情もよく見て

苦痛を訴えず、ぎりぎりまでがまんして
から薬を使う人も。会話中や咳嗽時の表情
などもよく見て介入を。NRSは体動時の数
値も確認。どの程度なら動けそうか本人に
聞いて薬の使用を決め、治療参加を促そう。

鎮痛薬の使用

痛みの強さにあった鎮痛薬を積極的に使う。
痛みを感じ始めたら、すぐ使うよう指導。

食道切除術のような
大侵襲手術でも、4日目には
切り替えできます

| 手術 | 1日目 | 2日目 | 3日目 | 4日目 | 5日目 |

Point
痛むときは
PCAも活用
してもらう

硬膜外投与

【例】
フェンタニルクエン酸塩
（商フェンタニル）　　ロピバカイン塩酸塩
（商アナペイン）　など

術中から術後数日間は、局所麻酔薬にオピオイ
ドを併用。持続投与をベースに、自己調節での
追加投与（ボーラス投与）で管理する。

静脈投与

【例】
フルルビプロフェン
アキセチル（商ロピオン）
アセトアミノフェン
（商アセリオ）
ケタミン塩酸塩
（商ケタラール）　など

NSAIDsやアセトアミノフェ
ンなどの鎮痛薬や全身麻酔
薬を、静脈から直接投与。
速効性が期待できる。PCA
を併用することも多い。

内服

【例】
ロキソプロフェンナトリウム
（商ロキソニン）

トラマドール塩酸塩・
アセトアミノフェン配合錠
（商トラムセット配合錠）　など

手術数日後から開始する。開始
当初は常用だが、痛みが落ち着
いてきたら頓用に変更する。

過ごしかたの工夫

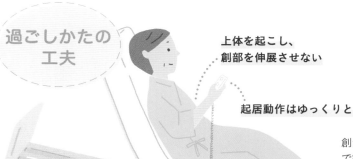

**上体を起こし、
創部を伸展させない**

起居動作はゆっくりと

Point
咳嗽時の
創部圧迫も有効

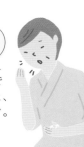

創を圧迫し、前傾姿勢で
咳をするよう指導すると、
咳嗽時の痛みがやわらぐ。

創が伸展すると、その刺激
で痛みが強まる。ゆっくり
とギャッチアップして座位
にし、腹部を弛緩させたほ
うが痛みが出にくい。

早期離床で蠕動運動を促し、イレウスを予防

術後の臥床時間が長いほど、全身機能の回復が遅れ、合併症のリスクが高まります。とくに消化器外科の手術後は、早期離床が必須。腸管の動きがよくなり、手術部位と全身の早期回復が期待できます。

傍らで見守りながら、段階を踏んで進めていく

全身状態が安定していれば、徐々に体を起こしていく。離床を始めるタイミングは、医師の指示どおりに。

ギャッチアップ

端座位（たんざい）

立位

最初は 45°程度で OK。徐々に 90°に近づける

起き上がる方向におしりを向けて側臥位（そくがい）に。45°程度にギャッチアップし、ひざ下をベッドから下ろす。顔を下に向け、体の下側の腕で上半身を押し上げるように体を起こすと痛みにくい。

柵をつかんで上体を支える

最初は肩を支えるなどしてサポート。問題なければ柵をつかみ、自分で端座位をキープしてもらう。

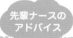

先輩ナースのアドバイス

痛みケア **ドレーン管理** **血栓予防** を徹底したうえで始めましょう！

痛みが十分に抑えられているかをまず確認。バイタルサイン、血液検査の結果も含め、血栓のリスクにも注意する。下肢の太さに左右差がなく、ふれたり背屈運動をしても下腿が痛まなければOK。体動の制限や転倒を防ぐため、ドレーン類は 1 か所にまとめておこう。

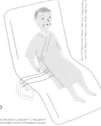

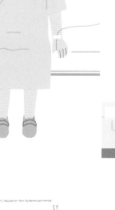

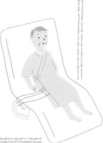

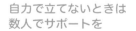

自力で立てないときは数人でサポートを

柵をつかんで立ってもらい、ふらつきがないか確認。自力で困難なら、スタッフ数名で肩や腰をしっかり支えて立位に誘導。

▶ 呼吸機能も蠕動運動も、動くことで回復する

安静臥床が続くと、筋力が低下するだけでなく、さまざまな合併症のリスクとなります。たとえば呼吸機能。**臥床してばかりだと痰が貯留し、換気機能が低下したり、肺炎のリスクも高まります。**血液の流れが滞り、DVT（深部静脈血栓症 → P57）も発症しやすくなります。**消化管の蠕動運動も回復せず、内容物が停滞する「イレウス」**（→ P60）も起こしやすくなります。

術前から離床の重要性を伝え、患者自身の納得と治療参加を促し、ともに離床を進められるようにします。

▶ 医師の指示のもと、段階的に進めていく

消化器外科では通常、手術翌日から離床を開始しますが、侵襲の小さな手術で午前中に実施する場合などでは、当日から離床をすることも。いつ離床を始めるかは、医師の指示に沿って進めていきます。**侵襲の大きな手術でも、絶対安静ではなく、ベッド上で手足を動かしたり、体位変換するなどの支援をおこないます。**

そのうえで、全身状態に問題がなければ、体を起こしていきましょう。**座位が問題なくできれば、ベッドサイドで立位、足踏みを試し、さらに病室内の歩行へと段階的に進めていきます。**

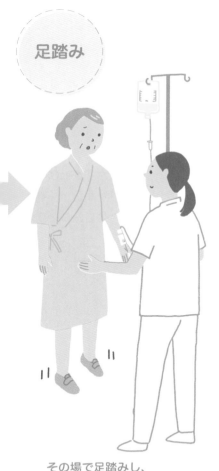

足踏み

その場で足踏みし、
めまいなどをチェック
自分で立位を保てる人は、その場で足踏みしてもらう。正面に立ち、顔色や、冷汗、ふらつきなどの有無をチェック。

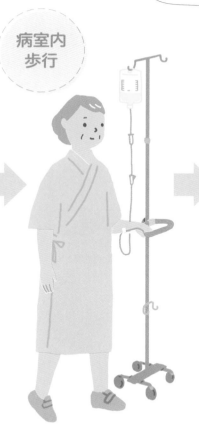

病室内
歩行

病室の入り口まで、
まず歩いてみる
足踏みで問題なければ、病室入り口まで歩いてもらう。つねに横に立ち、途中で倒れても支えられる状態で。

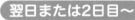
たんに「歩きましょう」ではなく、ついでに歩かせる工夫を！

翌日または2日目〜

歩数計をつけて
廊下を歩く
病棟内を積極的に歩くよう促し、離床時間を長くしていく。歩数計をつけ、目標の歩数に近づけていくといい。

2、3日目〜

リハビリ室で
呼吸＆運動リハビリ
理学療法士の指導のもと、呼吸訓練や筋力訓練、有酸素運動などのリハビリを開始する（→ P54 〜）。

**食事の
ケア**

早期からの経口摂取で、術後の回復を促す

腸管の回復を促すためにも、翌日、翌々日には飲水を、3日目ごろから食事を再開します。ただし侵襲の大きな手術では、すぐに経口摂取とはいかず、腸瘻などで栄養剤を注入し、低栄養を防ぎます。

▶「腸を使えるなら腸を使う」が原則

"If the gut works, use it.（腸を使えるなら腸を使え）"——これは現代の栄養療法の原則です。

栄養療法は、経口摂取や消化管瘻による「経腸栄養（EN）」と、「静脈栄養（PN）」のふたつに大別されます。

目的が栄養補給だけなら、後者でも問題ありません。しかし腸管を使わずにいると、腸内細菌が周囲組織に移行する「バクテリアルトランスロケーション」が起こり、敗血症や多臓器不全、腹腔内の術後感染などの原因となります。

こうした事態を防ぐために重要なのが、冒頭の考えかた。**経口摂取ができない場合も、腸瘻や胃管瘻を使い、腸管経由で栄養剤を入れます。**

▶翌日、翌々日には、多くが飲水可能になる

術後の消化管の回復は部位ごとに異なります。もっとも早いのが小腸で、術後4〜8時間以内。ついで胃が24〜48時間以内で、大腸の回復には48〜72時間ほどかかります。以前はこの回復を待ち、排ガス確認後に飲食を開始していましたが、現在はその必要はないとわかっています。むしろ早期に内容物を入れることで、腸管の蠕動運動が戻ってきます。

そのため胃がんの術後などでは、手術翌日には飲水を開始。2日後にはジュース、3日目からお粥とします。ただし初回の飲水や、食上げ時の見守りは必須。飲み込みに問題がないか、不快な腹部症状がないかを見ながら進めましょう。

食べることも大事な治療。食事量を増やす工夫を

消化器がんでは、術前からの低栄養例も多い。管理栄養士と連携して食事の工夫を。

工夫❶ 見た目もおいしそうな軟菜食、ソフト食を用意

従来のミキサー食では食欲がわかない。現在は、舌でつぶせる硬さにした「軟菜食」、食材一つひとつをペースト状にし、普通食と同様に固め直した「ソフト食」が主流。

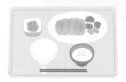

工夫❸ 持ち込みもOK。食べたいものを優先的に

治療にさしつかえのない内容であれば、持ち込みもできるだけ許容。栄養バランス以上に"食べられる"ことを優先し、好物を家族に買ってきてもらう。

工夫❷ バラエティ豊富にし、"チョイス食"も活用

がん研究会有明病院では、食べる喜びをとくに重視。食欲不振時や低栄養例などでは、カレーライスや麺類のように、嗜好性の高いチョイス食を一品選んでもらっている。

工夫❹ 味覚障害にも配慮し、味つけはしっかりと

術前の抗がん剤治療の影響で、味覚障害をきたしている人も。通常の病院食よりもしっかり濃いめに味つけし、食べる楽しみを感じてもらう。

経管栄養が必要なときも、可能なかぎり腸を使う

栄養療法には経腸栄養（EN）と静脈栄養（PN）があるが、前者での対処が基本。

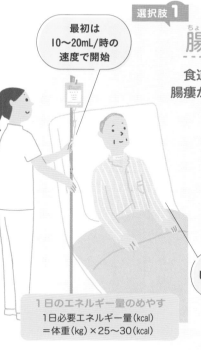

**最初は
10〜20mL/時の
速度で開始**

1日のエネルギー量のめやす
1日必要エネルギー量(kcal)
＝体重(kg)×25〜30(kcal)

**ギャッチアップ
して、胃食道逆流、
誤嚥を予防**

選択肢1

腸瘻/胃管瘻
ちょう ろう　い かん ろう

食道がんなどの術後では
腸瘻から経口に移行していく

経口摂取困難な場合の第一選択は腸瘻。食道がんなどでは、再建した胃管に「胃管瘻」を設けることもある。
1日400mL程度の経腸栄養剤から始め、徐々に量を増やす。不快な腹部症状などが出ないことを確認しながら、滴下速度も徐々に上げていく。

選択肢3

PPN（末梢静脈栄養）

長期に及んでしまうときは
TPNに切り替える

PPN 輸液製剤
ビタミン B₁ 含有アミノ酸加糖電解質液製剤
商・ビーフリード　・パレセーフ
アミノ酸加糖電解質液製剤
商・ツインパル　・プラスアミノ

経腸栄養では必要量を充足できないものの、1週間以内に経口摂取が再開できそうな場合は、末梢静脈から栄養剤を入れる。実施期間は1週間程度、最長でも2週間程度まで。

選択肢2

TPN（中心静脈栄養）

経腸栄養が1週間以上
実施できないときに検討

経腸栄養では必要エネルギー量の60％以下しかとれず、それが1週間以上続くときの選択肢。内頸静脈などからカテーテルを挿入し、上大静脈に留置。必要な成分を考え、下のような高カロリー輸液を投与する。

TPN に使用するキット製剤
高カロリー輸液基本液+アミノ酸製剤
商・ピーエヌツイン
高カロリー輸液基本液+アミノ酸製剤+脂肪乳剤
商・ミキシッド
高カロリー輸液基本液+アミノ酸製剤+高カロリー輸液用総合ビタミン剤
商・フルカリック　・ネオパレン
高カロリー輸液基本液+アミノ酸製剤+高カロリー輸液用総合ビタミン剤+高カロリー輸液用微量元素製剤
商・エルネオパ NF

▶ 経口摂取困難なときの第一選択は、消化管瘻

　一方、食道切除や膵頭十二指腸切除などの高侵襲手術では、すぐに飲水、食事開始とはいきません。**「腸を使う」の原則に則り、腸瘻や胃管瘻を造設し、ここから腸管に栄養剤を入れるようにします。**そうして消化管の回復を待ちながら、術後1週間ほどをめどに経口摂取を始めます。しばらくは、経腸栄養も併用。その後の栄養状態に問題がなければ、退院から1か月後をめどに閉鎖します。その間は自身で管理してもらうため、セルフケア指導が重要です。

▶ 経口でも経管でも、血液検査などの評価は必須

　経腸栄養の場合も、それが困難で経管栄養をおこなうときも、栄養状態のモニタリングは必須です。

　指標となるのは体重と、血液検査の数値。体重は、短期的な効果判定に不向きですが、測定が容易で安定した指標です。**血液検査では、短期的指標では「Pre-Alb（プレアルブミン）」（別名TTR：トランスサイレチン）、長期的指標には「Alb（アルブミン）」が有効です。**術後の定期の血液検査で数値を確認しておきましょう。

排泄の
ケア

排ガス、排便の有無とともに便の性状もチェック

手術後 1 日目、2 日目と時間がたち、離床や経口摂取を進めるうち、腸管の機能も徐々に回復してきます。排ガスや排便の有無と便の性状、不快な腹部症状がないかなどを見ておきます。

通常は術後 2、3 日で、排ガス、排便が見られる

「回復したら食事開始」ではなく、経口摂取により、腸管の回復を促す。

手術当日

術後
24 時間

正常な経過

**排ガス、排便は
まだ認めない**

小腸や胃の機能は回復してきているが、腸管はまだ動いていない。

ここをチェック！

- ☑ 排ガス、排便の有無は？
- ☑ 便の性状は？
- ☑ 腹部膨満などの症状は？
- ☑ 腹部X線画像は？

排ガスや排便の有無とともに、腹部X線のガス貯留像、腸管拡張像がないかもチェック。

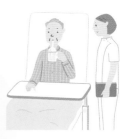

正常な経過

**経腸栄養により、
腸管が刺激される**

腸管の蠕動運動が回復してきて、初回の排ガス、排便が認められる。便の性状は軟便〜普通便が多い。

術後
72 時間

正常な経過

**術前の状態に近づき、
排ガス、排便を認める**

腸管の機能がおおむね回復。ジュースや五分粥などの経口摂取も始まり、排ガス、排便を認める。

🔍 消化器外科ナースの視点

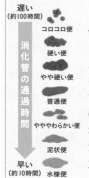

BSS で、患者自身にも
便の性状を見てもらう

遅い
（約100時間）

コロコロ便

硬い便

やや硬い便

消化管の通過時間

普通便

ややわらかい便

泥状便

早い
（約10時間）　水様便

排便のたびに、便の性状を、ブリストル便性状スケール（BSS）をもとに記録してもらう。異常の早期発見につながり、食べかたの調整にも役立つ。

ここをチェック！

- ☑ 経口摂取に伴う
  ガスや便の変化は？
- ☑ 経口摂取に伴う
  胃食道逆流などの症状は？

術後 5 日たっても排ガスがない場合、腹部膨満や腹痛、それに伴う嘔気・嘔吐、排便停止がある場合はイレウスを疑う。

▶ 消化管手術後は、排便の調子が変わる

排泄のケアは、消化器外科ではとりわけ重要。**ガスや便とともに、腹痛、腹部膨満、嘔気・嘔吐などの腹部症状もあわせて確認しましょう。腹部の聴診、触診も必ずおこないます。** 自覚症状がなくても、「痛む部位を押すと筋緊張が生じる（筋性防御）」「手を離した瞬間に痛みが出る（反跳痛）」などの腹膜刺激症状で、異常に気づくことがあるためです。

排ガスや排便は通常、術後72時間ごろには始まります。5日たっても排ガスがないのは問題。「打診でポンポンという鼓音が聞こえる」「腹痛、腹部膨満感や嘔気もある」という場合は、イレウス（→ P60）を疑い、医師に相談します。

排便は、軟便〜普通便から始まることが多いものの、結腸切除後は水様便になりやすいなど、術式によっても異なります。 術式と照らし合わせて判断を。経腸栄養例で下痢便が出るときは、滴下速度が速すぎる可能性も考えます。

▶ 術後数日間はとくに、尿量もこまかくチェック

排泄のケアでは、尿の管理も重要です。術直後は全例、尿道カテーテルが入っています。侵襲の小さい手術では翌日に抜けますが、高侵襲の手術後は4〜6日間留置することもあります。

この間は、採尿バッグで尿量を測定します。**全身状態が安定するまでは、尿量が十分得られているかをよく見ましょう。** また、留置期間が長くなるほど、「カテーテル関連尿路感染症（CAUTI）」のリスクが高まります。**術後3日目ごろからは、色調の変化、尿の混濁、悪臭などの感染徴候にも十分注意を。** 徴候に気づいたら、体温などもあわせて確認し、医師に相談します。

離床も日ごとに進むため、固定が確実かも確かめます。男性の場合は、陰茎を頭方向に向けて下腹部に固定し、ドレーンと同じくΩ（オメガ）留めに。女性の場合は大腿内側に固定します。体動時にテンションがかかり、抜けてしまわないよう、ゆとりをもたせて固定しておきましょう。

カテーテル留置中も抜去後も、尿を継続的に観察

尿量は循環動態の重要な指標。CAUTI の徴候にも注意する。

Ⅰ 尿量

1.0mL/kg/時をきるときはバイタルサインをよく見て

乏尿（ぼうにょう）が続くときは、バイタルサインを確認。術後出血によるショック（→ P40）や、全身状態も悪ければ SIRS（全身炎性症候群）も疑う。

SIRSの診断基準

①体温 > 38℃
　または < 36℃
②脈拍数 > 90回/分
③呼吸数 > 20回/分
　または $PaCO_2$ < 32Torr
④白血球数 > 1万2000個/㎣または < 4000個/㎣、または未熟顆粒数 > 10%

Ⅱ 色調

尿路感染症などのサインとなる

黄褐色の濃縮尿は脱水や肝機能異常を、赤〜赤褐色や緑がかった尿は、尿路感染症を疑う。バイタルサインも測定し、医師に相談する。

判断のめやす

○ 無色透明（希釈尿）
　⇒水分過剰
○ 淡黄色〜黄色
　⇒正常
● 黄褐色（濃縮尿）
　⇒脱水、肝機能異常
● 赤〜赤褐色
　⇒尿路感染症
○ 緑〜青紫色
　⇒緑膿菌感染　など

Ⅲ におい

排出口からの採取時に強い尿臭を感じることも

尿路感染症では、細菌によって尿素がアンモニアに分解され、尿臭が強まりやすい。大腸菌の感染では、便臭がすることもある。

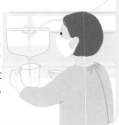

Ⅳ 比重・浸透圧

尿糖や尿蛋白などもあわせて調べる

術後、定期でおこなう尿検査も重要。尿比重や尿浸透圧、尿蛋白が異常値なら術後の腎機能低下を、尿糖（＋）は術後高血糖を疑う。

尿比重の基準値
1.010〜1.030

尿浸透圧の基準値
300〜800
mOsm/L

ドレーン抜去までは清拭。抜去後はシャワー浴を

清潔ケア

手術翌日以降は歩行リハビリなども進み、着替えだけでは不快に感じるようになります。
清拭を定期的におこない、ドレーン抜去後はシャワー浴も再開。創の洗いかたも指導します。

ドレーンがすべて抜けたら、シャワー浴も OK

洗髪や部分浴は、ドレーン抜去前でも可能。本人のニーズに応じた対応を。

清拭

1 顔、耳介を拭く

2 両袖を脱がせ、見ごろと腹帯を開く

3 仰臥位で、胸部、腹部、上肢、腋窩を拭く

4 側臥位で、体の背部、腹部、臀部を拭く

5 下肢を拭き、最後に陰部をボディソープで洗う

6 新しい寝衣や腹帯を下に入れ込み、片袖を通す

7 仰臥位に戻し、反対側の腕も通す

本人のニーズに応じて、洗髪も実施

発赤の有無などもよく見て、清拭後は必ず保湿

脱衣の前に、ドレーンの固定や屈曲の有無をよく確認

ドレーン留置が長期に及ぶなら、下半身浴も検討

体位変換時にドレーンが引っぱられないかもチェック

まずはドレーン類が抜けたりずれたりしないよう整理する。手術翌日であまり動けないとき、術後合併症で全身状態が悪いときは、上記の手順で体位変換しながら清拭を。経過に問題がなければ、ホットタオルを渡し、リハビリもかねて端座位で自分で拭いてもらおう。

▶ 全身の観察をかねて、清拭をおこなう

　術後数日間、入浴もできない状態は不快なもの。ホットタオルで清拭するだけでもさっぱりし、気分がよくなります。全身の血行促進や感染予防効果が期待でき、安眠にもつながります。

　清拭の際は皮膚や創の状態もよく観察しましょう。 清拭後は必ず保湿し、本人にも保湿の指導をします。ほかにも発赤などの異常があれば、上長や医師に相談。患部の画像を看護記録にアップしておくと、経過観察に役立ちます。

▶ 留置が長期に及ぶなら、下半身浴なども提案

　腹腔ドレーンや尿道カテーテルがすべて抜けたら、シャワー浴が可能です。初回はめまいやふらつきのおそれがあるので、必ず立ち会うようにします。退院後の生活に向けて、創の洗いかたも指導しておきましょう。

　一方、術後合併症でドレーン留置が長期に及び、入浴困難な場合もあります。**下半身だけでもシャワー浴をする、病室で洗髪をするなど、少しでも快適に過ごせるような配慮が必要です。**

シャワー浴

バイタルサインや歩行に問題がないことを確認してから、浴室へ移動。できることは自分でやってもらうが、創の洗いかたはていねいに指導し、退院後に困らないようにしたい。

もこもこの泡で
傷を包む
イメージです

1 バイタルサインとともにADLの回復度をチェック

2 シャワーの温度を確認し、全身に湯をかける

3 泡のボディソープで、創を含めた全身を洗う

4 背部など、洗いにくい部分は介助して洗う

5 お湯で全身を流す

6 バスタオルで水分を拭きとる

7 着衣後にバイタルサインを確認

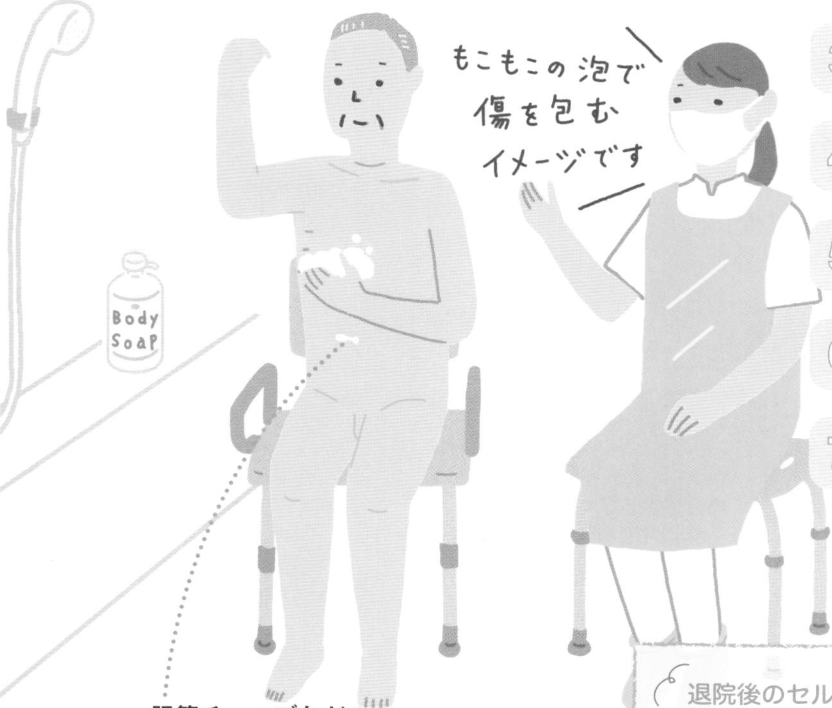

Body Soap

**胆管チューブなどの
長期留置時は、被覆して入浴**

チューブの両側からはさみこむように2枚のフィルム材を密着させて、水の侵入を防ぐ。

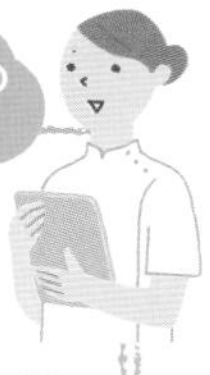

先輩ナースの
アドバイス

**退院後のセルフケアのため、
創を鏡で確認する習慣を**

退院後は自身で創を観察し、発赤、腫脹、離開、膿の有無に気づいてもらう必要がある。初回のシャワー浴から、鏡で創を見て、このような異常がないか確かめる習慣づけをしておこう。

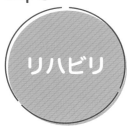

リハビリ

病棟内を積極的に歩行。呼吸リハビリも進める

離床を始めたら、次は積極的に歩いたり、リハビリ室でトレーニングを進める段階です。
「歩きましょう」「運動しましょう」と声をかけるだけでなく、意欲を引き出すかかわりを。

▶ 最低1日1000歩。そこから目標を上げていく

入院中は体力が落ち、とくに高齢者では、サルコペニア（加齢に伴う筋肉量減少）のリスクが高まります。安静臥床では、1日で筋肉量が0.5％減り、筋力は0.3〜4.2％低下するという報告もあります。予防には、手術翌日からの積極的な歩行が欠かせません。

高齢患者では1日900歩未満でADLが低下し、廃用症候群になりやすいといわれてます。**まずは1000歩以上を目標に、病棟の廊下を歩いてもらいましょう。その後は2000歩、3000歩……と歩数を増やしていきます。**定期的に理学療法士が介入し、一人ひとりの全身状態にあったアドバイスをしてもらうのが理想です。

▶ 離床の妨げとなる要因にも対処する

リハビリに積極的に参加してもらうには、術前外来の段階で、その重要性を十分伝えておくことです。"早期に退院できて、日常生活を送れる" "また好きなことが楽しめる" と、プラスの面に焦点をあてて、意欲を引き出しましょう。

がん研究会有明病院では、右表のように年齢と体力に応じた目標を設定し、術前から共有することで、術後のリハビリ意欲を高めています。

離床の妨げとなる要因を知り、ひとつずつ対処していくことも大切です。痛みが強いなら、鎮痛薬が適切に使えているか確認を。不眠で日中の活動意欲がわかない人には、睡眠薬を使ったり、生活リズムを整える介入を考えます。

消化管だけでなく、全身の合併症予防に役立つ

歩行などのリハビリは腸の蠕動運動を促し、全身の合併症予防にもなる。

呼吸器合併症 の予防

**排痰が促され、
肺炎予防につながる**
立位では横隔膜が下がり、臥位のときより肺のガス交換が促進される。痰の喀出もスムーズになり肺炎予防にも有効。

消化器合併症 の予防

**腸管の蠕動運動を促進し、
術後イレウスを予防**
腸管の蠕動運動が低下し、内容物が停滞する「イレウス」（→P60）予防につながる。排ガス、排便も自然に促される。

創傷治癒 の促進

**動いても離開のリスクはなく、
むしろ治癒が促進される**
早期から積極的に動いても、創が離開することはない。むしろ血液循環がよくなり、創傷治癒過程が促進される。

生活リズムが整い、
せん妄予防にもなる

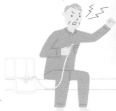

循環器合併症 の予防

**静脈血のうっ滞を防ぎ、
DVTなどを予防する**
下肢静脈血の還流が促進され、DVT（深部静脈血栓症）、PTE（肺血栓塞栓症）の予防につながる（→P57）。

廃用症候群 の予防

**術前から低栄養の場合はとくに
廃用症候群に陥りやすい**
廃用症候群は、活動量低下による二次的障害。筋萎縮、関節拘縮、心肺機能の低下など、全身状態の悪化につながる。

術後3日目ごろから、リハビリ室でのリハビリも始める

術後翌日からは、理学療法士の指導のもとでリハビリを始める。

廊下歩行

目標設定

歩　数	40〜64歳	65〜74歳	75歳以上
1万5000以上	プラチナ		
1万2000〜1万4999	金	プラチナ	
9000〜1万1999	銀	金	プラチナ
6000〜8999	銅	銀	金
3000〜5999	紺	銅	銀
1000〜2999	青	紺	銅
600〜999		青	紺
300〜599			青

年齢と術前の体力も加味し、目標を設定

目標を設定し、実際の歩数を記録してもらうことで意欲を高め、回復を実感してもらう。退院後のためには、理学療法士の指導のもと、階段なども歩いてもらうといい。

実施記録

		日付	歩数	到達	目標
手術前					金
手術後	1日目	／			
	2日目	／			青
	3日目	／			紺
	4日目	／			銅
	5日目	／			銅
	6日目	／			銀
	7日目	／			銀
	8日目	／			銀
退院前					銀

呼吸リハビリ

全身のトレーニング

エルゴメーターなど、歩行以外の有酸素運動も効果的。筋力低下の予防、心肺機能の回復につながる。術前の体力に応じた強度を、理学療法士に設定してもらう。

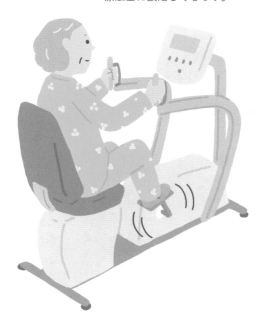

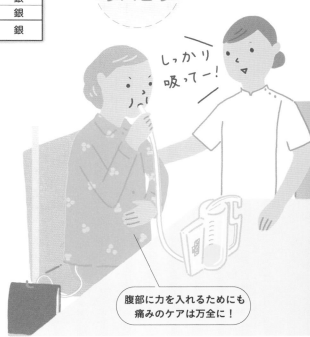

しっかり吸ってー！

腹部に力を入れるためにも痛みのケアは万全に！

呼吸機能訓練器で、深呼吸（腹式呼吸）を身につける。痰を喀出しやすくなり、低酸素血症や肺炎予防につながる。口腔内の細菌を吸い込まないよう、必ず歯磨きとセットで実施。

合併症の
予防とケア
循環器系

バイタルサイン、尿量などから
危険な循環器合併症に気づく

もっとも多いのは血圧変動で、多くは一時的なものです。しかし急激に血圧が上がり、そこから
脳出血で命を落とすといった危険もあります。術後数日間はとくに、全身の観察を入念に。

術後数日間はとくに、高血圧などの循環器合併症に注意

循環動態の変化

循環動態の変化と、そこから
起こりえる合併症を結びつけ
て、患者の状態を見る。

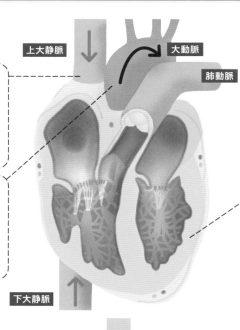

上大静脈　大動脈
肺動脈
下大静脈

前負荷の変動
心臓に戻ってくる血液量。術
中の循環血液量減少などで低
下し、血圧低下につながる。
その代償で心拍数は増加する。

後負荷の変動
術後は交感神経の亢進などで
末梢血管抵抗が高くなり、血
圧上昇につながる。その結果、
心臓の仕事量も増えてしまう。

心収縮力の変動
麻酔薬の影響で交感神経が抑
制され、手術中は低下してい
るが、術後は循環血液量を戻
そうとして心収縮力が増強。

心拍出量の変動
1回拍出量と心拍数で決まる。
減少した循環血液量を増やす
ため、術後は増加しやすいが、
前負荷が高すぎると逆に減る。

代表的な合併症

高血圧
**痛みや低酸素血症などが
原因で起こる**
侵襲の大きな手術や、術前から高血
圧や心疾患、糖尿病を有していた患
者ではとくに注意。鎮痛や呼吸の観
察・ケアも万全に。

不整脈
**心室細動など、致死的な
不整脈も起こりうる**
交感神経の亢進や低酸素血症、電解
質異常などが原因になる。生理的不
整脈なら問題ないが、危険な不整脈
は即、医師を呼ぶ（→P41）。

低血圧
**循環血液量の減少で
ショックを起こしていることも**
輸液不足、出血などで前負荷が減少
して生じやすい。術中〜術直後に多
いが、以降も注意が必要。循環器疾
患の既往があればとくに注意。

虚血性心疾患
**既往歴や高血圧などの
基礎疾患があれば、とくに注意**
非心臓手術でも、上記要因の影響、痛
みや低酸素血症などで、虚血性心疾
患の発症率が高まる。既往のある患
者では十分に注意を。

▶ 1日4回は、循環動態をチェックする

術後数日間は循環動態が不安定。**手術翌日以降も、バイタルサインやIn-Outバランスに、目を光らせていなくてはなりません。日勤の朝昼夕、夜勤のタイミングで、計4回は確認しましょう。**とくに術後48時間は、術後出血のおそれもあり、ドレーンの排液もあわせて確認します。

循環器合併症としてとくに多いのは、血圧変動です。**急激な上昇で脳出血を起こしたり、心疾患の既往などがある人では心筋虚血のリスクも高まります。**痛みや低酸素血症も誘因となるので、痛みや呼吸状態、SpO_2とあわせて確認を。同様に、痛みなどの影響で不整脈を起こすことも。心電図モニターを外した後も、脈にふれてリズム不整がないかを確認してください。

▶ 危険な血栓症は、フットポンプと薬剤で予防

歩行開始までのあいだは、血栓症にも注意が必要です。予防法として有効なのは、フットポンプによる間欠的空気圧迫法（IPC）や、低用量未分画ヘパリンを用いた抗凝固療法。『肺血栓塞栓症および深部静脈血栓症の診断, 治療, 予防に関するガイドライン』でも、高リスク例ではIPCか抗凝固療法、最高リスク例ではその併用と、リスクレベルに応じた予防法が推奨されています。これをもとに対策をします。

そのうえで血栓症の徴候を継続的に観察します。とくに危険な肺血栓塞栓症（PTE）では、**突然の呼吸困難や、胸痛、頻呼吸、頻脈などが典型症状。**SpO_2やDダイマーも確認し、疑わしければ医師に相談し、画像検査などを進めます。

肥満、高齢などのハイリスク例では、とくに血栓症のサインに注意

手術侵襲と年齢、下記リスク因子に、手術による炎症反応などの要因が加わって起こる。

血栓症のリスク因子

リスク強度 弱
- 肥満 ● 下肢静脈瘤
- エストロゲン治療

リスク強度 中
- 高齢 ● 悪性疾患 ● 長期臥床（がしょう）
- 中心静脈カテーテル留置
- うっ血性心不全
- がん化学療法 ● 呼吸不全
- 重症感染症

リスク強度 強
- 静脈血栓塞栓症の既往
- 血栓性素因 ● 下肢麻痺
- ギプスによる下肢固定

入院患者の40%以上が3つのリスク因子をもっているとされ、術前のリスク評価は必須。

（『肺血栓塞栓症および深部静脈血栓症の診断, 治療, 予防に関するガイドライン（2017年改訂版）』伊藤正明ほか、2018、日本循環器学会より作成）

深部静脈血栓症（DVT）

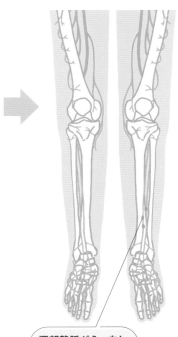

脛骨（けいこつ）静脈などの深部静脈に血栓が発生。ふくらはぎの痛みや浮腫が生じることも。

深部静脈がうっ血し、血栓ができる

肺血栓塞栓症（PTE）

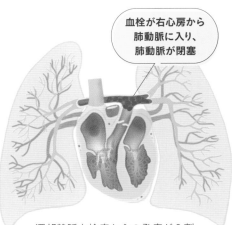

血栓が右心房から肺動脈に入り、肺動脈が閉塞

深部静脈血栓症からの発症が9割以上。肺循環障害でショックや突然死に至る危険もある。

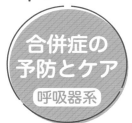

合併症の
予防とケア
呼吸器系

無気肺、肺炎、肺水腫の3大合併症に注意

呼吸器合併症は、術後合併症でとくに頻度が高いもの。離床や呼吸リハビリ、口腔ケアなどで予防に努めるとともに、無気肺や肺炎の徴候を念頭に置いて、アセスメントを継続します。

術後1週間は、呼吸器合併症を念頭に置いてアセスメント

とくに多い呼吸器合併症が以下の3つ。起きやすいタイミングを考えてアセスメントを。

無気肺

**術直後〜3日目までに
起きやすい合併症**

肺胞内の空気が抜ける「虚脱」を起こした状態。手術中は長時間の同一体位で、痰が貯留し、気道が閉塞するために起きやすい。虚脱した肺胞周囲の血管はガス交換ができない「シャント」となる。低酸素血症に陥りやすく肺炎に至る危険もある。

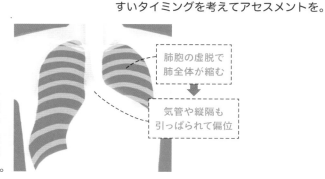

肺胞の虚脱で
肺全体が縮む

気管や縦隔も
引っぱられて偏位

肺 炎

**48時間以内はVAP、
3日目以降は誤嚥性肺炎が多い**

大侵襲手術後にICUで過ごす場合は「VAP（人工呼吸器関連肺炎）」に注意。口腔や鼻腔、上部消化管の分泌物が気管チューブから流れ込んで起こる。一方、術後3日目以降は気道分泌物や飲食物の誤嚥による「誤嚥性肺炎」が起きやすい。

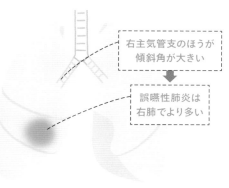

右主気管支のほうが
傾斜角が大きい

誤嚥性肺炎は
右肺でより多い

Point

SpO₂低下の前に、
咳嗽、痰、呼吸音
などから徴候に気づく

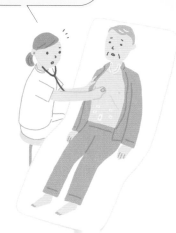

肺水腫

**非心原性では
「ARDS」がとくに問題**

リフィリング（→P40）の時期に多い合併症。肺胞をとり囲む毛細血管から水分がしみ出て肺胞内や間質に貯留し、呼吸不全に。術中の過剰輸液や輸血が原因となるほか、肺炎からARDS（急性呼吸窮迫症候群）を起こし肺水腫に至ることも。

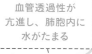

血管透過性が
亢進し、肺胞内に
水がたまる

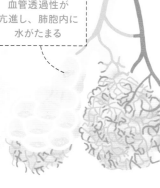

▶痰の貯留などで、換気機能が低下しやすい

気管挿管や麻酔薬、長時間の同一体位など、手術には、呼吸機能に影響する要因が数多くあります。術後も痰の貯留や気道閉塞が起こりやすく、呼吸器合併症を起こしやすい状態です。

術直後から数日間は無気肺に注意を。呼吸数増加や呼吸困難の症状に加え、虚脱部位の呼吸音が消失します。とくに背部の聴診は必須です。

一方、術後3日目以降に多いのが肺炎です。「発熱」「咳」「膿性痰」の典型症状のほか、活動量や食欲の低下などで気づける場合もあります。

術後3日目ごろは、「リフィリング」が始まる時期でもあり、肺水腫にも注意を要します。急に生じた頻呼吸や呼吸困難、SpO_2の低下、聴診時のラ音などが、代表的な徴候です。

▶呼吸リハビリや咳嗽などで、排痰を促す

呼吸器合併症予防に有効なのは「離床」「排痰」「呼吸リハビリ」、そして「口腔ケア」です。

手術翌日以降は離床時間をなるべく増やし、歩行などのリハビリにとり組んでもらいます。臥床（がしょう）して過ごす時間も定期的に体位を変えます。

排痰には、呼吸リハビリや咳嗽を指導。その妨げとなる痛みのケアも徹底します。**こまめな含嗽も有効で、粘稠化して気道にこびりついた痰が、水分によって喀出しやすくなります。**

口腔ケアは、術前から継続的におこなうことで効果を発揮します。術後も、朝昼夕と就寝前の1日4回、確実にできているかを確認してください。セルフケアが不十分な場合は、歯科衛生士に指導してもらいましょう。

排痰が最大の予防法。離床や含嗽を積極的に

「喫煙歴」「肥満」「咳嗽反射の低下」などがある患者では、とくにケアを念入りに。

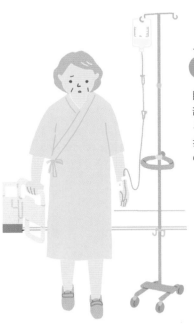

合併症予防の工夫 1
離　床
臥位（がい）のままでは、背部などに痰が貯留する一方。できるだけ歩き、安静時も座位の時間を増やす。

合併症予防の工夫 2
含　嗽
微温湯で含嗽してもらうと、痰の喀出困難な例でも痰を出しやすくなり、痰切れもよくなる。

口腔内に潤いを与え痰をやわらかくする

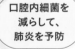

ガラガラうがいは誤嚥のリスクに。ブクブクうがいで指導

合併症予防の工夫 3
口腔ケア
1日4回の歯磨きで、口腔内の細菌を減らし、誤嚥性肺炎を予防する。

口腔内細菌を減らして、肺炎を予防

消化器手術の後はイレウス、腸閉塞のサインに注意

術後イレウス、腸閉塞などの合併症は、消化器の手術後にとくに多く認められます。排ガス、排便の確認はもちろん、バイタルサイン測定時に、腹部のアセスメントもあわせておこないます。

腹部と全身のアセスメントで、"何が起きているか"を予測

イレウスと腸閉塞の特徴を念頭に置いて、腹部症状と全身を見る。

ここをチェック

排ガス・排便の有無
術後72時間ほどたつと、排ガス、排便が見られるのが正常。5日たっても見られなければイレウスや腸閉塞を疑う。

腹部症状
内容物の停滞で、腹痛、腹部膨満感、悪心・嘔吐などの不快な症状が続く。絞扼性腸閉塞では腹部がはげしく痛む。

圧痛のタイプ
イレウスや閉塞性腸閉塞では、触診で膨満を感じるものの、圧痛はあまりない。絞扼性では腹膜刺激症状が出やすい。

熱型
イレウスや閉塞性腸閉塞での発熱は多くないが、絞扼性腸閉塞は全身状態が急激に悪化し、発熱や頻脈などを認める。

排液の性状
腹痛や腹膜刺激症状などは、縫合不全との鑑別が必要。ドレーン挿入例では膿性の排液などが出ていないか確かめる。

イレウスと腸閉塞の分類

用語として混同されがちだが、別の病態であることを理解しておきたい。腸管の麻痺で内容物が停滞するのがイレウスで、腸管の癒着があるものが腸閉塞。腸閉塞には絞扼性もある。

症状・徴候	イレウス〈麻痺性イレウス〉	腸閉塞〈単純性(閉塞性)腸閉塞〉	〈複雑性(絞扼性)腸閉塞〉
腸蠕動	腸蠕動音の減弱・消失	腸蠕動音の亢進、金属音	腸蠕動音の減弱・消失
腹痛	なし、または持続的な痛み	間欠的・周期的な痛み	強く持続的な痛み
嘔気・嘔吐	あり	あり	強い痛みと同時に起こる反射性の嘔気・嘔吐
排ガス・排便	停止	停止	
腹部膨満感	あり	あり	あり
脱水	正常	あり	あり
X線検査	●大腸、小腸全体に及ぶ腸管拡張ガス像 ●鏡面像(ニボー)軽度	●閉塞部位より口側に腸管拡張ガス像 ●鏡面像(ニボー)多数	●腸管拡張ガス像(ただし無ガス像のことも) ●鏡面像(ニボー)多数
血液検査	●Ht(ヘマトクリット)上昇 ●Na、K、Cl低下 ●代謝性アルカローシス	●Ht上昇 ●Na、K、Cl低下 ●代謝性アルカローシス	●Ht上昇 ●Na、K、Cl低下 ●代謝性アシドーシス ●WBC(白血球数)、CRP(C反応性蛋白)上昇

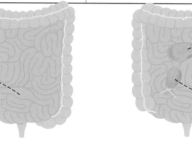

腸管が動かず内容物やガスが停滞する

腹壁と癒着したり、腸管どうしが癒着

索状物でしばられたり腸管がねじれて結ばれる

▶ 腸管の蠕動運動が戻らず、ガスや便が停滞

術後に起こる腸管の合併症には、機能的異常と器質的異常があります。前者の代表がイレウス（麻痺性イレウス）で、腸管の蠕動運動が障害されるもの。内容物が停滞し、腹痛、腹部膨満感、嘔気などが生じます。術後5日たっても排ガス、排便がなく、このような症状が見られたら、イレウスを疑います。診断後は絶飲食、イレウス管留置などで保存的治療を試みます。

後者の器質的異常が、腸管の癒着などにより内腔が閉塞してしまう「腸閉塞」です。このうち大網などの索状物がからまったり、腸管がねじれて結ばれるのが「複雑性（絞扼性）腸閉塞」。腸管の血流が障害され、壊死するおそれのある危険な病態です。はげしい腹痛、腹膜刺激症状、発熱などの症状が見られたら、すぐ医師に相談を。画像検査後は緊急手術で絞扼を解除します。

▶ 手術翌日ごろまでは、PONVも起きやすい

術後のイレウスや腸閉塞は、術後の経過時間にかかわらず、リスクがあります。とくに腸閉塞は晩期発症も少なからずあり、退院して数か月たってから起こることも。退院まではつねに腹部のアセスメントを怠らず、退院時も「こんな症状が出たら来院を」と説明しておきます。

予防に有効なのは、早期の離床と経口摂取で腸の蠕動運動を促すこと。手術翌日以降は積極的に病棟内を歩き、リハビリを進めましょう。

そのほかの消化器合併症として、PONV（術後悪心・嘔吐）も見逃せません。多くは術後24時間以内に発症しますが、翌日までつらさが続いたり、翌日に発症する人もいます。オピオイド使用例ではとくに注意が必要です。発症時はメトクロプラミドなどの制吐薬などで治療し、少しでも安楽に過ごせるようケアします。

保存的治療か、腸閉塞解除術が必要

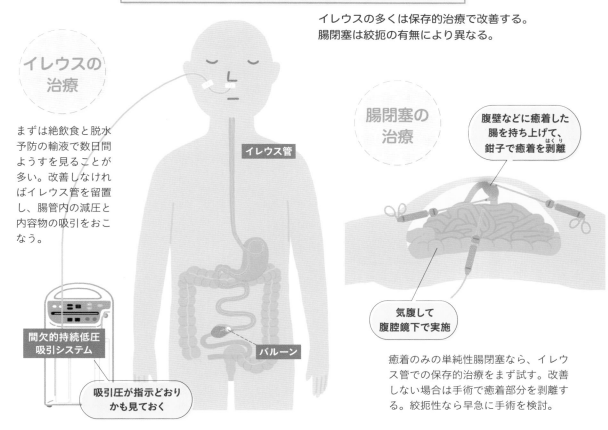

イレウスの多くは保存的治療で改善する。
腸閉塞は絞扼の有無により異なる。

イレウスの治療

まずは絶飲食と脱水予防の輸液で数日間ようすを見ることが多い。改善しなければイレウス管を留置し、腸管内の減圧と内容物の吸引をおこなう。

イレウス管

間欠的持続低圧吸引システム

吸引圧が指示どおりかも見ておく

バルーン

腸閉塞の治療

腹壁などに癒着した腸を持ち上げて、鉗子で癒着を剥離

気腹して腹腔鏡下で実施

癒着のみの単純性腸閉塞なら、イレウス管での保存的治療をまず試す。改善しない場合は手術で癒着部分を剥離する。絞扼性なら早急に手術を検討。

合併症の
予防とケア
脳神経系

術後せん妄は、痛みや不安などの発症要因を考えてケア

高齢者の手術が増加していることもあり、術後にせん妄を発症するケースも多く見られます。
術前からリスクを評価し、発症してしまったときは、不快要因を減らすなどして対処します。

▶ 術前評価でハイリスクの例では、対策が必須

せん妄は、見当識障害や注意力・思考力の低下、意識レベルの変動などをともなう一過性の精神症状。術後に生じる「術後せん妄」は、術後患者の5〜15%に現れるとの報告もあります。

発症要因は、準備因子、直接因子、誘発因子に分類され、3つの因子が重なると術後せん妄が起こると考えられています。準備因子の代表が年齢。高齢で、さらに認知症に罹患していれば、それだけでハイリスクです。さらに痛みや不眠などの誘発因子、術後の低酸素血症などの直接因子が加わり、せん妄を発症します。

消化器外科の手術では、食道がん手術のように侵襲の大きな手術で、とくに多く見られます。

「高齢」「認知症」などの背景に、心身のストレスが重なって起こる

手術侵襲が大きく、ICUの滞在期間が長いときなどはとくに起こりやすい。

準備因子

高齢　認知症　脳血管障害
貧血　感染症　神経変性疾患　など

術前からある患者側の要因。とくに、認知症の高齢者はハイリスク。そのほかに脳血管障害の既往なども、リスクとなる。

術前外来での評価を
見ておきましょう
（→P25）

直接因子

低酸素血症　電解質異常
鎮静薬　鎮痛薬　向精神薬　など

脳機能の低下をまねき、直接せん妄を引き起こすリスク因子。薬物ではベンゾジアゼピン系の睡眠薬などが代表的。

誘発因子

痛み　身体抑制
（複数のドレーンなど）
精神的ストレス　睡眠障害
（昼夜逆転など）　など

不安や恐怖を助長する環境的、身体的変化。痛みのほか、ICUでの全身管理、ドレーンによる動きの制限などが引き金に。

せん妄
発症

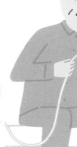

過活動型の場合、本人がつらいだけでなく、PTSDのリスクも高まる。早急に対応を。

▶ 発症要因は何かをよく見て、対処する

　術後せん妄は、突然発症するのが特徴。症状はタイプによって異なり、代表的なのが過活動型です。幻覚、妄想、興奮、不眠などが認められ、急に暴れ出してしまうこともあります。

　発症に気づいたときは、安全確保が最優先。転落や転倒、ドレーン類の自己抜去などの危険があり、24時間の看護体制が欠かせません。

　同時に、何が原因で起きているのかを考えて対処し、**不快要因をひとつずつとり除いていきます。**妄想や幻覚に対しては、否定しても改善しません。本人にとっての「いま見えている世界」「感じていること」「望んでいること」をていねいに聞いたうえで、状況を説明しながら対応しましょう。身体拘束はあくまで最後の手段とし、本人にとって安心できる環境を整えます。

過活動型のほか、活動低下型にも注意

過活動型はすぐ気づけるが、低活動型は見過ごされやすく要注意。

Ⅰ 過活動型

幻覚・妄想、興奮、不眠などの症状が出る
幻覚、妄想、興奮などで過活動になる。夜間の徘徊や転倒、ドレーン抜去などのアクシデントも起こりやすい。

Ⅱ 混合型

時間帯によって、過活動にも活動低下にも陥る
活動型と非活動型が混在。日中は眠っていることも多く穏やかだが、夜になると興奮して危険行動をとるなど。

Ⅲ 活動低下型

無気力、無表情になり、臥床（がしょう）時間が長くなる
無表情、無気力で、反応が乏しくなる。「昨日と違って反応が薄い」「ぼんやりしている」などの些細な変化にも注意。

苦痛をとり除くケアが、予防と改善につながる

ナースステーションの目の前など、目の届く部屋に移動してチーム全員でケアを。

予防的ケア

工夫1
痛みのケア

鎮痛薬は十分に使い、夜もよく眠れるように
認知症のある高齢者などでは、痛みをうまく訴えられないことも。表情などもよく見て評価し、鎮痛薬をしっかり使う。

工夫2
薬の調整

不眠などの症状には非ベンゾジアゼピン系を使う
不眠などの症状にはクエチアピン、ラメルテオンなどを選ぶ。せん妄が疑われる時点で使用を検討することが大事。

工夫3
精神面のケア

強い不安、不快感を見逃さず、思いを傾聴する
精神的なつらさがないか、ケアのたびによく見ておく。不安が強いようなら話を聞き、不安を軽減するかかわりを。

発症時のケア

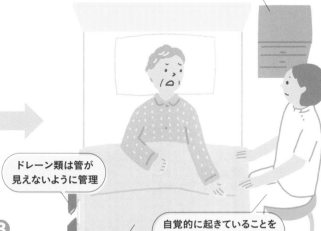

周囲の物品はなるべく片づける

ドレーン類は管が見えないように管理

自覚的に起きていることをていねいに聞く

痛み、吐き気などの身体的不快感も確認

ベッドを低くして転落時の危険にも対処

安心・安全な環境を整え、ドレーン類も目立たないように。点滴の管が気になるようなら、夜間のみの投与とするなどの工夫を。

合併症の
予防とケア
創部

創部の腫脹、発赤、発熱など、SSIの徴候を見逃さない

SSIは、術式を問わず起こる可能性のある合併症。とくに肥満、糖尿病、低栄養などで免疫機能が低下した患者では、要注意です。深部のSSIにも気づけるよう、全身状態に目を光らせましょう。

▶ 切開部に起こる感染を「SSI」という

　SSI（手術部位感染）は、手術部位に発生する感染で、術後30日以内に起こるもの。呼吸器感染症、尿路感染症など、切開部位以外の「術野外感染（RI）」とは区別して扱われます。

　感染が成立する要因としては、患者側の内因性因子、手術手技にかかわる外因性因子があります。**前者では、肥満や糖尿病、低栄養、喫煙などが代表的なリスクです**。後者では、手術侵襲や麻酔そのものが、まず最大のリスク。感染防御反応が低下し、感染が起こりやすい状態をまねきます。さらに医療者や器具を介した汚染や、術中に消化管の内容物がもれるといった想定外の事態が起こると、感染を起こす危険性が高まります。

表層〜臓器／体腔まで、3つのSSIに大別される

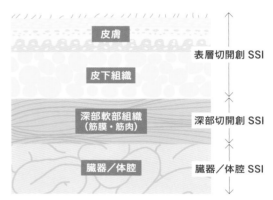

CDC（米国疾病予防管理センター）のガイドラインでは、上記の3つに分類されている。

消化器外科手術は、他領域よりSSIが起きやすい

Point
10術式の総計は9.6%。消化器外科以外での頻度6.0%よりも高い

Point
食道や直腸の手術では、とくに頻度が高い

凡例:
- total
- 2007
- 2008
- 2009
- 2010
- 2011
- 2012
- 2013
- 2014
- 2015
- 2016

縦軸: SSI発生率（%）

横軸:
- GI total（消化器外科関連10術式）
- APP（虫垂切除術）
- BILI（肝切除術（胆道再建なし）、膵頭十二指腸切除術、その他の肝胆膵手術）
- CHOL（胆嚢手術）
- COLN（結腸手術）
- ESOP（食道手術）
- GAST（胃手術）
- HER（ヘルニア手術）
- REC（直腸手術）
- SB（小腸手術）
- SPLE（脾臓手術）

厚生労働省による、2007〜2016年のSSIサーベイランスの結果。手術部位そのものの汚染度が大きく影響するため、消化器の手術では、他領域より頻度が高い。

（「Japan Nosocomial Infections Surveillance」Ministry of Health, Labour and Welfare, 2016より作成）

▶ 創は早期に開放し、治癒を促す

SSIの予防には、スタンダード・プリコーションの徹底が求められます。術中の抗菌薬投与も有効で、術野の細菌量を減らしてSSIを防ぎます。

術後の創は、滅菌ドレッシング材で密閉します。感染予防効果だけでなく、創から出る浸出液の働きなどで、正常な創傷治癒過程が促進されます。経過に問題がなければ、術後48時間をめどにドレッシング材をはがします。

一方、感染を起こしてしまった創は、密閉ではなく「開放」が原則。密閉したままでいると感染が悪化・拡大するおそれがあるためです。開放した状態で生理食塩水などで洗浄し、必要に応じて医師がデブリードマンなどの処置をします。

▶ 術後3日目以降も、炎症反応などをチェック

SSIの徴候は、どの部位の感染かで異なります。表層切開創のSSIに気づくには、バイタルサイン測定時に、創の状態も必ず確認すること。**出血や滲出液が多かったり、発赤、腫脹、熱感、痛み、創の離開などがあれば医師に相談を。**術後48時間以上たち、ドレッシング材をはがした後も観察を続けます。

一方、深部組織や臓器、腹腔内のSSIでは、ドレーンの排液が重要な手がかりとなります。**排液の混濁や悪臭があれば、感染を疑います。さらに発熱や頻脈、呼吸数増加などの異変がないか、全身状態もチェック。**血液検査でCRP（C反応性蛋白）や白血球の数値も上昇していれば、SSIと考えて至急、医師に報告してください。

創だけでなく、全身状態、検査結果もよく見ておく

排液や血液検査の結果も含めて全身を見ることで、深部のSSIにも早期に気づける。

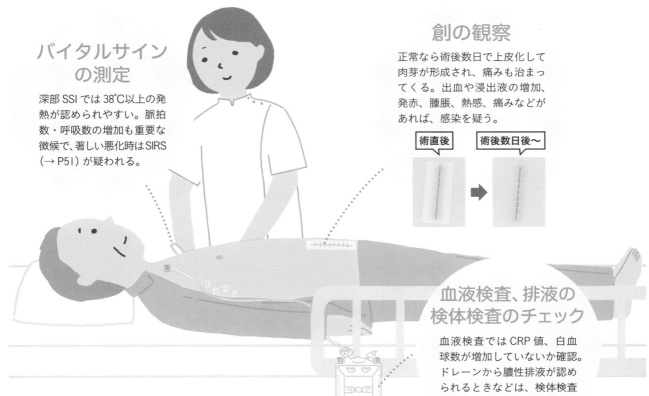

バイタルサインの測定

深部SSIでは38℃以上の発熱が認められやすい。脈拍数・呼吸数の増加も重要な徴候で、著しい悪化時はSIRS（→P51）が疑われる。

創の観察

正常なら術後数日で上皮化して肉芽が形成され、痛みも治まってくる。出血や浸出液の増加、発赤、腫脹、熱感、痛みなどがあれば、感染を疑う。

術直後　　術後数日後〜

血液検査、排液の検体検査のチェック

血液検査ではCRP値、白血球数が増加していないか確認。ドレーンから膿性排液が認められるときなどは、検体検査で病原微生物を調べる。

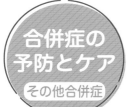

合併症の
予防とケア
その他合併症

血液検査で、高血糖や肝・腎機能障害の有無を見る

手術侵襲は、代謝・内分泌系にも大きく影響します。高血糖はその代表で、目標範囲を逸脱しないよう管理しなくてはいけません。電解質バランスや肝・腎機能の数値も継続的に観察しましょう。

▶ 血糖値の異常は、SSI 発症にも関与

術後には、内分泌・代謝系の異常も多く見られます。代表的なのが高血糖。 高血糖に陥ると免疫機能が低下し、創傷治癒が遅れます。定期的に血糖値を測定し、早期発見に努めましょう。

電解質バランスのモニタリングも欠かせません。とくに注意したいのが Na、K、Ca の数値で、異常時は細胞外液補充液での補正が必要です。

▶ 手術侵襲や薬剤で、肝・腎機能が低下することも

手術侵襲や麻酔薬などの影響で、肝機能、腎機能が低下することもあります。**術前評価での数値が正常であっても、術後定期的におこなう血液検査の結果を必ず確認します。**

腎機能が急激に低下する「急性腎障害（AKI）」は、心不全や致死的な不整脈、肺水腫に至ることもあり、とりわけ注意が必要です。

数値の異常に気づいたら、全身状態をくまなくチェック

いずれも、術式を問わず起こる異常。術前評価での検査値とあわせて確認を。

高血糖／低血糖

血糖値は 140〜180㎎/dL に保つ。異常なら、意識や脈拍数もすぐ確認

一般的な血糖管理目標値は 140〜180㎎/dL だが、術前検査での数値や、糖尿病などの基礎疾患の有無によっても異なる。主治医の指示簿を確認し、指示どおりの範囲に保つのが基本。低血糖は意識障害などもきたしやすく、バイタルサインも測定したうえで、医師にすぐ相談を。

電解質異常

輸液投与中は、In-Out バランス、バイタルサインとあわせて確認

Na、K、Ca の変動が代表的。輸液投与中はもちろん、術後数日たってリフィリングが進み、循環動態が安定するまでは、血液検査の結果、In-Out バランス、バイタルサインをセットで確認する。

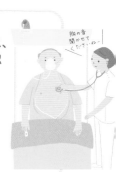

腎機能障害

「腎前性」「腎性」「腎後性」がある。いずれも尿量減少に注意！

尿量減少、血性クレアチニン値（Cr）の異常から気づける。循環血液量減少による「腎前性」、腎臓に異常がある「腎性」、尿路に異常がある「腎後性」で対処が異なるため、さらなる検査で原因を検索。

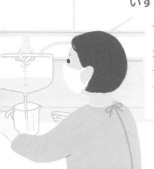

肝機能障害

抗菌薬などが原因のことも。AST、ALT、T-Bil の値を見る

AST 値、ALT 値、T-Bil 値に異常があれば、術後肝機能障害と判断。多くは一過性だが、進行して肝不全に至るケースも。代表的な原因である「①肝切除などの直接の侵襲」「②低酸素血症などによる肝循環動態の変化」「③薬剤（麻酔薬や術後の抗菌薬）」を想定し、対処していく。

おしえて先輩！

合併症発症時の患者さんの感情に、どう対処すればいいの？

思いを傾聴しながら、何が不安か、どう解決できるかを明確にしましょう

先輩ナースのアドバイス

安易な「大丈夫ですよ」は、患者を不安にする

術後合併症のリスクは主治医から事前に説明し、同意書を得たうえで手術に進みます。しかし、いざ合併症が起きてみると、「まさか自分に」と動揺し、不安を感じる人は多いもの。ショックや怒りを感じる人もいます。

このときの対応として望ましくないのが、「大丈夫ですよ」という安易な励ましです。すでに"大丈夫ではない"事態に陥っているのに、ただ受け流された、根拠のないなだめかたをされたと相手に感じさせます。「すみません、わかりません」とくり返すのも悪い例で、相手は不安をいっそう募らせるでしょう。

今後の経過や、できることをわかりやすく伝える

適切な対応は、「まず傾聴する」こと。不安を感じ、それをぶつけるのは当然のことですから、話をひとつずつていねいに聞き、「何を不安・不満に思っているか」「どうしてほしいのか」を一緒に整理していきましょう。

そのうえで、問題点に対する説明と、いまからできる援助の提案をしましょう。「退院とその後の予定が見えない」という問題なら、検査結果も使って見通しを説明。「帰宅後に起きていたら、大変なことになっていた（病院でよかった）」というように、プラスの側面にも目を向けられるようにします。

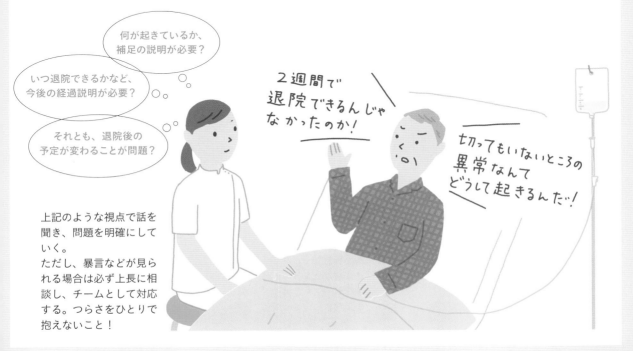

何が起きているか、補足の説明が必要？

いつ退院できるかなど、今後の経過説明が必要？

それとも、退院後の予定が変わることが問題？

２週間で退院できるんじゃなかったのか！

切ってもいないところの異常なんてどうして起きるんだっ！

上記のような視点で話を聞き、問題を明確にしていく。
ただし、暴言などが見られる場合は必ず上長に相談し、チームとして対応する。つらさをひとりで抱えないこと！

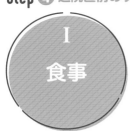

不快な腹部症状が出にくい食材や食べかたを指導

I 食事

消化管だけでなく肝・胆・膵の切除でも、消化吸収が不十分になるなど、何らかの支障が出ることがあります。退院後の快適な生活のために、症状の出にくい食べかたを覚えてもらいましょう。

▶ 症状と生活様式から、個別性の高い指導を

消化器手術後は、消化器の形態変化や機能低下・喪失が生じ、食物の消化吸収、排泄に支障をきたします。食事中の飲み込みにくさや、食後の胸やけ、呑酸などの不快症状が起き、食事量が自然と減ることも。胃切除後であれば「ダンピング症候群」といって、食後に冷汗や動悸で苦しくなるのが、典型的な症状。一度に多くの食物を消化できず、腹部膨満感、便秘、下痢などの症状をきたすこともよくあります。

そのため消化器外科の術後では、退院後の生活を見据えた食事指導が欠かせません。術式別の注意事項とともに、食材選び、調理のコツなどをていねいに説明します。

退院後の食事の用意や介助を、誰がするのかも問題です。家族がつくる場合は、指導の際に家族にも来てもらいましょう。独居で調理経験がなかったり、周囲のサポートが期待できない場合は、訪問介護・訪問看護などの利用も検討します。

食べかたのポイントは、"わかりやすく、シンプルに"伝える

術式により多少の差異があるが、以下は多くの消化器手術に共通した内容。

Rule ❶

よくかんで、30分以上かけて食べる

消化機能が低下するため、よくかまないと消化不良や不快症状が起きる。時間をかけて咀嚼すれば、唾液中の消化酵素も多く分泌される。

Rule ❷

少量ずつ、1日5、6回に分けて食べる

胃の食物貯留機能の低下などで、1回量が多いと膨満感などが生じ、消化も十分できない。1日5〜6回に分けると消化吸収しやすい。

用意が負担にならないよう市販品も活用してもらう

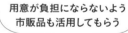
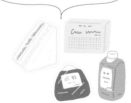

Rule ❸

姿勢をよくして、食後も座って休む

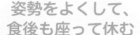

姿勢を正すと飲み込みやすくなり、誤嚥予防にもつながる。また食後30分間は座位で過ごし、内容物の逆流を防ぐ。

Rule ❹

消化のよい食材を中心に食べる

消化の悪い食材を一度に多くとると、不快症状が出やすく、便秘や下痢を起こしやすい。ようすを見ながら少量で試し、よくかんで食べてもらう。

Rule ❺

"お試し期間"と捉え、自分なりのコツをつかむ

入院時の食事も全量を完食する必要はなく、"どの程度の量なら不快症状が出ないか"などを自分で確認する。退院後も1か月ほどはお試し期間と考えてもらう。

消化のよい食材、よくない食材も、パンフレットなどで説明

	消化のよいもの	消化管に負担がかかるもの（ようすを見ながら少しずつ増やしましょう）
主食・いも	お粥、ごはん（やわらかいもの） うどん、冷や麦、そうめん（麺はよくかんで） 食パン、ロールパン じゃがいも、さといも、やまいも マカロニ、お麩、春雨	玄米、赤飯、お茶漬け そば、ラーメン 全粒粉パン、玄米パン、揚げパン（カレーパンなど） さつまいも こんにゃく、しらたき
果物	バナナ、リンゴ、桃、イチゴ 果物缶詰、メロン、スイカ、ブドウ （種は食べないようにしましょう）	柑橘類（グレープフルーツ、レモンなど） パイナップル、柿、ドライフルーツ（レーズンなど）
おかずになるもの	魚（タラ,カレイ,アコウダイなど白身魚、サケ、サワラ、キンメダイ、アジなど） はんぺん、カキ 刺身（白身、赤身）、寿司（白身、赤身） （新鮮なものを少量から） ささみ、鶏むね肉（皮なし）、豚ヒレ肉 脂の少ないひき肉（赤身のもの） 卵・チーズ 豆腐、ひきわり納豆	イカ、タコ 貝類、脂の多い魚（サバ、ウナギなど） 佃煮、干物 魚卵（筋子、イクラなど） ロース肉・バラ肉 霜降り肉→ステーキ、ベーコン、ロースハム 大豆、枝豆
牛乳	牛乳、ヨーグルト　　　（冷たすぎないように＆回数を分けて）	
脂	マヨネーズ、植物油 バター、マーガリン　　　（量に注意して、少しずつ）	ラード、ヘッド 油を多く使う料理、揚げもの →天ぷら、フライ、から揚げ
野菜	大根、かぶ、トマト、なす キャベツ、白菜、ほうれん草 ブロッコリー、にんじん かぼちゃ、たまねぎ　　　（煮込み、蒸し料理がおすすめです）	繊維の多い野菜（ごぼう、たけのこ、れんこん、ふき、山菜類） 香りの強い野菜（にら、セロリ、にんにく、みょうが） 漬物類、きのこ類、海藻類（のり、わかめなど）
おやつ	カステラ、ビスケット ウェハース 卵ボーロ、蒸しパン プリン、ゼリー カロリーメイト、ウィダーインゼリー	ケーキ、チョコレート、ドーナツ まんじゅう（つぶあん）、ナッツ類 スナック菓子、揚げ菓子 アイスクリーム（少しずつ食べましょう）
嗜好飲料	薄い緑茶、紅茶 ほうじ茶、麦茶 ジュース、くず湯 　　　（冷たすぎ、熱すぎに注意）	炭酸飲料、濃いお茶や紅茶、コーヒー 酒（ビール、日本酒、焼酎、ワインなど） 香辛料（カレー粉、唐辛子など） 辛いもの

"禁止ではない"ことは確実に伝わるようにしましょう！

（「消化器癌」佐々木良枝・河津絢子・鍋谷圭宏、臨床栄養
vol.123（4）：515-521, 2013 より引用、一部改変）

禁止食材はなく、"食べすぎないよう注意が必要"という点も、よく理解してもらう。

▶ 口腔ケアや排便コントロールも、あわせて指導

退院後の食事管理に有用なのが、食事日記。毎日の食事や間食のメニュー、水分摂取量とともに、その日の体調、腹部症状の有無、便の回数や状態を記していきます。「○○を食べたらこのような症状が現れた」「量を半分にしたら症状が出なかった」といった気づきにつながり、食べかたのコツをつかめます。

入院中も排泄の記録は必要なので、早めに習慣化してもらい、排便コントロールにつなげましょう。止痢剤や下剤を使う場合も、飲んだ後の便の調子がわかり、うまく調整できるようになります。

食後の口腔ケアも入院中と同様に継続するよう、あわせて指導します。

▶ 管理栄養士に、退院後までフォローしてもらう

食事指導は、管理栄養士と連携しておこないます。経口摂取が始まる時期から介入してもらい、退院指導も別途依頼するようにします。**術前の栄養評価、手術の内容と経過、本人の嗜好をふまえて、一人ひとりにあった指導をしてくれます。**

ただ、いざ退院してみるとうまく実践できなかったり、面倒に感じたりして、きちんと食べられなくなるケースもあります。術後の初回診察の段階でも、NSTに介入を依頼し、食事と栄養状態、食後の不快症状の有無などを確認してもらいます。以降の外来でも、必要に応じて面談の場を設け、フォローアップを継続します。

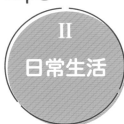

退院後の生活動作や復職時の留意点を確認

「退院後、前のような生活に戻れるのか」「いつから戻れるのか」など、術後の生活への不安を、多くの患者が抱えています。心理的ケアも含めて、具体的な指導・支援をおこないましょう。

▶ 退院後の生活に必要な、セルフケアを支援

術後患者の多くは、退院後の生活に不安を抱いています。「趣味や運動、旅行はいつから楽しめるか」「いつからお酒を飲んでいいか」など、不安の内容やニーズは一人ひとり違います。手術で損なわれた機能があれば、セルフケア技術を指導し、望む生活を送れるよう支援していき

ます。通常のリハビリメニュー以上のリハビリが必要なら、理学療法士に相談しましょう。

高齢だったり、手術で治療した以外の基礎疾患があり、術前から ADL（日常生活動作）が低下している人もいます。どのくらいの回復と自立が望めるかも考え、必要なら訪問介護や訪問看護、その他社会福祉制度の利用も検討します。

現状の ADL と、退院前に身につけたい ADL を確認

ADL 低下例では、下のバーセルインデックスなどで現状の ADL を確認。退院までの支援にいかす。

食事	10：自立。必要に応じて自助具を使用して、食物を切ったり、調味料をかけたりできる 5：食物を切ってもらう必要があるなど、ある程度介助を要する 0：上記以外
車椅子とベッド間の移動	15：移動のすべての段階が自立している（ブレーキやフットレストの操作を含む） 10：移動の動作のいずれかの段階で最小限の介助や、安全のための声かけ、監視を要する 5：移動に多くの介助を要する 0：上記以外
整容	5：手洗い、洗顔、整髪、歯磨き、ひげ剃りができる 0：上記以外
用便動作	10：トイレ動作（便器への移動、衣服の始末、拭き取り、水洗操作）が介助なしにできる 5：安定した姿勢保持や衣服の着脱、トイレットペーパーの使用などに介助を要する 0：上記以外
入浴	5：すべての動作を他人の存在なしに遂行できる（浴槽使用でもシャワーでもよい） 0：上記以外
平地歩行	15：少なくとも 45m、介助や監視なしに歩ける（補助具や杖の使用は可。車輪つき歩行器は可） 10：最小限の介助や監視下で少なくとも 45m 歩ける 8：歩行不能だが、自力で車椅子を駆動し少なくとも 45m 進める 0：上記以外
階段昇降	10：1 階分の階段を介助や監視なしに安全に上り下りできる（手すりや杖の使用は可） 5：介助や監視を要する 0：上記以外
更衣	10：すべての衣服（靴のひも結びやファスナーの上げ下ろしも含む）の着脱ができる（治療用の補装具の着脱も含む） 5：介助を要するが、少なくとも半分以上は自分で、標準的な時間内にできる 0：上記以外
排便コントロール	10：随意的に排便でき、失禁することはない。坐薬の使用や浣腸も自分でできる 5：ときに失禁する。もしくは坐薬の使用や浣腸は介助を要する 0：上記以外
排尿コントロール	10：随意的に排尿できる。必要な場合は尿器も使える 5：ときに失禁する。もしくは尿器の使用などに介助を要する 0：上記以外

（「Functional evaluation：The Barthel Index」Mahoney F.I. & Barthel D.W., Maryland State Medical Journal vol.14：61-65, 1965 より引用）

大腸がんや胃がんでは、術後1か月で復職することも

問題なく復職できる時期は、がん種によっても異なる。一人ひとりにあった支援と指導を。

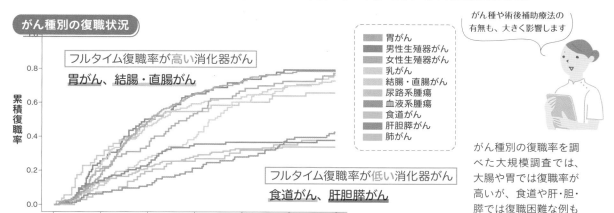

がん種別の復職状況

フルタイム復職率が高い消化器がん
胃がん、結腸・直腸がん

フルタイム復職率が低い消化器がん
食道がん、肝胆膵がん

縦軸：累積復職率
横軸：病休開始日から、復職までの時間（月）

凡例：
- 胃がん
- 男性生殖器がん
- 女性生殖器がん
- 乳がん
- 結腸・直腸がん
- 尿路系腫瘍
- 血液系腫瘍
- 食道がん
- 肝胆膵がん
- 肺がん

がん種や術後補助療法の有無も、大きく影響します

がん種別の復職率を調べた大規模調査では、大腸や胃では復職率が高いが、食道や肝・胆・膵では復職困難な例も少なくないとわかる。

（「Returning to work after sick leave due to cancer: a 365-day cohort study of Japanese cancer survivors.」Endo M, et al., Journal of Cancer Survivorship : Research and Practice vol.10(2) : 320-329, 2016 より引用）

大腸がんでの復職スケジュール例

術後の職場復帰が比較的スムーズな大腸がんの例。手術のみなら1、2か月で復職可能だが、術後補助療法があればより長い期間が必要。

（『がんに罹患した従業員の治療と仕事の両立支援ハンドブック』東京都福祉保健局医療政策部医療政策課がん対策係責任編集、2015、東京都福祉保健局より引用）

がんの疑い	・定期健康診断、がん検診受診 ・自覚症状（血便、便秘など）など
診断期（約1〜2か月）	・疑いから診断へ（検査をおこないながら結果を待つ） ・通院で可能、物理的な時間の拘束のみ ・1〜2週間ごとに通院
手術（入院）（約1か月）	・手術のために入院、その後療養 ・身体的に休養が必要 ・10日〜2週間入院後、2〜3週間の自宅療養
化学療法（6〜12か月）	・再発を防ぐために内服治療もしくは点滴治療 ・通院で可能だが、種々の副作用との身体的調整が必要 ・内服治療の場合：1〜2か月ごとに通院（6〜12か月間） ・点滴治療の場合：2〜3週間ごとに通院（6か月間）
放射線治療（約1〜1.5か月）	・術後にがん細胞が残っていると疑われた場合に実施 ・通院で可能だが、毎日決まった時間に連日治療

※通院に要する時間は半日〜1日

【働きかたの例】

通院の配慮が必要

早期のがんであれば短期間の休暇・休養で治療を受ける患者さんもいます

Aさんのケース：休暇・休職 → 職場復帰

Bさんのケース：休暇・休職 → 職場復帰

時差出勤や短時間勤務制度、有給休暇などを利用して通院

・軽作業の場合：手術後2週間程度の休養が必要
・重労働の場合：手術後1〜2か月の休養が必要
・人工肛門（ストマ）の造設がある場合：上記の倍の期間の休養が必要）

▶ 復職への不安には、多職種でサポートを

　昨今は定年退職の年齢も上がり、高齢で就労している人も増えています。「いつから働けるか」は重要な関心事。**ただ復職可能な時期は、疾患や手術侵襲の大きさ、術後の経過、職種などで一人ひとり違います。**がんの場合は術後に補助化学療法が必要なことも。そのため復職の見通しは主治医から話してもらい、看護師はその理解が進むよう支援します。「進行がんで手術が必要」とわかった時点で退職を考える人も多く、早まって退職しないよう補足することも大切です。

▶ 身体機能の変化にまつわる不安もケア

　手術によっては、ボディイメージが変わることもあります。その代表例がストーマ造設です。

　ストーマを造設する術式では、主治医とよく話し合って手術を決め、術前から時間をかけてストーマケアをおこないます（→P126〜）。

　それでも退院が近づくにつれ、「職場の人に気づかれたらどうしよう」など、新たな不安が生じることも。このような不安へのケアも重要で、現実にそのようなことは起こらないことを根拠をもって示し、受け入れを促進していきます。

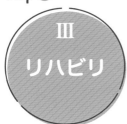

Ⅲ リハビリ

毎日の歩行量を増やし、＋αの筋力訓練も実施

術直後からおこなってきた歩行や筋力訓練などのリハビリを、より目標を高くして継続します。
退院後の継続も重要。一人ひとりの性格、生活様式を理解し、どうすれば意欲が高まるか考えます。

▶ 退院前に、低下した筋力をとり戻す

　術後は全身機能だけでなく、筋肉量、筋力も低下します。術後合併症予防のため、術前から筋力訓練や呼吸リハビリを進め、術後も早期から歩いてもらいます。退院が近づいた段階では運動量をより増やし、日常生活に戻れるよう支援します。

　退院後も、自主的なリハビリが欠かせません。歩行訓練のほか、右ページのスクワットなどを毎日継続してもらいます。

　ただ、病院と違って人の目が入らないため、面倒でやめてしまう人がいるのも事実。**"いかに必要性を感じてもらうか"の動機づけが重要です。**「リハビリによって全身機能が早く回復し、動作が楽になる」「体力が戻り、旅行にも行ける」「お孫さんと遊んであげられる」など、その人の望む生活に沿ったプラスの側面を提示し、やる気を引き出しましょう。

廊下歩行に慣れたら、敷地内の庭なども歩いてもらう

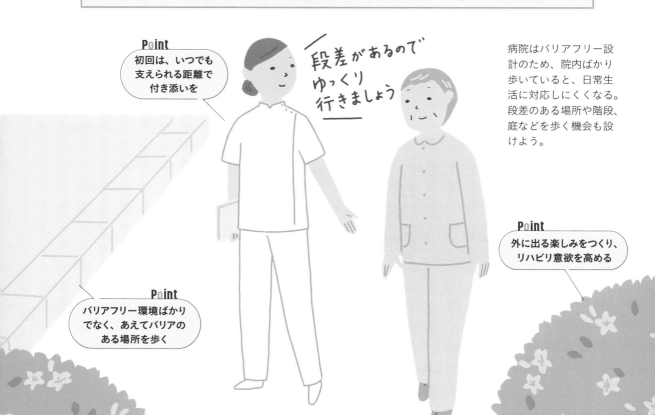

Point
初回は、いつでも支えられる距離で付き添いを

段差があるのでゆっくり行きましょう

病院はバリアフリー設計のため、院内ばかり歩いていると、日常生活に対応しにくくなる。段差のある場所や階段、庭などを歩く機会も設けよう。

Point
バリアフリー環境ばかりでなく、あえてバリアのある場所を歩く

Point
外に出る楽しみをつくり、リハビリ意欲を高める

退院後も目標を決めて歩く。簡単な筋力訓練も有効

歩行と筋力訓練を継続することで、低下した筋力や心肺機能を回復させる。

歩行訓練 術後に用いていた歩数目標の表を継続して使い、目標歩数をさらに増やしていく。

歩 数	40〜64歳	65〜74歳	75歳以上
1万5000以上	プラチナ		
1万2000〜1万4999	金	プラチナ	
9000〜1万1999	銀	金	プラチナ
6000〜8999	銅	銀	金
3000〜5999	紺	銅	銀
1000〜2999	青	紺	銅
600〜999		青	紺
300〜599			青

筋力訓練

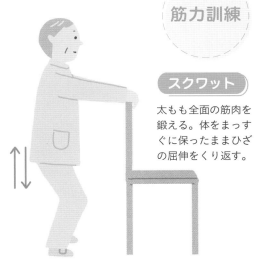

スクワット

太もも全面の筋肉を鍛える。体をまっすぐに保ったままひざの屈伸をくり返す。

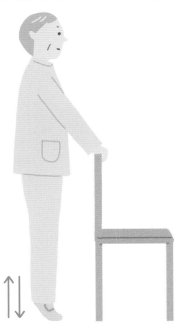

かかと上げ

ふくらはぎの筋肉を鍛える。体をまっすぐに保ち、かかとの上げ下げをくり返す。

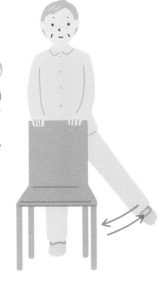

左右脚上げ

脚のつけ根の筋肉を鍛える。脚をまっすぐ伸ばし、大きく横に振る。左右交互に実施。

▶ 退院後は、買い物などの外出もリハビリに

日常生活動作自体も、術後患者にとってはよいリハビリです。 食事の支度ひとつとっても、「スーパーまで歩いて帰ってくる」「台所に30分間〜1時間立つ」など、ちょうどよい負荷がかかり、歩数アップにも筋力維持にもつながります。普段の活動だけでは目標歩数に届かないなら、「久しぶりにおいしいものを食べに行く」な

ど、本人の楽しみとなる外出予定を入れるのもいいでしょう。**あまりむずかしく考えず、「動けば動くほどよいリハビリになる」という意識で、積極的に行動するよう促します。**

ただ、高齢で転倒リスクの高い人などでは、杖などの装具が必要なこともあります。使用したことがなければ、入院中に理学療法士に選定してもらい、正しい使用法も指導してもらいます。

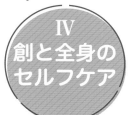

創部の異常など、受診すべき状況を伝える

IV
創と全身のセルフケア

手術創の特別なケアはいりませんが、感染徴候がないか、自身で観察してもらいます。ほかにも、晩期合併症として起こりえる症状を伝え、「こんなときは受診してください」と指導しておきます。

▶ 退院後に、SSIが起こることもある

退院後は、創の観察も患者自身がおこなわなくてはいけません。術後30日間は、SSIが起きる可能性があります。**発赤、腫脹、熱感、痛みなどの感染徴候があれば、受診が必要です。**時期的には可能性が低いものの、創の離開時も同様です。

入浴時の洗いかたなどは、術後初回のシャワー浴で指導しますが、不安な点がないかを、退院前にいま一度確認しておきましょう。

▶ 腹部のはげしい痛み、嘔気などにも注意

退院後に発症しうるその他の合併症として、**腸閉塞があげられます。**術後数か月で起こる例もあれば、術後2年以上経過してからの発症例もあります。**「急激な腹痛」「嘔気・嘔吐」「発熱」「腹部を軽く押すと強く痛む」などの症状があれば、すぐ受診するよう説明します。**

とくに絞扼性腸閉塞では緊急手術が必要で、時間とともに腸の壊死が進む危険があります。はげしい腹痛の際は、至急受診するよう伝えます。

晩期合併症などにも、自分で気づけるように指導

退院後に合併症が起こることもあると説明し、受診すべき状態を明確に伝える。

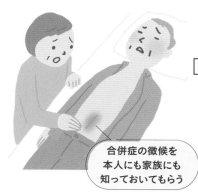

合併症の徴候を本人にも家族にも知っておいてもらう

創のケア

こんなときは連絡！
- ☑ 創からの**出血、排膿、におい**がある
- ☑ 創部に**発赤、腫脹**がある
- ☑ 創が**離開**している

1日1回は、全身が写る鏡で創を見る習慣をつける。感染徴候があれば、消毒などはせず、なるべく早く受診してもらう。

全身状態のケア

こんなときは連絡！
- ☑ **38℃以上の発熱**が続く
- ☑ **食事**をほとんどとることができない

発熱や食欲低下も、術後合併症を疑う症状のひとつ。また腸瘻を造設した患者では、腸瘻が抜けたときもすぐ来院するよう指導。

腹部症状のケア

こんなときは連絡！
- ☑ **痛み**が強く、鎮痛薬で対処できない
- ☑ **腹部膨満感、嘔気、便秘**などが続く

「一度に食べた量が多かった」など、食事のしかたによる多少の腹部症状なら問題ないが、腹痛や嘔気などが強いときはすぐ受診。

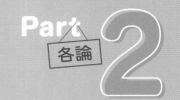
上部消化管手術の
周術期ケア

上部消化管の手術でとくに多いのが、胃がん患者の胃切除術です。

幽門部の切除なのか、胃全摘かなど、術式によってケアの内容も変わります。

胃がんよりは症例数が少ないものの、ケアがむずかしいのが食道がん。

侵襲が大きいため、全身状態のこまやかな観察とケアが求められます。

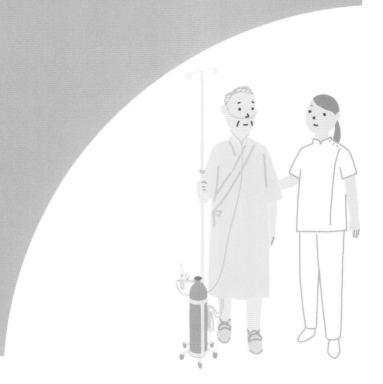

＊本章で紹介している術式は、がん研究会有明
病院での方法、または一般に広くおこなわれて
いる方法です。ただし、医療機関や術者による
違いも多くあります。本書を参考にしながら、
勤務先の医療機関でおこなわれている術式に即
して、ケアを進めるようにしてください。

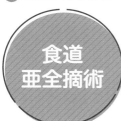

食道
亜全摘術

胸部食道を切除して、胃管などで再建

胸部食道がんの手術では、胸部食道〜胃噴門部までを広く切除する「食道亜全摘術」が標準。
消化器外科のなかでも侵襲の大きな手術で、術後は ICU や回復室で、全身管理をします。

再建も含め、7 時間以上に及ぶ手術。侵襲も大きい

がん研究会有明病院では、胸腔鏡・腹腔鏡補助下で実施。手術時間は 8〜10 時間（開胸・開腹なら 7〜8 時間）。

胸部食道の解剖

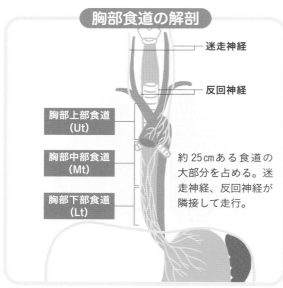

- 迷走神経
- 反回神経
- 胸部上部食道（Ut）
- 胸部中部食道（Mt）
- 胸部下部食道（Lt）

約 25cm ある食道の大部分を占める。迷走神経、反回神経が隣接して走行。

切除範囲

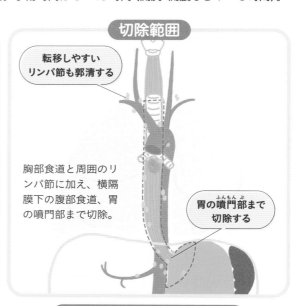

転移しやすいリンパ節も郭清する

胃の噴門部まで切除する

胸部食道と周囲のリンパ節に加え、横隔膜下の腹部食道、胃の噴門部まで切除。

手術体位

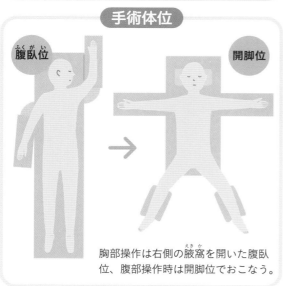

腹臥位　　開脚位

胸部操作は右側の腋窩を開いた腹臥位、腹部操作時は開脚位でおこなう。

創＆ドレーン、チューブ

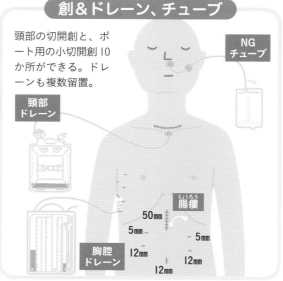

頸部の切開創と、ポート用の小切開創 10 か所ができる。ドレーンも複数留置。

- NG チューブ
- 頸部ドレーン
- 腸瘻
- 胸腔ドレーン

50mm
5mm
5mm
12mm
12mm
12mm

▶ 胸腔鏡・腹腔鏡補助下での実施例も多い

食道がんは「頸部食道がん」「胸部食道がん」「腹部食道がん」に分類され、もっとも多いのが胸部食道がんです。**なかでも胸部中部食道にできやすく、全体の約50%を占めます。**ついで多いのが、胸部下部食道と胸部上部食道で、それぞれ約25%、約12%の発生率です。

ステージⅠ〜Ⅲでは手術が第一選択で、ステージⅡ・Ⅲでは術前化学療法も推奨されます。

手術方法は開胸・開腹が一般的ですが、胸腔鏡・腹腔鏡補助下でおこなうケースも増え、がん研究会有明病院では後者で実施しています。

▶ 切除範囲が広く、合併症のリスクも高い

胸部食道がんでは、頸部食道だけを残し、胸部中部食道〜胃噴門部（い ふんもん ぶ）をすべて切除する「食道亜全摘術」をおこないます。切除範囲が広いうえ、転移しやすい頸部、胸部、腹部のリンパ節も広く郭清することになります。気道や肺、大動脈が近接し、ほかにも重要な血管や神経が走行している、これらが障害される危険性もあります。切除後はさらに胃管での再建も必要です。

侵襲の大きな手術であり、合併症のリスクも高いため、術前からのていねいなリスク評価と、術後の全身状態の観察、ケアが非常に重要です。

術式

1 食道切除＆リンパ節郭清

右胸部の肋骨間から胸腔鏡や器具を挿入。反回神経を傷つけないようにリンパ節を郭清し、胸部・腹部食道と、食道背部の胸管を切除する。

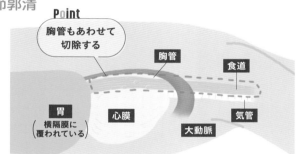

Point
胸管もあわせて切除する

胸管

食道

胃（横隔膜に覆われている）

心膜

気管

大動脈

2 胃上部切除

腹部の小切開創から腹腔鏡や器具を入れ、腹部リンパ節を郭清。胃噴門部を切除し、残胃を管状に再建する。

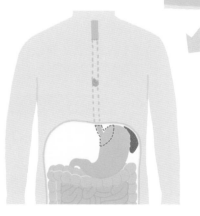

3 胃管再建

頸部の切開創から胃管を挙上し、頸部食道下端と吻合。

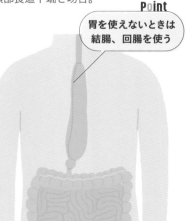

Point
胃を使えないときは結腸、回腸を使う

--- 胃管の再建経路 ---

胃管を再建する位置は、もともと食道が走っていた縦隔を通す「後縦隔経路（こうじゅうかく）」、胸骨のすぐ後ろに再建する「胸骨後経路」、胸骨の前に再建する「胸骨前経路」の3つ。近年は後縦隔経路が多い。

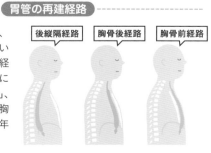

後縦隔経路　胸骨後経路　胸骨前経路

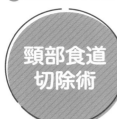

頸部食道
切除術

空腸の一部を頸部に移植。
咽喉頭の合併切除例も多い

頸部食道手術の扱いは施設によって異なり、消化器外科ではなく、頭頸科でおこなうことも。
喉頭を温存する方法と、咽喉頭まで切除する方法に分けられ、後者では失声へのケアも必要です。

「喉頭温存」「下咽頭喉頭切除」の 2 つの術式がある

声帯のある喉頭を切除するか否かは、術後ケアにも大きな影響を与える。

頸部食道の解剖

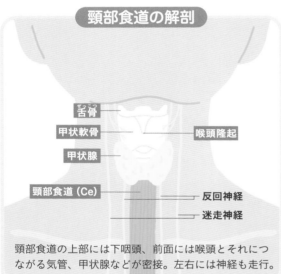

舌骨
甲状軟骨 ── 喉頭隆起
甲状腺
頸部食道（Ce） ── 反回神経
── 迷走神経

頸部食道の上部には下咽頭、前面には喉頭とそれにつ
ながる気管、甲状腺などが密接。左右には神経も走行。

切除範囲

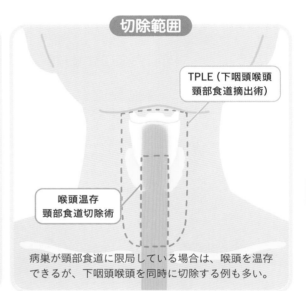

TPLE（下咽頭喉頭
頸部食道摘出術）

喉頭温存
頸部食道切除術

病巣が頸部食道に限局している場合は、喉頭を温存
できるが、下咽頭喉頭を同時に切除する例も多い。

手術体位

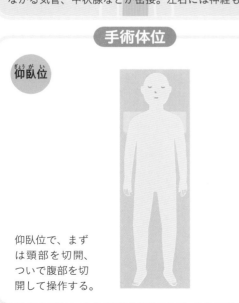

仰臥位

仰臥位で、まず
は頸部を切開、
ついで腹部を切
開して操作する。

創＆ドレーン、チューブ

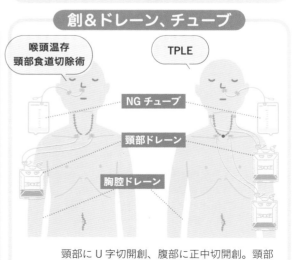

喉頭温存
頸部食道切除術

TPLE

NG チューブ
頸部ドレーン
胸腔ドレーン

頸部に U 字切開創、腹部に正中切開創。頸部
ドレーンのほか、胸腔ドレーンも留置。

▶ 病巣が限局的なら、喉頭を残して切除

　頸部食道の周囲には、声帯を含む喉頭、気管、甲状腺など多くの器官が密集し、腫瘍が周囲に浸潤しているケースも見られます。**しかし腫瘍が頸部食道に限局していて、切除範囲の上端が輪状軟骨より下方にあれば、喉頭を温存する手術「喉頭温存頸部食道切除術」が可能です。**

　手術は通常、頸部を大きく切開しておこないます。食道切除後は、腹部を正中切開して空腸の一部を採取し、頸部食道を再建します。採取した空腸の一部は、モニター空腸として頸部に吻合し、術後のモニタリングに用います。

▶ TPLEは侵襲も大きく、12時間以上の手術に

　腫瘍が咽頭、喉頭、気管に浸潤しており、切除すべき食道の上端が、輪状軟骨下端より上方にある場合は、喉頭も切除する「TPLE（下咽頭喉頭頸部食道摘出術）」が必要です。

　TPLE では、喉頭だけでなく下咽頭も切除し、気道の断面を頸部の皮膚に縫合して、永久気管孔を設置します。

　手術は長時間に及び、患者さんの身体的負担は非常に大きくなります。術後は、呼吸機能の問題、失声にまつわる精神的な問題も含め、多面的なケアが求められます。

術式

1 頸部を U 字切開

頸部を大きく露出。胸部食道も一部切除する場合は、その下に正中切開を加える。

Point
周囲に浸潤している場合は、下咽頭、喉頭も切除

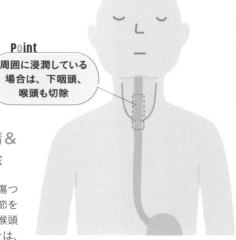

2 リンパ節郭清＆頸部食道切除

左右の反回神経を傷つけないようリンパ節を郭清する。下咽頭喉頭を温存できる場合は、頸部食道だけを切除。

3 腹部を正中切開＆グラフト採取

腹部を正中切開し、食道再建用に空腸の一部を採取する（遊離空腸グラフト）。

Point
動脈とともに空腸の一部を切除する

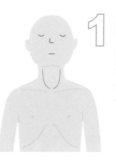
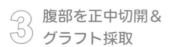

4 食道再建

主要な血管とともに採取した遊離空腸グラフトを、頸部に移植。血管もともに吻合。グラフトの一部はモニター空腸として体外に出す。

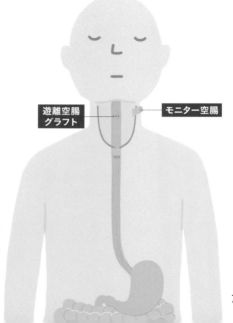

遊離空腸グラフト　　モニター空腸

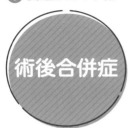

術後合併症

肺炎、縫合不全、反回神経麻痺などの合併症がある

食道がんの手術後は、ほかの消化器手術より合併症の発生率が高く、より注意深い観察が必要。
なかでも早急な対応を要するのは、術後出血、縫合不全、肺炎、術後せん妄などです。

ICUからの帰室後も、合併症が起きる可能性は高い

順調なら術後3週間で退院。それまでのあいだ、合併症への警戒はとけない。

肺炎

痰の喀出状況や肺音を、欠かさずチェック

反回神経麻痺による咳反射の低下や、再建食道の動きが不十分なために誤嚥（ごえん）を起こしやすく、誤嚥性肺炎のリスクが高い。細菌を含む消化管内容物の逆流予防のため、夜間もファウラー位で過ごしてもらうといい。呼吸状態や痰の喀出状況もよく確認し、排痰の援助を。不十分なら吸引をおこなう。

観察

- 痰の喀出状況
- 痰の量と粘稠度
- 会話中の貯痰音
- 本人の訴え（呼吸困難感）
- 肺音
- X線画像
- SpO2

予防的ケア

- 術前の禁煙指導
- 姿勢の調整
- 早期離床
- 間接訓練

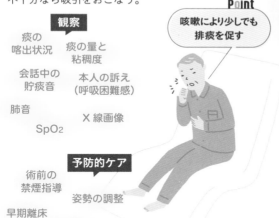

Point
咳嗽により少しでも排痰を促す

Point
座位のときにも浮腫などの異常がないか見ておく

反回神経麻痺

術前の声を把握し、嗄声（させい）に確実に気づく

リンパ節郭清の際に、発声や嚥下（えんげ）にかかわる反回神経が傷つくと、神経麻痺が生じることがある。多くは一過性の麻痺だが、嚥下障害で誤嚥性肺炎を起こす危険もある。症状は嗄声（かすれ声）。もともと声が低い人、長年の飲酒・喫煙習慣などでかすれ声になっている人もいるため、術前からの変化を確かめて。

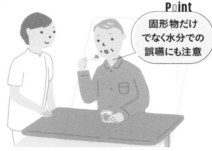

Point
固形物だけでなく水分での誤嚥にも注意

縫合不全

術後5日目以降の「マイナーリーク」に注意！

食道の壁組織は強度が弱く、リンパ節郭清による血流悪化も加わり、縫合不全を起こしやすい。縫合部から内容物があきらかにもれている「メジャーリーク」は術後1、2日目以降に、微小な縫合不全である「マイナーリーク」は5日目以降に多い。発熱や炎症反応の持続、創の発赤、周辺の浮腫などから、早期に気づけるようにする。

▶ 消化器手術のなかでも、とくに合併症が多い

長時間の大きな手術になる食道がんでは、通常、術後3日間はICUで全身管理をおこないます。状態が安定したら一般病棟に移りますが、食道がん手術特有のさまざまな合併症への注意は、退院まで、ひとときも欠かせません。

起きやすい合併症は、肺炎、縫合不全、反回神経麻痺、術後せん妄、乳び胸などです。手術時間が長いため、手術で圧迫された部位の褥瘡（じょくそう）にも注意が必要です。発赤がないかよく観察してください。

▶ 五感を使って、"いつもと違う"徴候に気づく

大手術だけに創やドレーンも数多く、管理に注意が必要なことはいうまでもありません。**そのうえで、患者の全身を五感を使って観察し、「いつもと違うな」という気づきを大切にします。**

日常的に患者と接することの多い、看護師ならではの気づきもあります。たとえば縫合不全のサインである頸部切開創周辺の浮腫（がい）は、臥位では気づきにくいもの。医師の回診時に見落とされることもあります。座位での頸部の状態をよく見て、早期発見、早期治療に結び付けます。

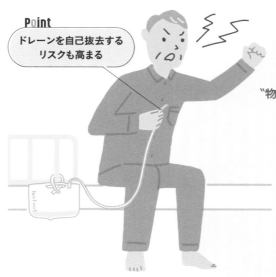

Point
ドレーンを自己抜去する
リスクも高まる

術後せん妄

**"物を探す""同じことを聞く"など、
いつもと違う行動がサイン**

多量飲酒歴の影響が大きく、ほかにも手術侵襲の大きさや痛み、ICUの滞在期間の長さなどが引き金に。見当識障害、興奮や幻覚・妄想などの典型のほか、"存在しないものを探し始める"なども初期によく見られる徴候。ドレーン抜去や転倒・転落の危険があり、発症時はチーム全員で、つねに目の届く場所でケアする。

乳び胸

ドレーン抜去後は呼吸の微細な変化に注意

手術時、食道に近接する胸管が傷つくことがある。すると、大量の脂肪酸が混ざったリンパ液（乳び）が胸腔内に漏出。肺や気道が圧迫され、呼吸困難、咳嗽などの症状が出る。換気機能が障害され、呼吸不全に陥ることも。ドレーン留置中は乳白色の排液に注意する。抜去後は聴診を徹底し、呼吸音の減弱に早期に気づく。

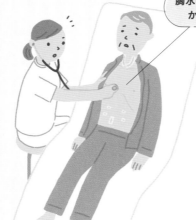

Point
胸水の貯留がない
かもチェック

**先輩ナースの
アドバイス**

"慣れない夜勤帯こそ、
肺炎が起きやすいと考えて"

新人看護師にとってこわいのは、夜勤帯の肺炎による急変。大変な状況を防ぐには、"急変後に気づく"のではなく、"肺炎が起きると思って呼吸のアセスメントを徹底"することが肝心。痰の喀出状況もよく見ておこう。

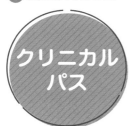

クリニカルパス

退院までの流れを本人と共有し、早期回復に向けたケアを

手術侵襲が大きいため、入院期間は3週間前後がめやす。術前に補助化学療法を受けている人も多く、体への負担の大きさ、治療のつらさをよく理解して、ケアにあたりましょう。

最短で2週間ほどをめやすに、術前・術後ケアを進める

がん研究会有明病院 クリニカルパス〈PERICAN〉

術直後はICU担当の看護師が、3、4日目以降は病棟看護師がケアをおこなう。

病日	初診	外来2回目	外来3回目	入院当日	手術前日	手術当日	術後1日目	術後2日目
月 日	月 日	月 日	月 日	月 日	月 日	月 日	月 日	月 日
食事	•普通食、栄養剤 →			•普通食、栄養剤(指示により食事の内容が変わることもあります) •21時以降は、経口補水液のみ飲めます。それ以外は、飲んだり食べたりできません	•流動食、栄養剤(夕食まで) •術前補水液の日中分、夜間用をお渡しします •術前補水液のみ、手術室入室3時間前まで飲水できます	→	•腸瘻から栄養剤を入れます •栄養剤400mL/24時間	•栄養剤800mL/24時間
安静度	•制限はありません →					•術後はベッド上安静となります •頭を30度くらい上げておきます •ベッド上で体を左右に動かすお手伝いをします •2時間ごとに体の向きを変えます	•午前中、座ることから始めます •午後は起立、歩行練習をおこないます(目標:ベッド周囲を歩くこと) *早期離床することで術後合併症を予防します	•朝、昼、夕に歩行練習をおこないます
排泄				•排泄回数を確認します		•手術中、尿を出す管を入れます •排ガス、排便の有無を確認します	めざせ早期離床!	
清潔	•風邪予防のため、手洗い、うがいをこまめにおこなってください。また術後肺炎予防のため、歯磨きを1日4回おこなってください / 歯磨き・入れ歯洗浄をしましょう	•手洗い、うがいをおこなってください •歯磨きを1日4回おこなってください •入浴後、保湿剤を塗ってください	•爪を短く切ってください	•シャワー浴ができます •手洗い、うがいをおこなってください •歯磨きを1日4回おこなってください	•シャワー浴の後、体や髪に油やクリームをつけないでください •化粧はしないでください •マニキュア類が落ちているか確認してください	•術後1時間前に歯磨きをしてください •手術後、汗をかいたときは体を拭きます	•体を拭きます •保湿剤を塗ります •歯磨きを1日4回おこないます *看護師がお手伝いします →	
検査と処置	•手術に必要な検査をおこないます •歯科受診があります	合併症予防のため、禁酒・禁煙は必須です		•手術に必要な検査をおこないます(採血、レントゲン写真など) •床ずれの確認をおこないます(退院までおこないます)	•午前10時に下剤を飲みます •午前中に胸・右わき・おなかの除毛をおこないます •臍のなかをきれいにします	•手術後、酸素マスク、心電図モニター、足に血栓予防のマッサージ機をつけます	•採血、レントゲン撮影をおこないます •夜間のみ足に血栓予防のマッサージ機をつけます	•体重測定をおこないます •胃管を抜きます
点滴と薬				•持参薬の確認をおこないます	•点滴をおこないます •夜眠れない方は睡眠薬の服用が可能です *ただし麻酔科医より許可がある場合です	•24時間持続的に点滴をおこないます •手術中に背中から痛み止めの管を入れます •痛いときや眠れないときは薬を使用することもあります	•夜9時に血栓予防の皮下注射をおこないます	•朝9時と夜9時に血栓予防の皮下注射をおこないます
説明と指導	•禁酒、禁煙です •次回来院時、服用されているお薬とお薬手帳をご持参ください / 禁酒・禁煙を始めましょう!	•検査結果の説明をおこないます	•いつも服用されているお薬や健康食品、サプリメントを薬剤師が確認します。お薬あるいはお薬手帳をご持参ください •リハビリの説明があります •コーチ2®の説明があります *コーチ2®は入院時にご持参ください •基本的な体力、筋力の測定と運動について説明があります •マニキュア類は落としてください	•14時ごろに呼吸機能訓練、転倒予防のDVDを見ます •薬剤師より手術で使用する点滴や痛み止めについて説明があります	•担当医師から手術の説明があります •麻酔科医の診察および説明があります •ICUの見学をします •ICUへ移動するための荷物確認をおこないます	•手術室入室前に入れ歯、腕時計、貴金属、メガネ、コンタクトレンズを外し、貴重品はご家族へ預けてください •手術後、ICUへ移動します	術後は肺炎予防や血液の循環、消化管の動きをよくする目的で早めにベッドから離れる訓練をおこなっていきます	

翌日にはICUで離床を始めます!

▶ 術後3、4日までICU。その後病棟へ

食道がんの入院期間は3週間ほどです。術後3、4日でICUから一般病棟に戻りますが、**ICUで過ごす期間も、離床や呼吸リハビリは積極的に進めます**。病棟看護師はその間の経過をよく確認したうえで、離床とリハビリの継続を。

一般病棟への帰室後は、経過が順調なら術後5日目くらいから飲水が、7日目には経口摂取が可能になります。嚥下（えんげ）機能に問題がないか見守りながら、ゼリー食から、徐々に食上げしていきます。

▶ 術後4〜6日目にドレーンをすべて抜去できる

食道がんの手術後は、ドレーンやチューブ、カテーテルが何本も留置されているのが特徴。手術翌日から歩行リハビリを進めますが、ドレーン類がからみ、事故抜去や転倒につながるおそれがあります。

ドレーン類は1か所にまとめて管理し、患者自身にも扱いかたを指導しましょう。**経過に問題がなければ、術後4〜6日ごろにはすべてのドレーン類を抜去でき、体動がスムーズに**。シャワー浴も可能になります。

術後3日目	術後4日目	術後5日目	術後6日目	術後7日目	術後8日目	術後9日目	術後10日目	術後11日目	術後12日目〜退院まで
月　日	月　日	月　日	月　日	月　日	月　日	月　日	月　日	月　日	月　日
●栄養剤1200mL/24時間 ●水が食べられます	●栄養剤1600mL/24時間	●水が飲めます→		●ゼリーが開始になります（初回食事時、看護師が付き添います）		●栄養剤1200mL/24時間 ●ソフト食が開始になります	●軟菜食が開始になります	●栄養剤800mL（自己管理）●全粥½が開始になります ●おやつが出ます（昼食と一緒に配膳されます）	●栄養剤400mL（自己管理）
ICUから一般病棟へ移動します ICU看護師からの申し送りを確実に！					●制限はありません ●なるべく体を動かしてください	全粥½が普通に食べられたら、退院のめやすです			
●排ガス、排便の有無を確認します									
●体を拭きます ●保湿剤を塗ります ●歯磨きを1日4回おこないます				●管がすべて抜けた場合、シャワー浴ができます ＊看護師がお手伝いします					
●採血、レントゲン撮影をおこないます ●動脈に入っている管を抜きます	●体重測定をおこないます ●血糖測定をおこないます		●レントゲン撮影をおこないます ●右胸に入っている管を抜きます	●採血、レントゲン撮影をおこないます ●首と背中に入っている管、尿の管はこの日までに抜けます ●体重測定をおこないます ●心電図モニターをはずします		●点滴の管を抜きます	●採血があります		●術後14日目に採血があります
●痛いときや眠れないときは必要に応じて薬を使用します									
●術後継続する薬について説明があります						●食事は椅子に座り、食べすぎないようにしましょう ●食事の時間は30分ほどかけ、食後1時間は横にならず、座って過ごしてください		●経管栄養を自己管理するための指導があります	●退院時に栄養指導があります ●退院時にお薬手帳を作成し、薬の管理をします ●退院時に外来予定表とお薬をお渡しします
								痛み止めや下剤を希望される方は退院前日までにお知らせください	

術前の ケア

禁酒・禁煙と栄養療法、 呼吸リハビリを早期に始める

侵襲が大きな手術だからこそ、術前からの備えは万全に。とりわけ重要なのが禁酒・禁煙で、
合併症予防に直結します。排痰を促して肺炎を予防する、呼吸リハビリにもとり組んでもらいます。

▶ せん妄や肺炎予防のため、まず禁酒・禁煙を

食道がん手術が決まった時点で指導すべきなのが、禁酒・禁煙です。**食道がん患者には、長年に及ぶ多量飲酒の習慣がある人も少なくありません。**その状態で入院すると、振戦、発汗、幻視、興奮などのアルコール離脱症状をきたすおそれがあります。**そこに大手術という侵襲が加わると、術後の ICU 滞在時に、せん妄を起こす危険が高まります。**

術後に起こりやすい肺炎を防ぐには、**禁煙が必須です。**術後はただでさえ痰の量が増え、苦しくなるもの。"そのまま手術に臨むと、痰に溺れるような苦しみが起こる"こと、"術後の肺炎でさらに苦しみかねず、入院期間もより長引く"ことを伝え、禁煙を促しましょう。禁煙外来を受診してもらうのがいちばん確実です。

▶ 栄養療法や呼吸リハビリも、合併症予防に不可欠

食道がん患者は、腫瘍によって食道が狭窄し、固形物の飲み込みが悪くなったり、術前補助化学療法の影響で食欲が低下し、食事量が減ってしまいがち。がん悪液質の影響もあり、術前から低栄養に陥っている人が非常に多くいます。

低栄養のまま手術に臨むと、術後合併症が起きやすく、死亡率も高まります。**そのため術前からNSTに介入してもらい、栄養療法を始めます。著しい低栄養なら入院日を早めて経管栄養を実施。**あきらかな低栄養でなくても、経腸栄養剤を飲用し、手術に備えてもらいます。

術前からの呼吸リハビリも重要で、呼吸機能訓練器を使って、自宅で練習してもらいましょう。**腹式呼吸のコツをつかむことで、痰を出しやすくなり、術後の肺炎予防につながります。**

術前の体力チェックから、リハビリ目標をたてる

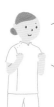

合併症予防に
つながることを、
しっかり伝えましょう！

がん研究会有明病院のリハビリ目標シートの記入例。術前外来で理学療法士が体力を測定し、それをもとに運動量と呼吸機能の目標を立てる。

術前 体力チェック表

これから順調に手術から退院まで進めていくために、
体力づくりやリハビリテーションをおこなっていただきます。
現在とくに必要なプログラムを、下の体力チェックから見つけていきましょう。

❶ 呼吸 …………… **70** 歳代　❹ 歩行バランス …………… **2.9** 秒 **80** 歳代

❷ 握力 … **26.05**kg **80** 歳代　❺ 歩行 …… 支援なし・杖・その他（　　　）

❸ 柔軟 …… **32.5**cm **70** 歳代　❻ 運動量 (30分以上の運動) 週３回以上・週１～２回・月に数回・ほとんどなし

➡ 目標　理想的な、必要とする全身運動としての歩行距離は
約 **1.6** kmです ［病院廊下 8 周］

6月10日のあなたの吸気量は **900** mL
呼吸訓練をおこなう際は、
毎回この数値を目標にしましょう

呼吸機能を保つため、入院前からリハビリを開始

食道切除術は呼吸機能に大きく影響するため、術前から自宅で開始し、手術日まで続けてもらう。

呼吸機能訓練

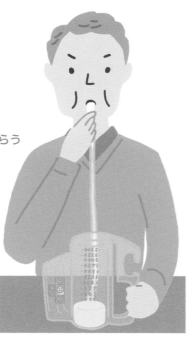

1 ゆっくり長く、深く息を吸ってもらう

▼

2 そのまま3〜6秒間キープ

▼

3 強く、速く吐いてもらう

術後は肺活量が低下するうえ、痰が非常にたまりやすい。深呼吸の練習、排痰の練習が欠かせない。

排痰の練習

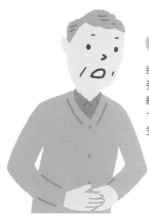

ハフィング

痰を出しやすいよう、強く速い息をする訓練。大きく息を吸ってから、「ハッ」と一気に強く吐く。

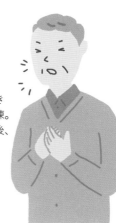

咳嗽

咽頭まで上がってきた痰を排出する訓練。大きく息を吸った後、勢いよく咳をする。

深呼吸

1 鼻からゆっくり息を吸う

鼻から大きく息を吸い込む。腹部に手をあて、ふくらみを感じながらおこなう。

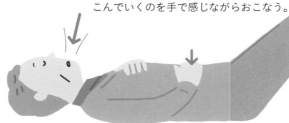

2 口からゆっくり吐き出す

口から少しずつ息を吐いていく。腹部がへこんでいくのを手で感じながらおこなう。

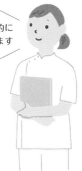

入院前に、積極的に歩くことも勧めます

術直後のケア

呼吸・循環のチェックとともに 術後出血にも注意する

術直後は ICU で全身を管理します。とくに痰の貯留などによる換気障害が多く見られ、呼吸の
アセスメントは必須です。術後出血による循環血液量減少にも注意して、観察を続けます。

侵襲の大きな手術。まずは「呼吸」「循環」に目を光らせる

術直後に ICU でおこなうモニタリングの
内容は、病棟看護師も理解しておきたい。

Ⅰ 呼吸状態は？

SpO_2　呼吸数
血液ガス分析　肺音　呼吸の深さ
酸素流量　呼吸パターン

SpO_2 が低下するより前に、目
や耳で、呼吸数と呼吸音、呼吸
パターンの変化に気づくのが理
想。酸素流量の設定も必ず確認。

Ⅱ 循環動態は？

血圧　脈拍数
呼吸数　尿量
心電図波形　四肢の冷感

循環血液量の減少にはとくに注
意。血圧低下、脈拍数増加、乏
尿などがサイン。減少時は医師
に相談し、輸液追加などを考慮。

Ⅲ 術後出血の有無は？

Hb値低下　排液の増加
血圧低下　冷汗　顔面蒼白　皮膚湿潤
呼吸数増加　乏尿　意識レベル低下

術後出血は術後 48 時間以内に
起きやすい。血性排液の増加の
ほか、意識障害、冷汗など、
ショックの徴候に目を光らせる。

▶ 血圧低下など、急変のリスクがつねにある

術直後は麻酔薬などの影響で、換気機能が低下しています。食道がんの手術ではさらに、呼吸器周辺に手術操作が及ぶため、気道粘液が多く分泌されます。**痛みを十分にコントロールしたうえで、術前から練習していた咳嗽などで、痰をできるだけ出すよう促します。**酸素吸入は通常、翌日までで終了ですが、その後も SpO_2 の確認、胸部の聴診などは欠かさずおこないます。

また術後は、手術操作部などからの出血のリスクがあります。心機能が正常な場合は、全循環量の 30％程度の出血なら血圧を保てますが、それ以上では血圧が極端に低下しかねません。**循環血液量減少性ショックを起こし、全身状態が急激に悪化する危険もあります。**ドレーンの排液の量と性状、バイタルサインをあわせて確認し、体内での変化を推察することが重要です。

▶ 嗄声など、特有の合併症の徴候も見る

特有の合併症にも、術直後から注意します。反回神経麻痺は手術操作が原因のため、意識が戻ればすぐわかります。**抜管後に呼びかけて返事をしてもらい、嗄声（させい）があれば反回神経麻痺と判断。乳び胸は、術直後からしばらくは継続的な観察が必要。白濁した乳び性の排液のほか、呼吸困難や咳嗽がその徴候です。**オクトレオチド酢酸塩を皮下注射するほか、IVR（画像下治療）や手術で胸管塞栓術をおこなうこともあります。

食道がんの手術後は術後せん妄のリスクも高く、術直後から注意を払います。

頸部食道切除後は、モニター空腸の観察も必須です。26 ゲージ針で軽く穿刺し、出血の色を確認（pin–prick test）。血色変化があれば動脈血栓または静脈血栓を疑い、すぐ医師に相談します。この観察は、術後 5 日目までをめどに続けます。

胸腔ドレーンの観察も重要。エアリークがあれば至急報告を

胸水ドレナージによる無気肺の予防や、気胸、術後出血、気胸、縫合不全の早期発見が目的。

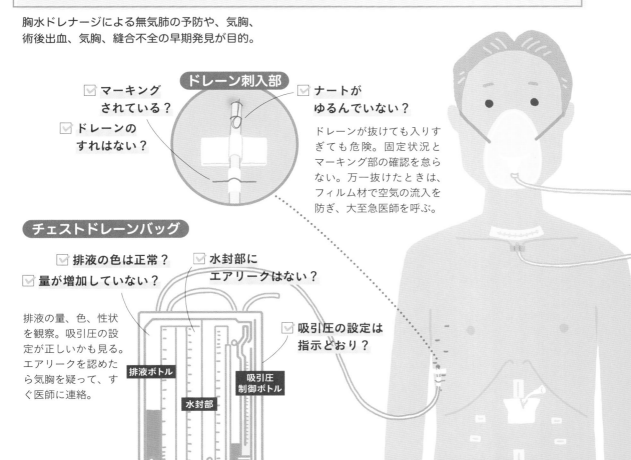

ドレーン刺入部

☑ **マーキングされている？**

☑ **ドレーンのすれはない？**

☑ **ナートがゆるんでいない？**

ドレーンが抜けても入りすぎても危険。固定状況とマーキング部の確認を怠らない。万一抜けたときは、フィルム材で空気の流入を防ぎ、大至急医師を呼ぶ。

チェストドレーンバッグ

☑ **排液の色は正常？**

☑ **量が増加していない？**

☑ **水封部にエアリークはない？**

☑ **吸引圧の設定は指示どおり？**

排液の量、色、性状を観察。吸引圧の設定が正しいかも見る。エアリークを認めたら気胸を疑って、すぐ医師に連絡。

排液ボトル

水封部

吸引圧制御ボトル

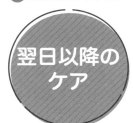

翌日以降のケア

術後3日目ごろに帰室。嚥下などのリハビリを始める

経過が順調なら3、4日目ごろにICUを出て、一般病棟に帰室できます。その間も、リハビリは積極的に進めていきましょう。経過が順調なら、術後7日目ごろにドレーン類も抜去できます。

▶ ICUで離床を始め、翌日には歩行開始

手術翌日には、ICUで歩行を開始します。ただ翌日の時点でも、体につながった管は全部で5〜7本あります。歩行の妨げとならないよう1か所にまとめ、整理法も指導しましょう。

食道がん切除後は嚥下機能が低下するため、嚥下体操も必要。下図のような舌の運動、発声訓練、シャキア訓練などが代表的です。呼吸機能を改善し、排痰を促すには、肩や胸の柔軟体操、呼吸機能訓練器の使用も役立ちます。

痰の喀出状況も毎日確認しますが、「痰は出せていますか?」「出せています」のやりとりで終わらないように。実際には少量しか出ておらず、気道から痰の貯留音が聞こえることがよくあります。喀出量と頻度を目で確認し、どうしても出し切れないようなら吸引をおこないます。

歩行は翌日から。嚥下・発声のリハビリもおこなう

嚥下体操としては「喉頭挙上訓練（メンデルソン手技）」などもよく知られている。

病室内／廊下歩行

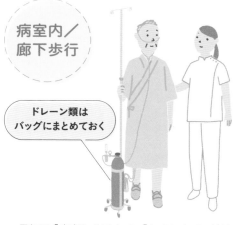

ドレーン類はバッグにまとめておく

最初は「病室入り口まで」「トイレまで」だけでもいい。徐々に歩行範囲を広げ、歩数を増やす。

嚥下体操

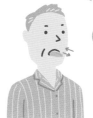

発声訓練

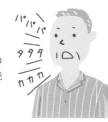

「パ」「タ」「カ」の音を、それぞれ続けて発声する。

舌の運動

「舌を前方に出す」「引っ込める」をくり返した後、口角をなめるように動かす。

シャキア訓練

仰臥位で頭部を挙上し、つま先が見える状態をキープ。

柔軟体操

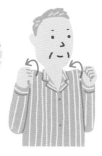

肩の運動

肩甲骨の動きを意識しながら、肩を前後に大きくまわす。

胸をはる運動

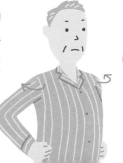

両肩を大きく後ろに引いて、胸筋の柔軟性を高める。

▶ 経腸栄養も翌日から。早期の経口摂取をめざす

　術後翌日から、手術中に設置した腸瘻または胃管瘻（いかんろう）で、経腸栄養剤を腸管に送ります。腸瘻周囲の皮膚に異常がないかも、このときに確認しておきましょう。チューブの迷入、逸脱がないかも確かめます。

　術後3、4日目には嚥下機能を一度確認。医師の観察下で氷を口に含み、溶け出した少量の水をきちんと嚥下できるかテストします。問題なければ飲水の許可が下り、術後7日目からゼリー食を開始。順次食上げしていきます。**初回の経口摂取時、食上げ時は必ずそばで見守り、嚥下機能の確認を。**食後は逆流による誤嚥予防のため、30分以上座位で過ごすよう指導します。

　内服の鎮痛薬も、最初は腸瘻から入れますが、経口摂取が可能になったら自身で飲んでもらいます。このときも初回は必ず立ち会いましょう。

▶ 術後4～6日目には、ドレーン類も抜去

　多くのドレーン類も、経過に問題がなければ抜去できます。NGチューブは術後2日目、硬膜外カテーテルも術後2～4日ごろに外せます。

　もう少し時間がかかるのが、左右の胸腔ドレーン。胸水や血液、膿などを排出し、血腫の形成を防ぐこと、肺の再膨張を促すことを目的に、「情報ドレーン」「予防的ドレーン」「治療的ドレーン」の3つの役割をかねて留置しているためです。術後6日目ごろまでは、－10mmHg程度の持続吸引でドレナージを続けていきます。合併症がなく、排液量がおおよそ100mL以下になれば、抜去が可能です。

　左右の頸部ドレーンと尿道カテーテルは、早ければ術後3日目、通常は4～6日目がめやす。頸部ドレーンは、排液が漿液性に変化して量も減り、リンパ液漏出もなければ抜去できます。

経腸栄養から始め、1週間後に経口摂取を再開

経口摂取開始時、食上げ時は「誤嚥（ごえん）していないか」「飲み込みにくさはどうか」を必ず観察。

術後1～2日目

経腸栄養のみ

1日400mLから日ごとに増やしていき、術後4日目からは1600mLに。24時間かけてゆっくり滴下。

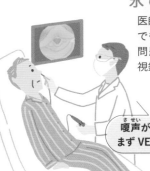

嗄声（させい）が強い人ではまず VE 検査を実施

術後3～4日目

氷で嚥下機能をチェック

医師の監督下で、氷を口に含んでもらう。反回神経麻痺などの問題があるなら、VE（嚥下内視鏡）検査が必要。

術後5～6日目

経腸栄養のみ

嚥下機能に問題がなく、医師の許可が下りたら、許可された量の水を飲んでもらう。初回はすぐそばで観察を。

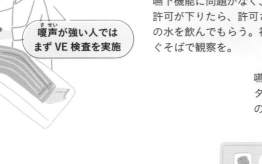

誤嚥しにくい姿勢を指導

嚥下時の咽喉頭の動きもよく見ておく

術後7～8日目

ゼリー食開始

嚥下しやすいゼリー食からスタート。初回は看護師の見守りのもとで口にしてもらう。

術後9日目～

ソフト食から、順次食上げ

ソフト食と軟菜食を経て、五分粥、全粥へ。それに応じて経腸栄養剤は減量していく。

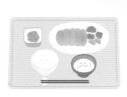

退院直前の
ケア

自宅での腸瘻管理、
少量頻回食を指導する

退院後の生活で何より心配なのが、低栄養に陥ってしまうこと。食べられない日は腸瘻からの
栄養剤の量を増やすなど、自分なりの調整ができるよう、生活様式にあわせた退院指導をします。

▶ もっとも心配なのが、退院後の低栄養

　食道亜全摘術の場合はとくに、細長く再建した胃管に食物を一時貯留するため、いままでどおりの量を食べることはむずかしくなります。どのルートを通して胃管を再建するかは、「後縦隔経路吻合」「胸骨後経路吻合」「胸骨前経路吻合」に分けられますが（→ P77）、胸骨前吻合ではとくに、一度に食べられる量が減ります。

　吻合部狭窄でつかえ感が強い場合も、無理して食べるのは禁物。**管理栄養士にも介入してもらい、少量頻回食にするなどの指導をします。**

　食道・胃の機能低下による低栄養を防ぐため、退院時も腸瘻は抜かず、自宅でも経腸栄養を継続してもらいます。在宅経腸栄養に抵抗を感じる人も少なくありませんが、必要な理由をよく説明し、継続を促します。

キーパーソンの存在を含め、日ごろの食生活を把握する

その人の生活様式と食生活をよく確認し、管理栄養士とも情報を共有する。

☑ 調理をするのは誰？
本人でなく家族がつくるなら、栄養指導時に同席を依頼し、注意点などを理解してもらう。

☑ 毎日の過ごしかたは？
何時に起きて何時に食事をとるか、日中は何をして過ごしているかなどをくわしく聞いていく。

☑ いつもの食事内容は？
慣れ親しんだメニューや好きなメニュー、好みの調理法、食材などを把握する。

☑ サポートを依頼できる人は？
近所に住む家族・親族、友人などの有無。いない場合は訪問医療や介護の導入も検討する。

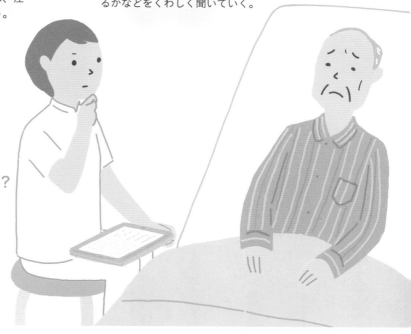

パンフレットも使い、注意点や管理法を細かく指導

退院前に食事指導、腸瘻の管理指導を。家族がおこなう場合は、家族にも同席してもらう。

食事の注意点

少量頻回食 を指導

1回量を減らし、5〜6回食にする。「仕事の都合が……」という場合は、コンビニのおにぎりや市販の栄養補助食品を、仕事の合間にデスクでとるなどの工夫を。

ダンピング症候群 に注意

いままで以上によくかんで、消化酵素を含む唾液と混ぜ合わせ、粥状にしてから飲み込む。時間のめやすとして、30分以上かけて食べるとよい。

HEN（在宅経腸栄養）も併用

退院後1か月は経腸栄養を継続。栄養状態がよくなれば抜去できる。栄養剤はエンシュアなどの医薬品と、テルミールやカロリーメイトなどの食品タイプがある。

食事日記 を活用

食事時間と内容、経腸栄養の時間と内容、食後の症状などを記録して、栄養指導時に提出してもらう。それにより問題点や改善点がわかり、修正することができる。

腸瘻の自己管理

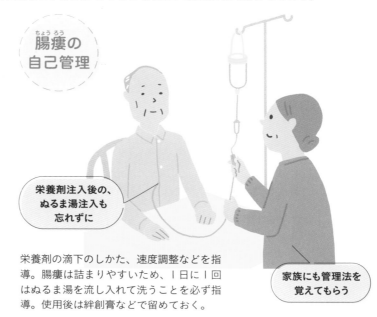

栄養剤注入後の、ぬるま湯注入も忘れずに

栄養剤の滴下のしかた、速度調整などを指導。腸瘻は詰まりやすいため、1日に1回はぬるま湯を流し入れて洗うことを必ず指導。使用後は絆創膏などで留めておく。

家族にも管理法を覚えてもらう

ドレッシング材の交換

マルチポア1枚目　→　マルチポア2枚目　→　シルキーポアドレッシング

入浴時はシルキーポアのみはがす。1日1回、入浴後などにすべて貼り換えを。刺入部周辺に発赤、膿がないか、ナートがゆるんでいないかも確認。

入浴時はシルキーポアのみはがす

▶ 最初の1か月を"お試し期間"とし、コツを覚える

入院中は適切な食事が提供され、経腸栄養も看護師がケアしてくれますが、退院後は本人と家族しだい。コツをつかむには時間も必要です。

そのため退院後の初回外来までのあいだは、適切な食べかたを身につけるための"お試し期間"と理解してもらいましょう。「食欲のない日は経腸栄養の回数を増やす」「消化のよくない食材だけど、好きだから少量食べてみる」など、自分なりの調整で、栄養・体重を維持するやりかたをつかんでもらいます。経口摂取だけで足りるようになれば、腸瘻は数か月後をめどに抜去できます。

それでも体力は万全ではないため、退院後も、目標歩数を決めて歩く習慣は続けてもらいましょう。**再発予防のためにも、禁酒・禁煙は必須です。継続できているか、外来のたびに確認します。**

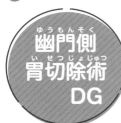

ビルロートI・II、ルーワイ法のいずれかで、胃を再建する

幽門側胃切除術（DG）

胃がんの好発部位は、幽門部周辺。そのため、胃がんの手術でもっとも多いのも「幽門側胃切除術（DG）」です。胃の幽門側を²/₃ほど切除して、残胃を再建し、空腸とつなぎます。

胃の²/₃を切除し、残胃と空腸をつなぐ

手術時間は、腹腔鏡下では5〜6時間、開腹では3時間半〜4時間半程度がめやす。

胃の解剖＆病変部位

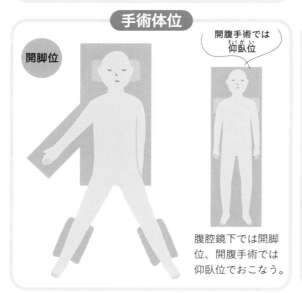

胃底
噴門
脾臓
上部 (U)
幽門前庭部
幽門洞
中部 (M)
十二指腸
下部 (L)

胃の中部または下部に病変がある場合に、幽門側胃切除術の対象となる。

切除範囲

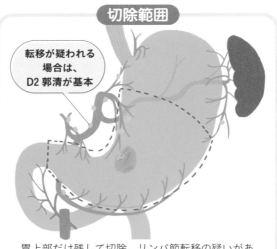

転移が疑われる場合は、D2郭清が基本

胃上部だけ残して切除。リンパ節転移の疑いがあればD2まで郭清するのが標準的術式。

手術体位

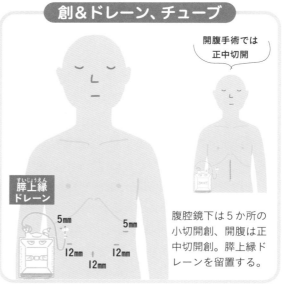

開脚位

開腹手術では仰臥位

腹腔鏡下では開脚位、開腹手術では仰臥位でおこなう。

創＆ドレーン、チューブ

開腹手術では正中切開

膵上縁ドレーン

5mm　5mm
12mm　12mm
12mm

腹腔鏡下は5か所の小切開創、開腹は正中切開創。膵上縁ドレーンを留置する。

▶「胃の²/₃切除＋D2リンパ節郭清」が基本

　胃がんの手術は、腫瘍のある場所により、胃の出口である幽門側を切除する方法、胃の入り口である噴門側を切除する方法、そして胃を全摘する方法に分けられます。もっとも多いのは、幽門側胃切除術です。**定型手術では、胃の噴門部を残して²/₃を切除。胃に栄養を送る動脈に沿って存在するリンパ節を郭清する「D2リンパ節郭清」**もおこないます。その後、残胃を再建します。「吻合部の負荷を減らす」「内容物の逆流を防ぐ」という観点から、おもに3つの再建法があり、医師ごと、症例ごとに選択されます。

▶腹腔鏡下での切除も増えている

　ガイドラインで標準とされているのは開腹手術ですが、とくにステージⅠの幽門側胃切除術では、腹腔鏡下手術が広くおこなわれています。習熟度の高い医師により、噴門側切除や全摘もおこなわれ、適用範囲はかなり広がっています。

　腹腔鏡下切除では、腹部に5か所前後孔を開け、腹腔鏡や鉗子などの器具を挿入し、モニターを見ながら操作します。切除した胃は、ひとつの孔（多くは臍部）を少し大きく切開してとり出します。侵襲が小さく、痛みも軽くて済みますが、術後の看護ケアは開腹手術時と同様です。

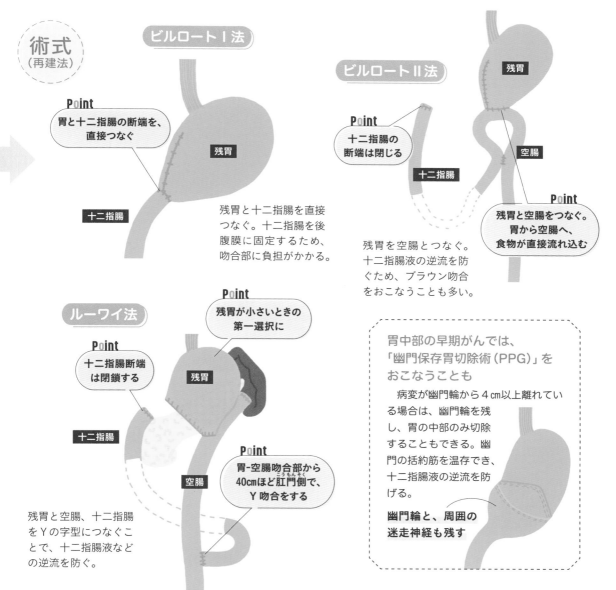

術式
（再建法）

ビルロート I 法

Point
胃と十二指腸の断端を、直接つなぐ

残胃

十二指腸

残胃と十二指腸を直接つなぐ。十二指腸を後腹膜に固定するため、吻合部に負担がかかる。

ビルロート II 法

残胃

Point
十二指腸の断端は閉じる

十二指腸

空腸

Point
残胃と空腸をつなぐ。胃から空腸へ、食物が直接流れ込む

残胃を空腸とつなぐ。十二指腸液の逆流を防ぐため、ブラウン吻合をおこなうことも多い。

ルーワイ法

Point
残胃が小さいときの第一選択に

Point
十二指腸断端は閉鎖する

残胃

十二指腸

空腸

Point
胃-空腸吻合部から40cmほど肛門側で、Y吻合をする

残胃と空腸、十二指腸をYの字型につなぐことで、十二指腸液などの逆流を防ぐ。

胃中部の早期がんでは、「幽門保存胃切除術（PPG）」をおこなうことも

　病変が幽門輪から4cm以上離れている場合は、幽門輪を残し、胃の中部のみ切除することもできる。幽門の括約筋を温存でき、十二指腸液の逆流を防げる。

幽門輪と、周囲の迷走神経も残す

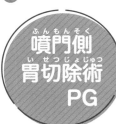

逆流を防ぐための
３つの再建方法がある

胃上部にできた早期のがんでは、幽門側を残して胃の１/３〜１/２程度を切除する「噴門側胃切除術（PG）」が選択されることがあります。胃食道逆流を防ぐための再建法も工夫されています。

胃の上部１/₃ほどを切除し、食道や空腸とつなぐ

手術時間は腹腔鏡下手術で６〜８時間、開腹手術で４時間半〜６時間半程度がめやす。

胃の解剖＆病変部位

胃底
いてい
噴門
ふんもん
上部（U）
幽門洞
ゆうもんどう
幽門前庭部
ゆうもんぜんていぶ
中部（M）
下部（L）

胃上部に病変があり、かつ早期がんの場合が対象。食道胃接合部がんでおこなわれることもある。

切除範囲

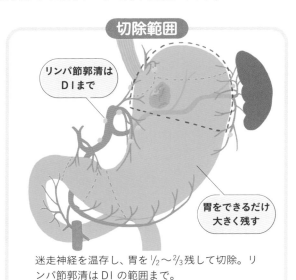

リンパ節郭清は
DIまで

胃をできるだけ
大きく残す

迷走神経を温存し、胃を１/₂〜²/₃残して切除。リンパ節郭清は DI の範囲まで。

手術体位

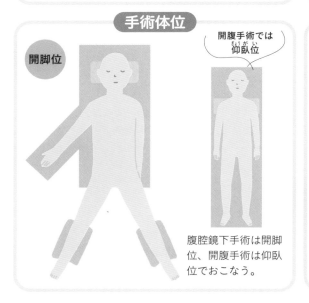

開脚位

開腹手術では
仰臥位
ぎょうがい

腹腔鏡下手術は開脚位、開腹手術は仰臥位でおこなう。

創＆ドレーン、チューブ

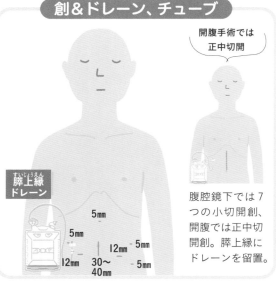

膵上縁
ドレーン
すいじょうえん

開腹手術では
正中切開

5mm
5mm
12mm
5mm
12mm
30〜
40mm
5mm

腹腔鏡下では７つの小切開創、開腹では正中切開創。膵上縁にドレーンを留置。

▶ 限定的な切除で、食物の貯留機能を残す

　病変が胃の上部にある場合、定型手術としては胃全摘術の対象になりますが、胃の機能は可能なかぎり残したいところです。**そこでリンパ節転移がなく、深達度が浅い早期がんで、胃の半分〜2/3以上を残せる場合は、噴門側のみを限定的に切除する「噴門側胃切除術（PG）」で治療するケースが増えています。**

　リンパ節郭清は、噴門周囲の領域リンパ節のみ切除する「D1郭清」が標準です。郭清後、食道への浸潤がなければ食道胃接合部の食道側を、浸潤があれば口側を2〜3cmを切離します。

▶ 食道への逆流防止機能が低下しやすい

　噴門側の切除後は、食道と残胃をつないで再建します。ただ、食物や胃酸の流れをコントロールしている下部食道括約筋も失われるため、たんに吻合しただけでは、逆流性食道炎を起こしやすくなります。そのため胃の再建には、さまざまな工夫がされています。

　おもな再建法は、食道と残胃を自然につなぐ「食道胃吻合法」、接合部に空腸を使う「空腸間置法」「ダブルトラクト法」の3つです。症例ごとではなく、通常は施設ごとにいずれかが選択されています。

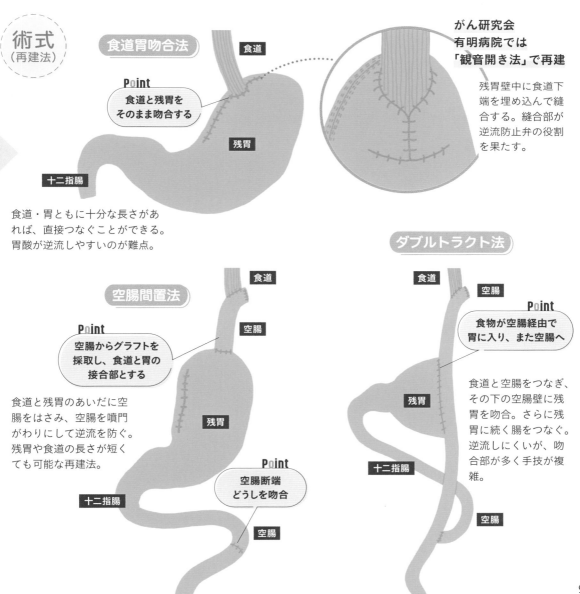

術式（再建法）

食道胃吻合法

食道／残胃／十二指腸

Point 食道と残胃をそのまま吻合する

食道・胃ともに十分な長さがあれば、直接つなぐことができる。胃酸が逆流しやすいのが難点。

がん研究会有明病院では「観音開き法」で再建

残胃壁中に食道下端を埋め込んで縫合する。縫合部が逆流防止弁の役割を果たす。

空腸間置法

食道／空腸／残胃／十二指腸／空腸

Point 空腸からグラフトを採取し、食道と胃の接合部とする

食道と残胃のあいだに空腸をはさみ、空腸を噴門がわりにして逆流を防ぐ。残胃や食道の長さが短くても可能な再建法。

Point 空腸断端どうしを吻合

ダブルトラクト法

食道／空腸／残胃／十二指腸／空腸

Point 食物が空腸経由で胃に入り、また空腸へ

食道と空腸をつなぎ、その下の空腸壁に残胃を吻合。さらに残胃に続く腸をつなぐ。逆流しにくいが、吻合部が多く手技が複雑。

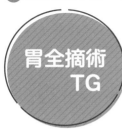

胃全摘術 TG

噴門部～幽門部まで切除し、ルーワイ法で再建

病変が胃上部にかかっていて、幽門部も噴門部も残せないケースでは、胃全摘術が必要です。
消化吸収機能が低下し、食後の不快な症状も出やすいため、実施例はやや減少傾向にあります。

胃をすべて切除し、食道と空腸をつなぐ

手術時間は腹腔鏡下で6～7時間。開腹手術では4時間半～5時間半がめやす。

胃の解剖＆病変部位

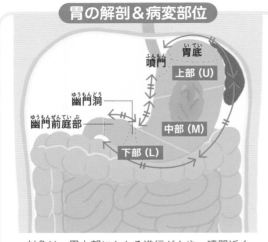

胃底
いてい
噴門
ふんもん
上部 (U)
幽門洞
ゆうもんどう
幽門前庭部
ゆうもんぜんていぶ
中部 (M)
下部 (L)

対象は、胃上部にかかる進行がんや、噴門近くまで広がる胃中部・下部のがん。

切除範囲

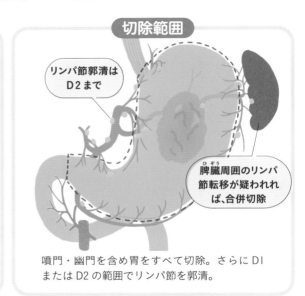

リンパ節郭清はD2まで

脾臓周囲のリンパ節転移が疑われれば、合併切除
ひぞう

噴門・幽門を含め胃をすべて切除。さらにD1またはD2の範囲でリンパ節を郭清。

手術体位

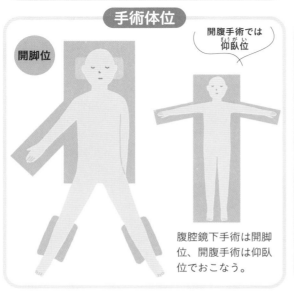

開脚位

開腹手術では仰臥位
ぎょうがい

腹腔鏡下手術は開脚位、開腹手術は仰臥位でおこなう。

創＆ドレーン、チューブ

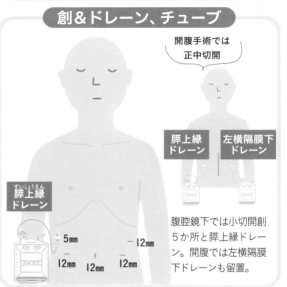

開腹手術では正中切開

膵上縁ドレーン
左横隔膜下ドレーン

膵上縁ドレーン
すいじょうえん

5mm　12mm
12mm　12mm　12mm

腹腔鏡下では小切開創5か所と膵上縁ドレーン。開腹では左横隔膜下ドレーンも留置。

▶ 胃上部にかかる進行がんが、おもな適応

「胃全摘術（TG）」の適用となるのは、**胃の上部・中部・下部に病変があり**、「**壁深達度が T2 以上**」「**噴門まで 3cm 以下（浸潤型では噴門部から 5cm 以下）**」の進行がん。または胃上部がんで、リンパ節転移があったり、壁深達度 T2 以上の場合です。全摘後は、DG でも用いられる再建法「ルーワイ法」で、食道と空腸をつなぎます。リンパ節郭清は D1 郭清で済むこともありますが、転移の可能性があれば「D1＋D2 郭清」です。

現在はまだガイドラインでの推奨はありませんが、腹腔鏡下手術での実施例も増えています。

▶ 合併症などのリスクは、DG とおおむね同じ

胃をすべて切除することで、消化機能は確実に低下します。**DG と比べても、治療後の食事量は減りますし、胃切除後に特有の症状も出やすく、QOL（生活の質）が低下することも否めません**。ただ、術後合併症の内容とそのリスクは、**DG とさほど変わりません**。どの切除術にしても、胃の再建で縫合部分が多くなり、縫合不全などを起こすリスクはあるからです。

ただ周囲組織に浸潤している例では、膵切除を同時におこなったり、胆嚢まで摘出することもあり、合併症のリスクがやや高まります。

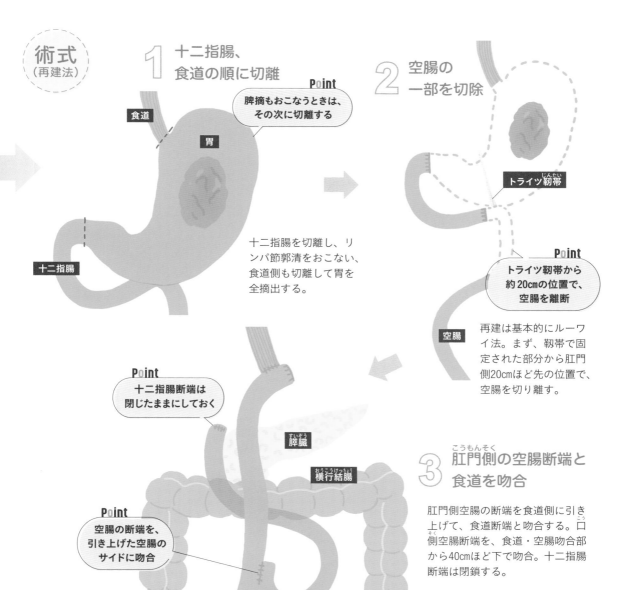

術式（再建法）

1 十二指腸、食道の順に切離

食道　胃　十二指腸

Point
脾摘もおこなうときは、その次に切離する

十二指腸を切離し、リンパ節郭清をおこない、食道側も切離して胃を全摘出する。

2 空腸の一部を切除

トライツ靭帯

Point
トライツ靭帯から約20cmの位置で、空腸を離断

空腸

再建は基本的にルーワイ法。まず、靭帯で固定された部分から肛門側20cmほど先の位置で、空腸を切り離す。

Point
十二指腸断端は閉じたままにしておく

膵臓

横行結腸

Point
空腸の断端を、引き上げた空腸のサイドに吻合

3 肛門側の空腸断端と食道を吻合

肛門側空腸の断端を食道側に引き上げて、食道断端と吻合する。口側空腸断端を、食道・空腸吻合部から40cmほど下で吻合。十二指腸断端は閉鎖する。

術後合併症

縫合不全、膵液漏などが起きることがある

胃がんの術後は、食道がんなどに比べると、合併症は多くありません。ただ、胃切除症候群のひとつとして「ダンピング症候群」が多く見られ、食事指導などで対処する必要があります。

感染を起こす合併症と、胃切除による機能的な合併症がある

縫合不全や膵液漏、膵炎、腹腔内膿瘍は入院中の発症で、ダンピング症候群は晩期の合併症。

縫合不全

マイナーリークなら、ドレナージで保存的に治療

吻合部がうまくつながらない状態で、術後3、4日目以降にわかることが多い。ドレーンからの排液の混濁のほか、血液検査でのCRP高値、発熱、腹痛などの所見を注意して見ておく。多くは再手術を必要としないマイナーリークで、絶飲食やドレナージで保存的に治療する。

悪化、感染

悪化、感染

ほかの所見は？

発熱はない？

血液検査の
CRP値は？

腹痛などの
症状は？

膵液漏(すいえきろう)、膵炎

排液の色や性状、アミラーゼ値をよく確認

胃の背側にある膵臓が手術で損傷したり、圧排時に刺激されたりして、膵液のもれや炎症が起きることがある。膵液漏のサインは、とろりとしたワインレッド色の排液。疑いがあれば排液を検体として出し、アミラーゼ値を調べる。血清値の3倍以上なら、膵液漏と判断される。

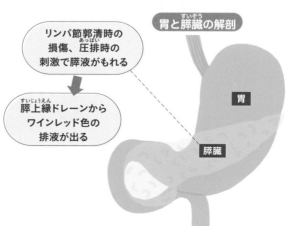

胃と膵臓(すいぞう)の解剖

リンパ節郭清(かくせい)時の損傷、圧排時の刺激で膵液がもれる

膵上縁(すいじょうえん)ドレーンからワインレッド色の排液が出る

胃

膵臓

▶ 直後の合併症より、長期的な症状が多い

胃がん手術後に起こりうる合併症には、縫合不全のほか、術中に膵臓が傷つくなどして膵液がもれる「膵液漏」などがあります。ただ、食道がん手術と比べると合併症は少なく、手術手技の高度化により、頻度も低くなっています。

合併症の徴候を見逃さないことはもちろん大切ですが、同時に、QOLを考えた長期的な視点も求められます。胃の全部または大部分を失うことで「ダンピング症候群」が起きやすく、食事量も減りやすいためです。術後早期から、食事のケアと指導をこまやかにおこないましょう。

▶ 吻合部狭窄で、つかえ感が出ることもある

下図の合併症以外で、術後1週間以降に起こりえるものとして、「吻合部狭窄」もあります。胃の再建で複数できる吻合部が、創の修復過程でむくみ、内腔がせまくなるもの。食事の際に、つかえ感などが生じます。ただ、多くは一時的な通過障害で、保存的治療で改善します。

頻度は低いものの、「輸入脚症候群」という合併症もあります。再建に使用される空腸の内圧上昇で胆汁や膵液が残胃に逆流し、痛みや嘔吐を引き起こすものです。術直後〜数週間以内の急性発症の場合は、再手術が検討されます。

腹腔内膿瘍
（ふくくうないのうよう）

膿性の排液に気づいたら、大至急報告を！

頻度は低くても、命にかかわる合併症

頻度は低いが、縫合不全や膵液漏から感染が広がり、腹腔内に膿瘍ができることもある。発熱や痛みのほか、ワインレッド色から灰色、膿のような色へ変化するのがサイン。
膿瘍が広がって汎発性腹膜炎に至ると、保存的治療では対処できないため、早期発見が重要。

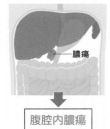

膿瘍が限局性の場合

膿瘍

↓

腹腔内膿瘍

↓

US（CT）ガイド下穿刺ドレナージで、膿を排出

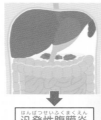

膿瘍が非限局性の場合

↓

汎発性腹膜炎（はんぱつせいふくまくえん）

↓

緊急手術で洗浄、ドレナージし、敗血症を防ぐ

（「胃切除後症候群の実際とその管理—総論—」中田浩二, 2010年度後期日本消化器外科学会教育集会；1-11, 2010より引用）

晩期の合併症

ダンピング症候群

外来での継続的な食事指導で症状を予防＆改善

胃の貯留能力の低下に加え、迷走神経切除も一因。動悸、冷汗などの全身症状と、腹部膨満などの腹部症状の両方が見られる。少量頻回食など、症状が出にくい食事法を、退院後も継続的に指導する。

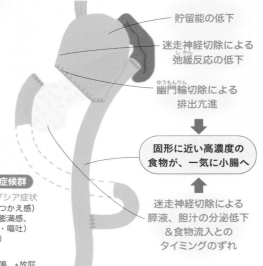

貯留能の低下

迷走神経切除による弛緩反応の低下（しかん）

幽門輪切除による排出亢進（ゆうもんりん）

↓

固形に近い高濃度の食物が、一気に小腸へ

迷走神経切除による膵液、胆汁の分泌低下＆食物流入とのタイミングのずれ

その他の胃切除症候群

胃切除後ディスペプシア症状
- 逆流型（胸やけ、つかえ感）
- 運動不全型（腹部膨満感、早期腹満感、悪心・嘔吐）
- 潰瘍型（上腹部痛）

腸症状
- 下痢　- 腹痛　- 腹鳴　- 放屁

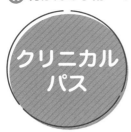

入院期間は8〜14日前後。比較的早く回復できる

クリニカルパス

胃がんの手術後は、回復が比較的早いぶん、退院指導の時期も早め。術前から、その人ごとの生活様式、食生活などを把握しておき、食事・栄養指導などをスムーズにできるようにしましょう。

術後7日目には、食事も運動もある程度できる

がん研究会有明病院 クリニカルパス〈PERICAN〉

脾臓（ひぞう）の合併切除などがなければ、全摘でもほかの術式でも、入院期間や流れは同じ。

病日／月日	初診 月 日	外来2回目 月 日	外来3回目 月 日	入院当日 月 日	手術前日 月 日	手術当日 月 日
食事	・普通食 →			・普通食、栄養剤（指示により食事の内容が変わることもあります）	・朝・昼は五分粥、夕方が流動食、栄養剤（夕食まで） ・経口補水液を夕方お渡しします ・21時以降は、経口補水液のみ飲水できます。それ以外は、飲んだり食べたりできません	・術前補水液のみ、手術室入室3時間前まで飲水できます
安静度	・制限はありません ・コーチ2®をおこなってください 初診を終えた段階で、さっそくリハビリを始めます →					・術前、コーチ2®をおこなってください ・術後はベッド上安静となります ・頭を30度くらい上げておきます ・ベッド上で体を左右に動かすお手伝いをします。ご自身でも腰上げをしたり、足を動かしましょう ・2時間ごとに体の向きを変えます
排泄						・手術中、尿を出す管を入れます ・排ガス、排便の有無を確認します
清潔	・風邪予防のため、手洗い、うがいをこまめにおこなってください。また術後肺炎予防のため、歯磨きを1日4回おこなってください	・手洗い、うがいをおこなってください ・歯磨きを1日4回おこなってください ・入浴後、保湿剤を塗ってください	・爪を短く切ってください	・シャワー浴ができます ・手洗い、うがいをおこなってください ・歯磨きを1日4回おこなってください	・シャワー浴の後、体や髪に油やクリームをつけないでください ・化粧はしないでください ・マニュキュア類が落ちているか確認してください	・手術1時間前に歯磨きをしてください ・手術後、汗をかいたときは体を拭きます
検査と処置	・手術に必要な検査をおこないます			・手術に必要な検査をおこないます（採血、レントゲン写真など） ・床ずれの確認をおこないます（退院までおこないます）	・午前10時に下剤を飲みます ・午前中におなかの除毛をおこないます ・臍のなかをきれいにします	・手術後、酸素マスク、心電図モニター、足に血栓予防のマッサージ機をつけます
点滴と薬				・持参薬の確認をおこないます	・夜眠れない方は睡眠薬の服用が可能です ＊ただし麻酔科医より許可がある場合	・24時間持続的に点滴をおこないます ・手術中に背中から痛み止めの管を入れます ・痛いときや眠れないときは薬を使用することもあります
説明と指導	・禁酒、禁煙です ・次回来院時、服用されているお薬とお薬手帳をご持参ください	・検査結果の説明をおこないます	・いつも服用されているお薬や健康食品、サプリメントを薬剤師が確認します。お薬あるいはお薬手帳をご持参ください ・リハビリの説明があります ・コーチ2®の説明があります ・マニュキュア類は落としてください ・基本的な体力、筋力の測定と運動について説明があります	・転倒予防のビデオを見ます ・手術で使用する点滴・痛み止めについて説明があります ＊コーチ2®は入院時にご持参ください	・麻酔科医の診察および説明があります	・手術室入室前に入れ歯、腕時計、貴金属、メガネ、コンタクトレンズを外し、貴重品・セイフティBOXの鍵を家族へ預けてください

〈手術前日までに購入するもの〉
①ペーパーパンツ：1枚
②T字帯：1枚
③尿とりパット1袋（5枚入り）

〈腹腔鏡〉
④腹帯（紙）：2枚
〈開腹〉
⑤腹帯（紙）：1枚
マジック：1枚

▶ 経口摂取もドレーン抜去も、ほかの手術より早い

　胃がんの手術は範囲が上腹部に限定されるため、回復が比較的スムーズ。**経口摂取もドレーン抜去も早期に進みます。合併症の頻度も低く、入院期間は短くてすみます。**

　とはいえ手術侵襲と入院により、呼吸機能や体力、筋力などは低下します。術前からの呼吸リハビリなどを開始し、術後も継続しておこなうよう指導してください。歩行のリハビリも手術翌日から。消化管の動きをよくする目的もあると伝え、積極的にとり組んでもらいましょう。

▶ 術後5日目ごろから、退院後を見据えたケアを

　食事は3日目から半固形食をとることができ、5日目には全粥となります。このころには、ドレーンも抜去でき、シャワー浴も可能に。順調に回復して退院が近づくのはよいことですが、本人や家族は、退院後の生活、とくに食生活に対する不安を抱えています。

　したがってこの時期からは、一人ひとりの生活様式、食生活を考慮した食事・栄養指導に重点をおいて接し、安心して退院できることを目標にします。

術後1日目　　月　　日	術後2日目　　月　　日	術後3日目　　月　　日	術後4日目　　月　　日	術後5日目　　月　　日	術後6日目　　月　　日	術後7日目〜退院まで　　月　　日
•水100mLを1日3回飲水できます •椅子に座って飲みましょう	•術後ジュースが配膳されます •お水は制限なく、飲んでかまいません •椅子に座って食事しましょう	•半固形食が開始になります •椅子に座って食事しましょう	•5回食（五分粥）になります	•5回食（全粥）になります	問題がなければ、退院まで全粥を続けます	→
•起床後、座ることから始めます •起床後は起立、歩行練習をおこないます（目標：病棟内を歩くこと） •コーチ2®をおこなってください	•歩行、コーチ2®をがんばりましょう 積極的な歩行のための動機づけを！	•歩行、コーチ2®をがんばりましょう				→
		•排ガス、排便の有無を確認します				→
•体を拭きます		•体を拭きます •歯磨きを1日4回おこないます •背中の痛み止めを抜きます		•管がすべて抜けた場合、シャワー浴ができます		→
•歯磨きを1日4回おこないます						→
•採血、レントゲン撮影をおこないます •体重測定をおこないます		•採血、レントゲン撮影をおこないます •体重測定をおこないます •尿の管を抜きます。抜去後は、1回のみ尿測をおこなってください			•採血、レントゲン写真があります	→
•夜9時に血栓予防の皮下注射をおこないます	•朝9時と夜9時に血栓予防の皮下注射をおこないます	•痛いときや眠れないときは、必要に応じて薬を使用します •夜9時に血栓予防の皮下注射をおこないます	•朝9時と夜9時に血栓予防の皮下注射をおこないます			→
術後は肺炎予防や血液の循環、消化管の動きをよくする目的で早めにベッドから離れる訓練をおこなっていきます		•食事は椅子に座り、半分をめやすに食べてください •食事の時間は30分ほどかけて、食後1時間は横にならず座って過ごしてください			•退院時にお薬手帳を作成し、薬の確認をします •退院時に外来予定表とお薬をお渡しします	→
		術後内服薬が開始された際の説明については、必要に応じておこないます		痛み止めや下剤を希望される方は退院前日までにお知らせください		

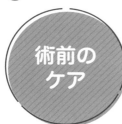

術前のケア

プレアルブミン値などを指標に、栄養療法を早期に開始

術前のケアでは、術後の食事量の減少、体重減少に少しでも備えるため、栄養状態を改善しておきます。Pre-Alb 値などを指標に、NST にも介入してもらい、栄養療法を進めます。

▶ 術後の体重減少を見越して、栄養療法を万全に

胃がんの周術期で懸念されるのが、体重の減少。術前から、胃がんの進行にともなう胃の不快症状、あるいはがん悪液質などで、体重が減っている人もいます。**そして切除後は、食事量の減少はもちろん、消化吸収機能の低下や代謝異常などの影響で体重が減ります。**術後に補助化学療法が控えていることも多く、それに備える意味でも低栄養、体重減少をできるだけ防ぎたいところです。

そのため術前外来の時点で栄養状態を評価し、必要に応じて栄養療法を始めます。とくにめやすとなるのは、血液検査の Pre-Alb（プレアルブミン）値です。10mg/dL 以下のあきらかな低値なら、入院日を早めての、経鼻胃管での栄養療法も検討します。

術後の体重減少を見越して、栄養療法を万全に

術後の体重減少には、がんそのものによる術前からの低栄養も関係している。

術前の低栄養

がん関連体重減少
cancer-associated weight loss
CAWL

腫瘍による物理的な通過障害や、食事の際の胃部不快感などの症状、精神的ストレスなどで食事量が減り、体重が減る。

がん誘発性体重減少
cancer-induced weight loss
CIWL

いわゆる「がん悪液質」。生体反応として産生される炎症性サイトカイン、がん組織から放出される蛋白分解誘導因子などが原因。

胃切除

物理的に胃の容量が減り、多くの食物を貯留できなくなる。

術後のさらなる体重減少

経口摂取量の低下

胃容量の減少で 1 回摂取量が減る。消化管ホルモンの減少で食欲も低下。

消化吸収障害

消化吸収機能が低下し、以前と同量を食べても栄養をとり込みきれない。

代謝異常

慢性炎症でサイトカインの分泌などが続き、エネルギー代謝に異常をきたす。

安静時エネルギー量の増加

胃を切除すると、安静時の消費エネルギー量が高まるという指摘もある。

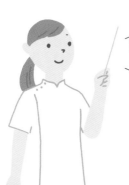

幽門や噴門の狭窄例ではとくに体重が減ります

（「がん手術療法による体重減少のしくみと対応策」峯 真司・比企直樹,
臨床栄養 vol.120（7）；852-856, 2012 より作成）

▶ サルコペニア予防には、リハビリも重要

栄養不良の状態では、筋肉量の維持もむずかしくなります。筋肉量の少なさは、栄養療法介入の指標のひとつでもあります。**とくに高齢者では、加齢による筋肉量の減少「サルコペニア」の場合もあり、また術後の体重減少で、サルコペニアに至る可能性もあります。**そのため低栄養例では、「InBody®」などの体成分分析装置を使って筋肉量を測定することも。**理学療法士に依頼し、歩行訓練や筋力訓練などのリハビリ計画を立ててもらい、術前から開始します。**

また、食道がんと同様に、喫煙や飲酒習慣は、術後の回復や合併症発症に関係します。胃がん発生のリスク因子でもあるので、再発予防の観点からも改善を。手術が決まった時点で禁煙・禁酒を始めてもらいましょう。呼吸機能訓練器での呼吸リハビリも、この時点で開始します。

▶ 前日まで食事可。飲水も3時間前までOK

多くの場合、入院するのは手術2日前。この日は普通食がとれます。**翌日の朝昼は粥、夕方は流動食と、消化を考慮した内容になりますが、手術前日まで食事が可能です。**そのうえで、医師の指示があれば機械的腸管前処置をします。

腹部の除毛と臍処置も、医師の指示に沿って前日のシャワー浴前に済ませておきましょう。

また、肺炎などの感染症予防のため、朝昼夕の食後と就寝前の4回歯磨きし、口腔の清潔を保ってもらいます。入院早期に口腔内を見て、状態を確認しておくと確実。うまく磨けていなければ、歯科衛生士に介入してもらいます。

当日は、手術の3時間前まで水分をとれます。ただし、お茶やジュースなどの飲み物は前日の夜までしか飲めません。それ以降は、水・電解質補給効果のある経口補水液のみとします。

プレアルブミン値15mg/dL以下なら、術前に介入を

Pre-Alb（別名 TTR：トランスサイレチン）は、直近2日間の栄養状態を知る指標となる。

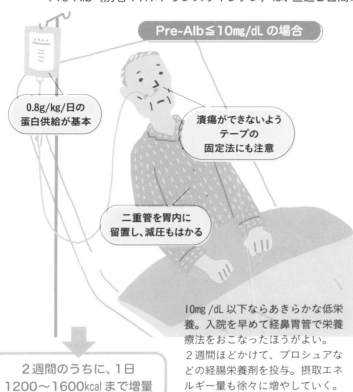

Pre-Alb≦10mg/dLの場合

0.8g/kg/日の蛋白供給が基本

潰瘍ができないようテープの固定法にも注意

二重管を胃内に留置し、減圧もはかる

2週間のうちに、1日1200〜1600kcalまで増量

10mg/dL以下ならあきらかな低栄養。入院を早めて経鼻胃管で栄養療法をおこなったほうがよい。2週間ほどかけて、プロシュアなどの経腸栄養剤を投与。摂取エネルギー量も徐々に増やしていく。

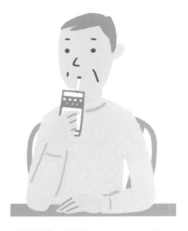

Pre-Alb≦15mg/dLの場合

経管栄養が必要とまではいえないが、何らかの栄養療法が必要なレベル。食事に加えて経腸栄養剤を毎日飲んでもらうなどして、摂取エネルギー量、蛋白質量を増やす。

術直後のケア

ドレーンの排液、バイタルサインから術後出血に気づく

術直後のケアでは、どの手術でも、「循環動態」「呼吸状態」のアセスメントが基本です。
膵上縁などのドレーンからの排液も観察し、合併症にいち早く気づけるようにします。

病棟に直接戻ることもある。全身管理を確実に！

がん研究会有明病院では ICU を経由せず、術直後の管理も病棟でおこなう。

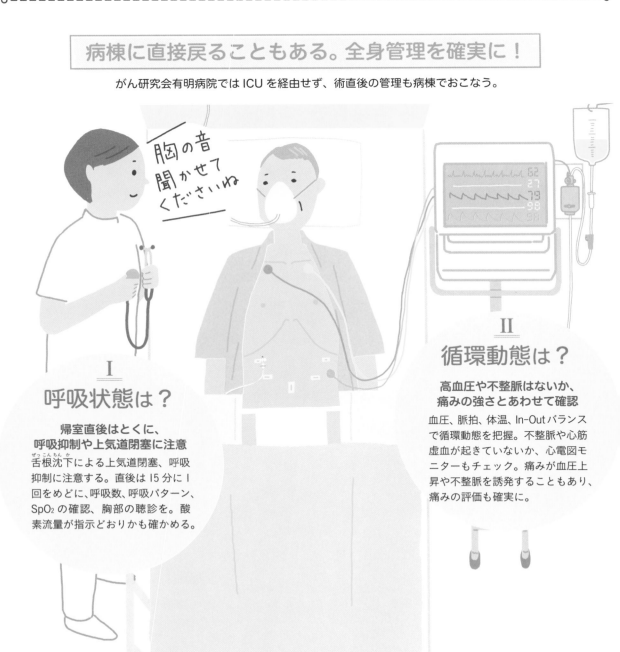

胸の音
聞かせて
くださいね

I
呼吸状態は？

**帰室直後はとくに、
呼吸抑制や上気道閉塞に注意**
舌根沈下による上気道閉塞、呼吸抑制に注意する。直後は 15 分に 1 回をめどに、呼吸数、呼吸パターン、SpO₂ の確認、胸部の聴診を。酸素流量が指示どおりかも確かめる。

II
循環動態は？

**高血圧や不整脈はないか、
痛みの強さとあわせて確認**
血圧、脈拍、体温、In-Out バランスで循環動態を把握。不整脈や心筋虚血が起きていないか、心電図モニターもチェック。痛みが血圧上昇や不整脈を誘発することもあり、痛みの評価も確実に。

▶「呼吸状態」「循環動態」を頻回にチェック

医療機関によりますが、胃がんの手術ではICUに入らず、一般病棟に直接戻ることもよくあります。抜管後の覚醒状態とともに、呼吸状態と循環動態などには細心の注意が必要です。

心電図モニターやパルスオキシメータを見ることも必要ですが、血圧や脈拍は必ず手で測定し、胸の動きや呼吸音にも異常がないか、自分の目や耳で確認しましょう。輸液量に対して適切な尿量が得られているかも、経時的に観察していきます。**これらのアセスメントは、術直後は15分に1回は必要。経過が順調なら30分に1回、1時間に1回と間隔を延ばしていきます。**

また、痛みがあると循環動態や呼吸状態に影響するうえ、早期離床の妨げにもなります。NRSで評価し、鎮痛薬の効果が十分得られているかも確認してください。

▶血性の排液、ワインレッド色の排液にも注意

どの術式でも通常、膵上縁ドレーンを入れ、合併症が起きていないかを見ます。開腹で胃全摘術をした場合は、左横隔膜下にもう1本留置されていることもあります。**いずれも排液の色、性状、量を、訪室のたびに必ず確認しましょう。**

術直後は多少の血性排液が出るものですが、量が多いとき、時間がたっても減らないときは、術後出血の疑いがあります。バイタルサインや顔色も確認し、医師に相談してください。

膵上縁ドレーンからの排液がワインレッド色のときは、膵液漏（すいえきろう）と考えられます。慣れるまでは血性排液との区別がむずかしいことがありますが、正常な血性排液をくり返し見るうちに、区別がつくようになります。**膵液漏を疑うときは排液中のアミラーゼ値を調べ、血清アミラーゼ値の3倍以上なら膵液漏と判断できます。**

ドレーンの排液、固定、圧も必ずチェック

閉鎖式持続吸引システムでドレナージをおこなう。どこを見るべきか覚えておこう。

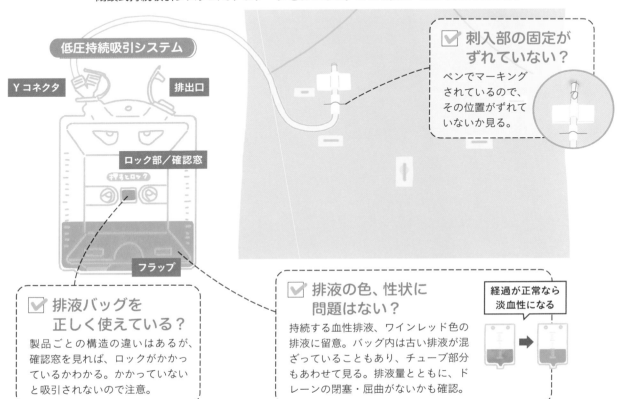

低圧持続吸引システム

Yコネクタ　排出口

ロック部／確認窓

フラップ

☑ **刺入部の固定がずれていない？**
ペンでマーキングされているので、その位置がずれていないか見る。

☑ **排液バッグを正しく使えている？**
製品ごとの構造の違いはあるが、確認窓を見れば、ロックがかかっているかわかる。かかっていないと吸引されないので注意。

☑ **排液の色、性状に問題はない？**
持続する血性排液、ワインレッド色の排液に留意。バッグ内は古い排液が混ざっていることもあり、チューブ部分もあわせて見る。排液量とともに、ドレーンの閉塞・屈曲がないかも確認。

経過が正常なら淡血性になる

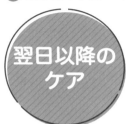

翌日以降のケア

翌日には飲水を開始。3日目から食事を再開

手術翌日になれば、酸素マスクも外れ、全身状態に問題がなければ飲水の許可が下ります。
3日目からは食事も再開。残された消化管での適切な食事のとりかたを学ぶ期間でもあります。

早期からの経口摂取で、全身の回復を促す

術後1日目

経腸栄養剤のみ

1回100mLずつ、3回に分けて飲水。ベッドから離れ、椅子に座って飲む。嚥下に問題がないかを傍らで見守って。

術後2日目

1日3回のジュース開始

水分摂取は制限なし。食事代わりに1日3回のジュースを飲む。一気に飲むと呑酸などの症状が出やすいため、少しずつ。

術後3日目

½量の半固形食開始

半固形食の食事開始。少量の五分粥と、ソフト食のおかずを1品程度で、全体で普通食の½量程度がめやす。

食事が始まっても完食にこだわらず、腹部症状などを見ながら調整して食べる。

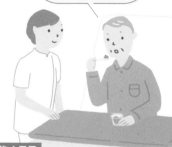

低栄養に陥りやすいため補食も食間にとってもらう

術後4日目

½量、計5回の五分粥開始

通常の½の量の五分粥と軟菜食を、1日5回摂取。10時、15時ごろに、牛乳や栄養補助食品をおやつとしてとる。

術後5日目

½量、計5回の全粥開始

この日から、全粥と通常のおかずの5回食、おやつでの補食を継続。食事日記をつけながら、自分にとっての適量をつかむ。

🔍 消化器外科ナースの視点

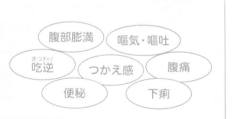

食事再開後に現れる、消化器症状に注意！

絶食期間は何事もなくても、経口摂取を始めると、食事中のつかえ感や食後の腹部膨満、嘔気などの症状が出てくる可能性がある。排ガス、排便の有無とともに、イレウスの可能性も考えてアセスメントを。

腹部膨満　嘔気・嘔吐
吃逆　つかえ感　腹痛
便秘　下痢

▶ 食事もリハビリも、術後早期に再開する

胃を切除したからといって、絶食期間を長くすると、全身の回復が遅れます。飲水は翌日から、食事は術後3日目から再開します。

ただし、食べかたの指導は欠かせません。水分をとるときも、誤嚥しないよう椅子に座ってとってもらいます。**半固形食や五分粥が始まったら、「よくかんでから飲み込む」「少量ずつ30分くらいかけて食べる」などの注意点を伝え、感覚をつかんでもらいます。**4日目からは1日5回食となりますが、無理は禁物。「上手に食べられるようになるための練習期間だから、完食しなくていいんですよ」という補足も必要です。

全身機能の低下を防ぐには、リハビリも欠かせません。**廊下歩行、呼吸機能訓練に加え、理学療法士の指導のもと、リハビリ室でエルゴメーターを使った運動**などもおこないます。

▶ 術後2、3日目以降の合併症にも注意

飲水や食事、リハビリが順調に再開できても、術後合併症のリスクはまだ残っています。

膵液漏の場合、術後1〜3日ほどは排液がワインレッド色ですが、その後は灰色がかった色になり、術後1週間以降では茶色っぽく変化していきます。古い凝血塊混入の可能性もありますが、感染で腹腔内膿瘍を起こしている可能性も。その場合、膵液が大血管を溶かし、腹腔内で大出血を起こす危険もゼロではありません。

SSIや肺炎などの感染性合併症が起きるのも、多くは術後数日たってから。バイタルサインはもちろんですが、CRP値や白血球数の異常、創の腫脹や発赤、排液の混濁などがないか確認し、感染徴候に早期に気づけるようにします。高齢、認知症、多量飲酒歴などのリスク因子がある人では、せん妄の徴候も継続的に観察します。

ドレーンの観察も継続。とくに膵液漏に注意する

経過に問題がなければ、術後3日目ごろに管をすべて抜去できる。

術後1日目

尿道カテーテル抜去
3日目には尿道カテーテルを抜去できる。抜去後も尿量の測定は続ける。

腹腔内ドレーン抜去
排液中のアミラーゼ値が正常で、発熱などの症状もなければドレーンを抜く。

2日目

硬膜外カテーテル抜去
鎮痛薬の硬膜外投与とともに静注もやめて、内服の鎮痛薬に切り替える。

3日目

4日目

排液の色、性状は？
縫合不全や膵液漏を疑うような排液の色、性状の異常に注意。量の推移も経時的に確認を続ける。

| ワインレッド色 | 膿性 |

排液中のアミラーゼ値は？
術後1日目、3日目……と、血液検査と同じタイミングで、排液を検体として提出。アミラーゼ値を測る。

膵液漏や縫合不全があれば治療的ドレナージとして継続
合併症があり、保存的治療が有効と判断されれば、治療的ドレナージとしてドレーン留置を継続。

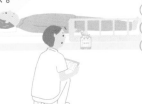

退院直前のケア

食生活の指導でダンピング症候群を防ぐ

看護師からも食べかたの指導をおこなうとともに、管理栄養士による栄養指導の予定を入れます。
一人ひとりの全身状態や、もとの食生活、食の好みをふまえた食事指導をしてもらいましょう。

▶ 退院後に向けた食事指導がもっとも重要

全粥とおかずの1日5回食が問題なくとれていれば、退院後を見据えた食事指導を。管理栄養士に依頼し、普段の食生活、嗜好もふまえて、何をどう食べればいいかを指導してもらいます。**「いままで以上によくかんで、30分ほどかけて食べる」**など、**ダンピング症候群の予防法は看護師からもしっかり伝えましょう。**

退院後は歩行や筋力訓練も続けてもらいます。

▶ 時間とともに体重が戻ることも伝える

体重減も、患者や家族にとって、不安要素のひとつでしょう。食事量が減るため、術後6か月〜1年くらいまでは、術前より10%程度体重が落ちるものです。**ただ、食事量がだんだん増えるとともに、体重も徐々に戻ります。**体重が戻るには多少時間がかかること、無理に食べすぎないこと、必要なら栄養補助食品を使うことなどをアドバイスしておきます。

症状が出にくい食べかた、発症時の対処法を覚えてもらう

食後に起こるダンピング症候群を防ぐコツを指導しておく。

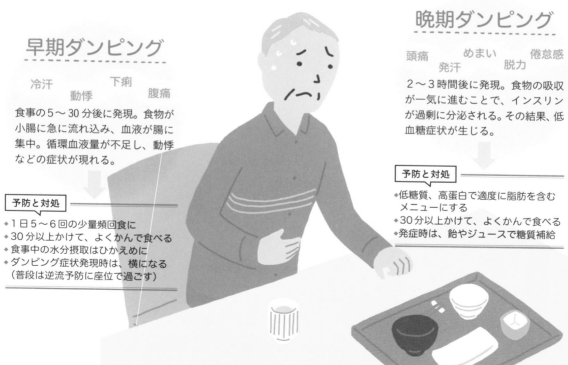

早期ダンピング

冷汗　　下痢
　動悸　　腹痛

食事の5〜30分後に発現。食物が小腸に急に流れ込み、血液が腸に集中。循環血液量が不足し、動悸などの症状が現れる。

予防と対処
- 1日5〜6回の少量頻回食に
- 30分以上かけて、よくかんで食べる
- 食事中の水分摂取はひかえめに
- ダンピング症状発現時は、横になる（普段は逆流予防に座位で過ごす）

晩期ダンピング

頭痛　　めまい　　倦怠感
　　発汗　　脱力

2〜3時間後に発現。食物の吸収が一気に進むことで、インスリンが過剰に分泌される。その結果、低血糖症状が生じる。

予防と対処
- 低糖質、高蛋白で適度に脂肪を含むメニューにする
- 30分以上かけて、よくかんで食べる
- 発症時は、飴やジュースで糖質補給

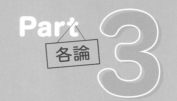

下部消化管手術の周術期ケア

外来でのオリエンテーション、リスク評価から、入院後の準備とケアまで。

消化器外科での周術期ケアを、4つのステップで見ていきましょう。

術直後と翌日以降は、合併症の予防とケアがとりわけ重要です。

状態の安定後は、退院後を見据えた食事、生活などの指導を早めに始めます。

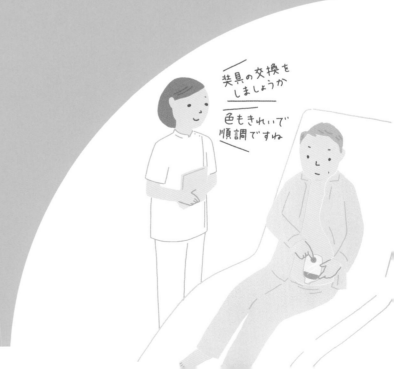

装具の交換を
しましょうか

色もきれいで
順調ですね

＊本章で紹介している術式は、がん研究会有明
病院での方法、または一般に広くおこなわれて
いる方法です。ただし、医療機関や術者による
違いも多くあります。本書を参考にしながら、
勤務先の医療機関でおこなわれている術式に即
して、ケアを進めるようにしてください。

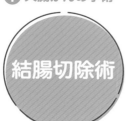

結腸切除術

がんの左右10㎝を切除し、リンパ節も郭清

大腸のうち、結腸にできた腫瘍を切除する手術です。腫瘍の部位により、「回盲部切除」「右半結腸切除」「横行結腸切除」「左半結腸切除」「S状結腸切除」の、5つの術式に分けられます。

がん病巣の部位により、5つの術式に分けられる

切除部位により、「右半結腸切除」「横行結腸切除」など、5つの術式に分けられる。

結腸の解剖

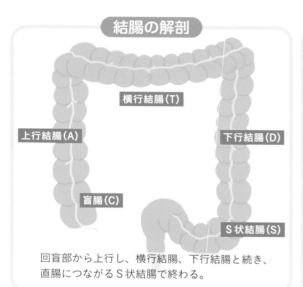

回盲部から上行し、横行結腸、下行結腸と続き、直腸につながるS状結腸で終わる。

切除範囲

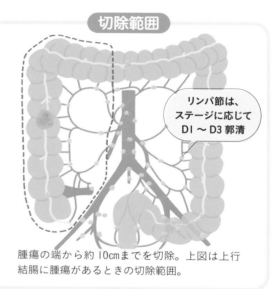

リンパ節は、ステージに応じてD1〜D3郭清

腫瘍の端から約10㎝までを切除。上図は上行結腸に腫瘍があるときの切除範囲。

手術体位

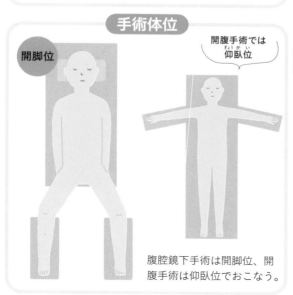

開脚位

開腹手術では仰臥位

腹腔鏡下手術は開脚位、開腹手術は仰臥位でおこなう。

創&ドレーン、チューブ

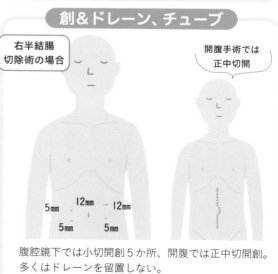

右半結腸切除術の場合

開腹手術では正中切開

腹腔鏡下では小切開創5か所、開腹では正中切開創。多くはドレーンを留置しない。

▶ステージ Ib 以上なら、手術での切除が基本

　大腸がんは結腸がんと直腸がんに大別され、もっとも頻度が高いのが直腸がん（→P112〜）。ついでＳ状結腸がんが多く認められます。がんが粘膜下層までにとどまり、リンパ節転移もない場合は内視鏡的に治療できますが、それ以外のステージ１〜Ⅲは手術での切除が基本です。

　結腸がんの手術では病巣の端から左右10㎝分までを切離します。腫瘍の部位により、術式は下図の５つに分けられます。リンパ節郭清の範囲は進行度によりますが、リンパ節転移の疑いがあれば、D3 郭清で主リンパ節まで郭清します。

▶腹腔鏡下でおこなう施設が増えている

　最近は、腹腔鏡下手術で結腸がん手術をする施設が増えています。開腹手術より低侵襲で、痛みが抑えられるのが最大の利点。体力も腸管の蠕動運動もより早期の回復が期待できます。

　導入当初の適用は早期がんでしたが、現在では術者の技量に応じて、ステージⅢの進行がんまで広く実施されています。

　実施時は、腹部に５か所ほど小切開創を加え、ポートを留置後、炭酸ガスで気腹してから操作します。切除した結腸も小切開創から摘出。残された結腸の端と端を、体外操作で吻合します。

術式

1 腹部にポートを留置

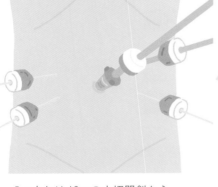

5㎜または12㎜の小切開創から、腹腔鏡や鉗子などの器具を挿入。炭酸ガスを注入して気腹する。

体外操作で切除し、端々吻合

臍部ポートを拡張して結腸を出し、端々吻合。腹腔内でおこなう場合もある。

右半結腸切除の場合は、回腸と結腸を吻合

2 リンパ節郭清後、結腸を切除

腸間膜や血管の処理後に、リンパ節を郭清。病巣の端からそれぞれ 10㎝をめやすに切離する。

横行結腸切除(T)

左半結腸切除(LHC)

右半結腸切除(RHC)

回盲部切除(ICR)

S状結腸切除(S)

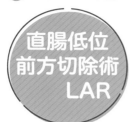
直腸低位前方切除術 LAR

肛門を残して、直腸～S状結腸の一部を切除

直腸がん手術は、切除範囲や肛門温存の有無で、いくつかの術式に分かれます。近年は、"がんの完治とともに、残せる機能は残す"という考えから、直腸低位前方切除術が主流になっています。

肛門から少し離れた腫瘍なら、肛門を残せる

肛門を残せる位置の腫瘍なら、直腸がんでも、肛門を温存する手術が主流。

直腸の解剖＆病変部位

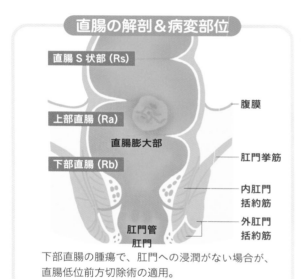

- 直腸S状部（Rs）
- 上部直腸（Ra）
- 直腸膨大部
- 下部直腸（Rb）
- 肛門管
- 肛門
- 腹膜
- 肛門挙筋
- 内肛門括約筋
- 外肛門括約筋

下部直腸の腫瘍で、肛門への浸潤がない場合が、直腸低位前方切除術の適用。

切除範囲

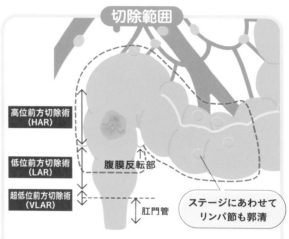

- 高位前方切除術（HAR）
- 低位前方切除術（LAR）
- 超低位前方切除術（VLAR）
- 腹膜反転部
- 肛門管
- ステージにあわせてリンパ節も郭清

腹膜反転部の下側までを切除。切除位置により「高位前方切除」「超低位前方切除」もある。

手術体位

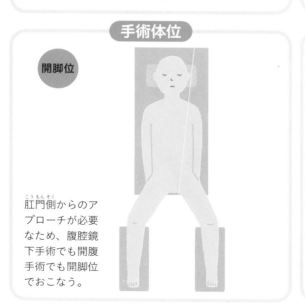

開脚位

肛門側からのアプローチが必要なため、腹腔鏡下手術でも開腹手術でも開脚位でおこなう。

創＆ドレーン、チューブ

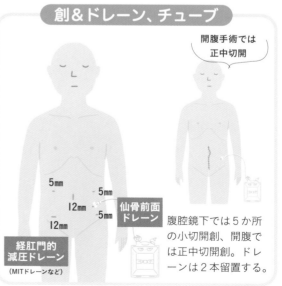

開腹手術では正中切開

- 5mm
- 5mm
- 12mm
- 5mm
- 12mm
- 仙骨前面ドレーン
- 経肛門的減圧ドレーン（MITドレーンなど）

腹腔鏡下では5か所の小切開創、開腹では正中切開創。ドレーンは2本留置する。

▶ 排便機能も自律神経も温存できる

　直腸がんの手術はかつて、直腸と肛門を一括切除する「直腸切断術（マイルズ手術）」（→P116）が一般的でした。**しかし現在は、肛門を温存する「直腸低位前方切除術」が主流。適用は下部直腸の腫瘍で、肛門に浸潤がない場合です。**

　手術の流れとしては、腹膜反転部の下側で直腸を切離したのち、Ｓ状結腸の下側も切離。それぞれの断端を吻合します。このうち吻合線が肛門管にかかるくらいのものを、通称「超低位前方切除術」、腹膜反転部より上で切離するものを「高位前方切除術」といいます。

▶ 経肛門的ドレーンで、術後合併症を防ぐ

　直腸低位前方切除術のメリットは、排便機能の維持だけではありません。骨盤内の自律神経も温存できるため、膀胱や尿道括約筋の働き、勃起・射精という男性性機能も保たれます。

　ただし吻合部が低位であるほど、縫合不全のリスクが高まるという問題も。直腸にガスや便がたまるたびに腸管内の圧が上昇するためです。**予防と早期発見には、直腸内の圧を下げる経肛門的ドレーンが有効で、最近は座位の妨げにならない、経肛門専用の減圧ドレーン（MITドレーンなど）が使用されるようになっています。**

術式

1 腹部にポートを留置

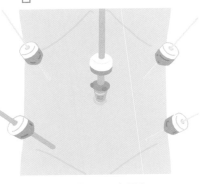

５か所にポートを留置して、器具を入れてから気腹する。

2 肛門側を切離

周囲のリンパ節を郭清。進行がんでは骨盤に向かうリンパ節も郭清（側方郭清）。つづいて腫瘍から２～３cm肛門側を切離し、断端を縫合。

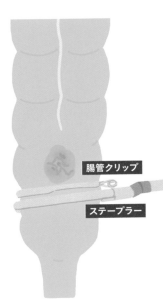

腸管クリップ

ステープラー

3 口側を切離＆肛門側と吻合

Point

口側の切離時は、臍部から体外に出して操作

↓

その後、肛門から器具を入れて体内で吻合

口側

がん細胞の播種予防のため直腸内を洗浄後、腫瘍から10cmほど離れた口側を切離。肛門から吻合器を挿入し、Ｓ状結腸と吻合する。

↓
↑

肛門側

ロボット支援手術も普及してきている

　人間の遠隔操作にもとづき、ロボットアームが鏡視下に術野の操作をおこなうのが、ロボット支援手術（ダヴィンチ手術）。精密な操作や深い場所での手技を正確に遂行できるのが利点です。操作の複雑な直腸がん手術はもちろん、食道、胃、結腸、肝・胆・膵のがんでも保険適用されており、今後はより普及が進むと予想されます。

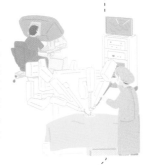

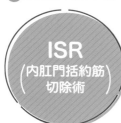

内肛門括約筋の一部を切除し、外肛門括約筋を残す

ISR（内肛門括約筋切除術）

直腸低位前方切除術ではがんをとりきれない可能性がある、肛門に近い直腸がんに対して選択されることがある術式です。肛門に近い括約筋とともに、肛門ぎりぎりまで直腸を切除します。

肛門に近い直腸がんでも、肛門を残して切除できる

肛門を締める括約筋のうち、外肛門括約筋は残し、内肛門括約筋の一部を切除。

直腸の解剖＆病変部位

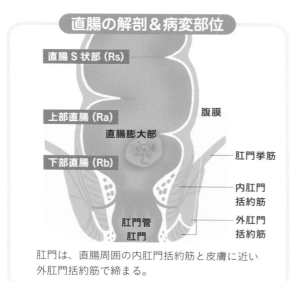

- 直腸S状部（Rs）
- 上部直腸（Ra）
- 直腸膨大部
- 下部直腸（Rb）
- 肛門管
- 肛門
- 腹膜
- 肛門挙筋
- 内肛門括約筋
- 外肛門括約筋

肛門は、直腸周囲の内肛門括約筋と皮膚に近い外肛門括約筋で締まる。

切除範囲

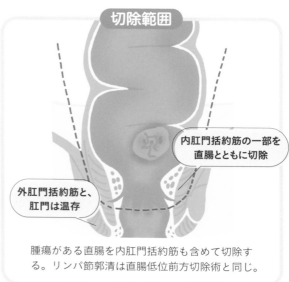

内肛門括約筋の一部を直腸とともに切除

外肛門括約筋と、肛門は温存

腫瘍がある直腸を内肛門括約筋も含めて切除する。リンパ節郭清は直腸低位前方切除術と同じ。

手術体位

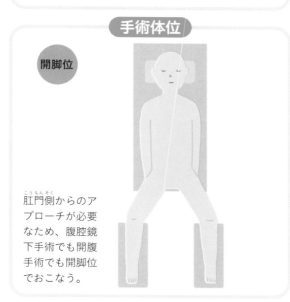

開脚位

肛門側（こうもんそく）からのアプローチが必要なため、腹腔鏡下手術でも開腹手術でも開脚位でおこなう。

創＆ドレーン、チューブ

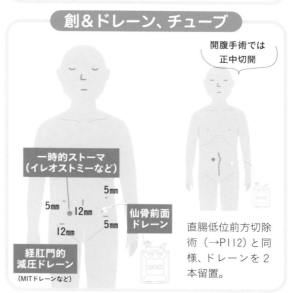

開腹手術では正中切開

一時的ストーマ（イレオストミーなど）

5mm　12mm

12mm　5mm

仙骨前面ドレーン

経肛門的減圧ドレーン（MITドレーンなど）

直腸低位前方切除術（→P112）と同様、ドレーンを2本留置。

▶ 肛門に近いがんで、肛門を残したいときに

　肛門に近い直腸がんの治療は、直腸〜肛門まで切除する「直腸切断術」が基本です（→ P116）。しかし永久ストーマ造設が必要で、排尿障害などの機能障害もあり、QOL（生活の質）が低下します。**そこで、「肛門や自律神経を温存しつつ、完治をめざしたい」というときは、ISR（内肛門括約筋切除術）が有力な選択肢です。**

　ISRでは直腸と、肛門管、内肛門括約筋の一部を切除。一時的ストーマで吻合部がつながるのを待ちます。ストーマ閉鎖後は外肛門括約筋と、内肛門括約筋の一部で肛門の動きを制御します。

▶ 排便が頻回になることも、理解してもらう

　一時的ストーマを閉鎖するまでは、 3か月〜半年くらいかかります。

　その後は肛門から排便しますが、温存とはいえ、術前とまったく同じとはいきません。括約筋の一部がなくなり、肛門を締める力が低下するため、便失禁が起きる可能性があります。**個人差はありますが排便も頻回になり、1日10回以上になる人もいます。仕事や旅行、趣味などに影響を与えることもあります。**その点をよく理解してもらい、生活様式に合った術式を選択することが大切です。

術式

1 腹部にポートを留置

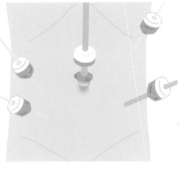

5か所の小切開創から手術器具を挿入後に、炭酸ガスで気腹する。

2 直腸切除＆リンパ節郭清

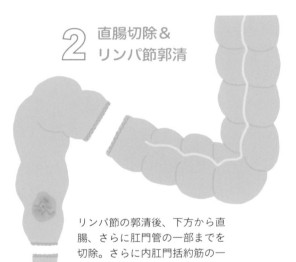

リンパ節の郭清後、下方から直腸、さらに肛門管の一部までを切除。さらに内肛門括約筋の一部も切除する。

3 肛門側から、結腸と肛門を吻合

Point
内肛門括約筋の一部は残す

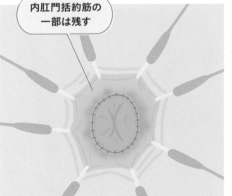

肛門から腸管を引き出して縫合する。その後肛門側から、外肛門括約筋を傷つけないよう、内肛門括約筋を切除。

一時的ストーマ造設

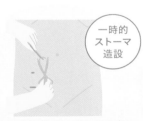

回腸の一部を体表に出して皮膚に固定し、一時的イレオストミーを造設する（→ P120）。3か月〜半年後にストーマ閉鎖術で閉鎖する。

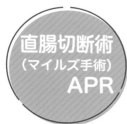

直腸切断術（マイルズ手術）APR

肛門に近いがんが対象。直腸〜肛門をすべて切除

肛門に近い直腸がんでは、ISR も選択肢ですが、実施施設はかぎられています。そのため現在も、肛門まで切除する「直腸切断術」は、広くおこなわれている主要な術式といえます。

直腸〜肛門管まで切除して、肛門は閉鎖する

直腸〜肛門管までを一括切除し、永久ストーマを造設する。古くから確立された術式。

直腸の解剖＆病変部位

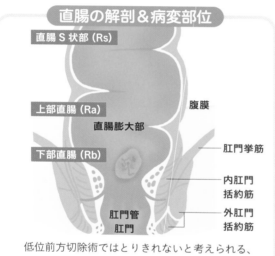

低位前方切除術ではとりきれないと考えられる、肛門に近い直腸がんが適用。

切除範囲

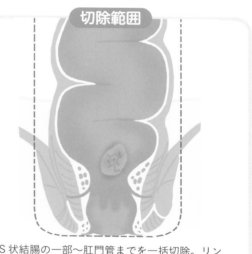

S 状結腸の一部〜肛門管までを一括切除。リンパ節郭清も低位前方切除術と同様におこなう。

手術体位

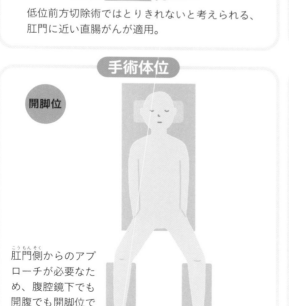

開脚位

肛門側からのアプローチが必要なため、腹腔鏡下でも開腹でも開脚位でおこなう。

創＆ドレーン、チューブ

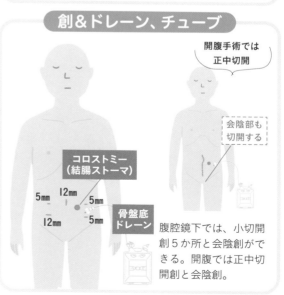

開腹手術では正中切開

コロストミー（結腸ストーマ）

会陰部も切開する

骨盤底ドレーン

5mm　12mm　5mm
12mm　5mm

腹腔鏡下では、小切開創5か所と会陰創ができる。開腹では正中切開創と会陰創。

▶肛門を残すと、完治が見込めないときに

　がんが括約筋まで浸潤している場合、基本的に肛門を含めて直腸を切除する「直腸切断術」が検討されます。**切除後は永久的にストーマからの排便となりますが、肛門ぎりぎりのがんでも完治を見込めます。**ISR（→P114）の場合は実施施設がかぎられ、術者にも高い技量が求められますが、直腸切断術は術者や施設間の技量の差も少なく、確実性の高い術式といえます。

　直腸切断術では、がんの上側10cmから肛門管まで切除した後、結腸の断端を腹部に出して、単孔式のストーマを造設します。

▶肛門管を残す「ハルトマン手術」もある

　直腸切断術では、肛門管を切除した後、会陰（えいん）を縫合して閉じます。**これに対し、肛門管を切除せず、直腸側切断面は閉じ、結腸の断端を腹部に出してストーマを造設する「ハルトマン手術」という術式もあります。**選択されるのは、縫合不全を起こしやすい、全身状態が悪いなどの理由で、再建がむずかしい場合。直腸切断術まで必要としないが、術後に肛門からの排便管理がむずかしい症例でおこなうこともあります。

　肛門が残っているため、後日、ストーマを閉鎖し、肛門からの排便に戻せることもあります。

術式

1 腹部にポートを留置

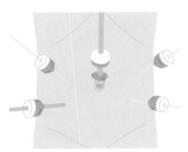

腹部の小切開創をポートとして器具を挿入後、炭酸ガスで気腹する。

2 S状結腸切離＆ストーマ造設

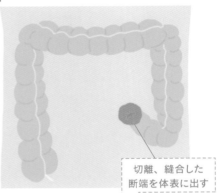

切離、縫合した断端を体表に出す

位置の決めかたは→P127

S状結腸間膜の処理とリンパ節郭清後、S状結腸の肛門側を切離。結腸断端を体表に出して皮膚と縫合し、ストーマとする。

3 会陰（えいん）を切開

会陰から肛門周囲を切開。ここから操作する。

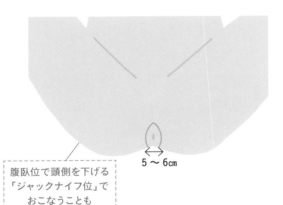

5～6cm

腹臥位で頭側を下げる「ジャックナイフ位」でおこなうことも

4 直腸～肛門管を切除

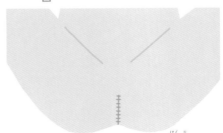

尿道を傷つけないよう周囲組織から剥離（はくり）した、S状結腸下部～肛門管を摘出し、会陰を正中に縫合する。

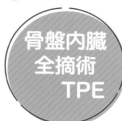

膀胱や精嚢、子宮など、周囲臓器まで切除する

骨盤内臓全摘術 TPE

直腸がんが進行し、膀胱など周囲組織まで浸潤しているときには、周囲組織までを含めて切除する「骨盤内臓全摘術」が選択されることもあります。侵襲が非常に大きく、入院期間も長くなります。

直腸周囲に浸潤した腫瘍を、周囲臓器ごととり除く

直腸前方にある膀胱〜尿道、男性では精嚢・前立腺、女性では卵巣・子宮までを切除。

直腸の解剖＆病変部位

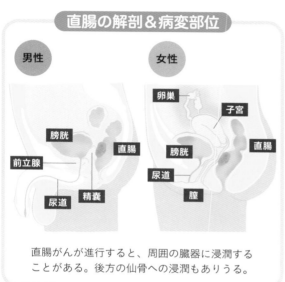

男性

女性

卵巣　子宮　膀胱　直腸　前立腺　尿道　精囊　膣

直腸がんが進行すると、周囲の臓器に浸潤することがある。後方の仙骨への浸潤もありうる。

切除範囲

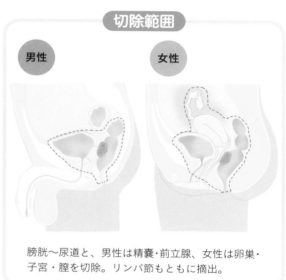

男性

女性

膀胱〜尿道と、男性は精嚢・前立腺、女性は卵巣・子宮・膣を切除。リンパ節もともに摘出。

手術体位

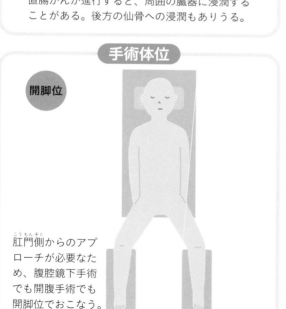

開脚位

肛門側からのアプローチが必要なため、腹腔鏡下手術でも開腹手術でも開脚位でおこなう。

創＆ドレーン、チューブ

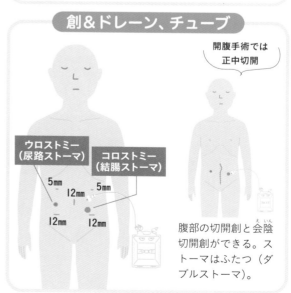

開腹手術では正中切開

ウロストミー（尿路ストーマ）　コロストミー（結腸ストーマ）

5mm　12mm　5mm
12mm　12mm

腹部の切開創と会陰切開創ができる。ストーマはふたつ（ダブルストーマ）。

▶ 直腸切除だけでは、腫瘍をとりきれないときに

　直腸は骨盤の奥深くにあり、前方には泌尿器系や生殖器系の重要な器官が存在します。**進行した直腸がんでは、これら周辺臓器に浸潤しており、骨盤内の臓器をすべて切除すれば、腫瘍をとりきれる場合に「骨盤内臓全摘術」が選択されることがあります。**直腸・肛門に加え、男性では膀胱と前立腺、女性では膀胱、子宮、膣を摘出します。リンパ節も周辺臓器ごと切除され、直腸の真後ろにある仙骨にも腫瘍が浸潤している場合は、これも切除対象です。大侵襲手術ではありますが、腹腔鏡下での手術も可能です。

▶ 術後は、ダブルストーマの管理が必要

　骨盤内臓全摘術では、膀胱〜尿道も切除するため、排尿用の**「ウロストミー（尿路ストーマ）」**を造設します。まず尿の導管用に、回腸末端近くから 15 〜 20cm ほどを切離。回腸導管の左断端を閉じ、導管に左右の尿管をつなぎ、右下腹部にウロストミーを作成します。回腸導管と尿管の吻合部の安静を保ち、閉塞を防ぐため、一時的に左右の尿管に尿管ステントを挿入し、先端をウロストミーから出します。**反対側には「コロストミー（結腸ストーマ）」も造設するため、術後はダブルストーマの管理が必要です。**

術式

1 腹部にポートを留置

腹部の小切開創をポートとして、器具を挿入後、炭酸ガスで気腹する。

2 直腸と周囲臓器を剥離＆リンパ節郭清

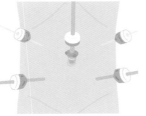

直腸および左右の尿管を剥離し、尿管は末端で切離。膀胱は恥骨と脂肪のあいだで剥離。さらにリンパ節を側方郭清する。

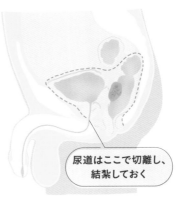

尿道はここで切離し、結紮しておく

3 直腸と周囲臓器を切除

会陰部を正中切開し、尿道は結紮切離。直腸と膀胱、男性では精嚢・前立腺、女性では卵巣・子宮・膣を会陰部から摘出する。

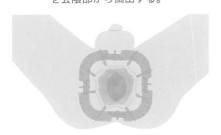

4 会陰創閉鎖＆ダブルストーマ造設

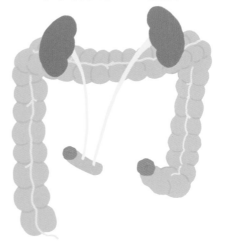

腹腔内を洗浄し、会陰部を縫合。左下腹部にコロストミー、右下腹部にウロストミーを造設する。

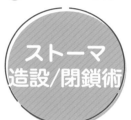

排泄口を腹壁に造設。一時的ストーマは後日閉鎖

ストーマ造設/閉鎖術

ストーマ造設術は、直腸切断術などとセットでおこなう場合もあれば、単独でおこなうことも。
一時的ストーマの場合は、3か月〜半年後に再度入院し、「ストーマ閉鎖術」をおこないます。

大腸がん手術の種類によって、適したストーマを選択

ここでは排便のためのストーマにかぎって紹介。骨盤内臓全摘術でのウロストミー造設はP119参照。

小腸〜大腸の解剖

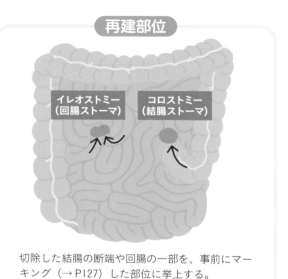

直腸がんの術後などに、結腸または回腸を使って
ストーマを造設する。

再建部位

切除した結腸の断端や回腸の一部を、事前にマー
キング（→P127）した部位に挙上する。

手術体位

開脚位

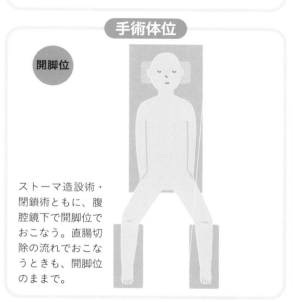

ストーマ造設術・
閉鎖術ともに、腹
腔鏡下で開脚位で
おこなう。直腸切
除の流れでおこな
うときも、開脚位
のままで。

創＆ストーマの位置

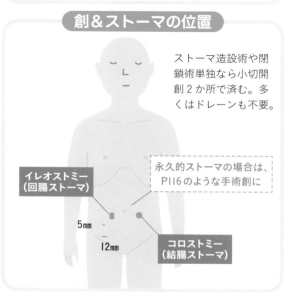

ストーマ造設術や閉
鎖術単独なら小切開
創2か所で済む。多
くはドレーンも不要。

永久的ストーマの場合は、
P116のような手術創に

イレオストミー
（回腸ストーマ）

コロストミー
（結腸ストーマ）

5mm

12mm

▶永久的ストーマと、一時的ストーマがある

ストーマは術式によって、「永久的ストーマ」「一時的ストーマ」のいずれかが選択されます。 また使用する腸管により、「コロストミー（結腸ストーマ）」と「イレオストミー（回腸ストーマ）」に分けられます。永久ストーマは、直腸切断術（→P116）などで造設され、その多くはコロストミーです。一方の一時的ストーマは、直腸低位前方切除術（→P112）やISR（→P114）で造設されるほか、腸閉塞などの手術時に、腸管の減圧目的でつくることも。多くはイレオストミーで、排泄口からは水分を多く含む便が出ます。

▶一時的ストーマは、3か月から半年で閉鎖

コロストミーのストーマ造設術では、結腸断端を体表に引き上げて、皮膚と縫合してストーマを造設します。イレオストミーの場合、回腸をループ状に挙上して双孔式ストーマにします。

一時的ストーマを閉鎖する「ストーマ閉鎖術」は、造設術の3か月〜半年後に実施。ストーマとして体外に出ている腸どうしを吻合します。

一時的ストーマ造設が困難な例、縫合不全の危険が高い例では「プルスルー法」という選択肢も。ISRの術後に肛門から結腸を露出させておき、1週間後をめどに結腸肛門吻合をおこないます。

術式

ストーマ造設術

1 マーキング部位を切開

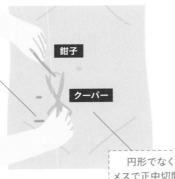

腹腔鏡用の切開を加え、腹腔内で腸管を把持しておく

鉗子

クーパー

ペンでマーキングされた部位をクーパーで切開。メスで直線に切開してから円形にすることもある。

円形でなくメスで正中切開をすることも

2 腸管を挙上＆腸管皮膚吻合

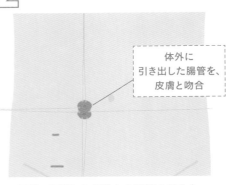

体外に引き出した腸管を、皮膚と吻合

円形に切開した部位から腸管を引き上げて、皮膚と吻合し、ストーマとする。

ストーマ閉鎖術

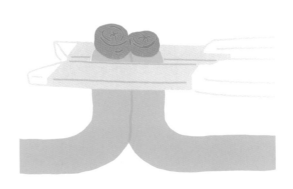

コロストミーの場合。ストーマを腸管ごと挙上し、ストーマの下側を自動吻合器で閉鎖。腹腔内に戻す。

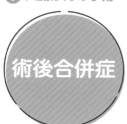

術後合併症

縫合不全、吻合部出血、排尿障害などに注意

大腸がんの術後合併症は、食道がんのような大侵襲手術に比べれば限定的です。ただし骨盤内臓全摘術は切除範囲が非常に広く、手技も複雑。術後の出血や感染徴候に注意が必要です。

大腸がん手術の合併症は、翌日以降の発症も多い

縫合不全など術式を問わずに起きやすいものと、術式特有の合併症がある。

縫合不全

急な発熱、悪寒、腹痛と、排液の変化がサイン

腸の内容物が腹腔内にもれ出る。腹膜炎や敗血症に至らないよう、発熱、悪寒、腹痛や排液の混濁を見逃さないようにする。術後3日目ごろから認められやすく、ドレーンを抜去した日の発熱にも注意が必要。早期ならドレナージでの保存的治療も可能だが、再手術となることも多い。

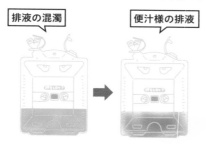

排液の混濁 → 便汁様の排液

骨盤内膿瘍

頻度は低いが、骨盤内臓全摘術後に起こりえる

縫合不全などが原因で骨盤内が汚染され、細菌感染を起こして膿がたまる。術後5日目以降に多い。発熱などの症状がないか、血液検査でのCRP・白血球数上昇などの所見とあわせて見ておく。

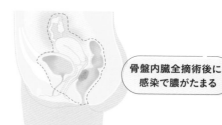

骨盤内臓全摘術後に、感染で膿がたまる

吻合部出血

下血のほか、血液検査でのHb低下などがサイン

頻度は低いが、腸管の吻合部から出血することがある。下血がないか、血液検査で貧血の徴候がないかをチェック。疑わしい場合は内視鏡的検査で調べ、内視鏡的止血法、IVR（画像下治療）、手術のいずれかで止血する。

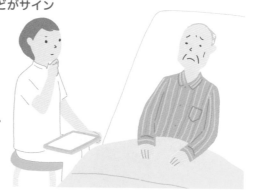

▶ ドレーン排液の観察で気づける合併症が多い

　どの術式でも注意したい合併症に、縫合不全があります。腸管から腹腔内に内容物がもれて、腹膜炎や敗血症を起こす危険があります。ドレーン排液が混濁しているとき、ドレーン抜去後に急な発熱、悪寒、腹痛などを認めるときは要注意です。腹腔ドレーンからの排液が便状様に変化していれば、間違いなく縫合不全です。

　創感染のリスクもあり、創部の観察も欠かせません。**直腸切断術、骨盤内臓全摘術の術後は会陰創も必ず観察**。発赤、腫脹、膿がないか見て、体動時に強い痛みがないかも確かめます。

▶ 侵襲の大きな骨盤内臓全摘術では、合併症も増加

　直腸がん手術では、下腹神経や骨盤内臓神経が傷つき、排尿障害や性機能障害が合併することがあり、必要に応じて膀胱訓練をします。尿道カテーテル抜去後は、排尿回数、1回排尿量などを確認します。

　ストーマ造設例では、ストーマの血流障害など、ストーマ関連合併症が認められることも。術直後は、排出口の浮腫が悪化し、便が出なくなる「出口症候群」に注意が必要。骨盤内臓全摘術では、尿路感染や尿管ステント閉塞による水腎症、回腸導管壊死などのリスクもあります。

ストーマ関連合併症

入院中の観察とケアでは、血流障害、皮膚トラブルに注意

ストーマの色調、周囲の皮膚の状態などをよく観察。暗赤色なら血流障害で、悪化により腸管の壊死、脱落に至る危険もある。ストーマ周囲の発赤、腫脹にも注意。晩期合併症で多いのは、「ストーマ脱出」「傍ストーマヘルニア」。本人に症状を伝え、早期発見と受診を促す。

早期の合併症

血流障害　出口症候群

皮膚トラブル

晩期の合併症

傍ストーマヘルニア　ストーマ脱出

排尿障害

骨盤内の自律神経が障害されて生じる

直腸低位前方切除術や直腸切断術などの際に、下図の自律神経が損傷を受けると、排尿困難や尿失禁などの排尿障害を起こす。尿道カテーテル抜去後は、これらの症状の有無がないかを本人に確かめる。

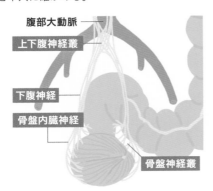

腹部大動脈
上下腹神経叢
下腹神経
骨盤内臓神経
骨盤神経叢

🔍 消化器外科ナースの視点

術直後はイレウス、晩期は腸閉塞にも注意！

　大腸の手術では、イレウスや腸閉塞を起こす可能性が、ほかの消化器手術より多少高くなる。術直後は麻痺性イレウスが多く、腸閉塞はより晩期に発症しやすい。退院後も徴候がないかに注意しよう。

数日で改善しなければイレウス管を留置

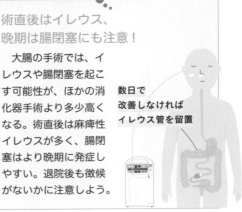

腹腔鏡下で7～10日間、開腹で10～14日間が入院のめやす

クリニカルパス

大腸がんの手術は術式が多く、侵襲の大きさやストーマ造設の有無で、クリニカルパスが異なります。もっとも入院期間が短いのが腹腔鏡下結腸切除術で、7～10日ほどで退院できます。

腹腔鏡下結腸切除術では、7日目以降に退院可能

がん研究会有明病院 クリニカルパス

以下は腹腔鏡下結腸切除術の例。開腹では10～14日間の入院がめやす。

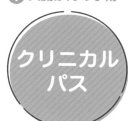

病日	入院 月 日	手術前々日 月 日	手術前日 月 日	手術当日 月 日	術後1日目 月 日
検査・処置	•手術に必要な検査をします ※血液、心電図、レントゲン、呼吸機能など ストーマ造設例では、前日までにマーキングをします（→P127）		•8時と11時に下剤を飲みます ※便が出たら、看護師に見せてください •必要時、おなかの毛を剃ります •おへその汚れをとります	〈手術前〉 •手術衣に着替えます（紙パンツを着用します） 〈手術中〉 •鼻から胃まで管を入れます 〈手術後〉 •レントゲンを撮ります •必要時ガーゼ交換をします •血栓予防のマッサージ器を足に装着します	•血液、レントゲンの検査があります （ベッド上でおこないます）
検温	•1日2回、および必要時検温をします			〈手術前〉 •手術の方は午前6時に検温をします 〈手術後〉 •血圧計、必要時心電図計をつけます •何回か検温をします	•1日4回、および必要時検温をします
点滴・薬		•医師が必要と判断した場合、点滴をおこないます		•手術後持続的に点滴をおこないます •痛みがあるとき、眠れないときはお知らせください。状況に応じて薬を使います	•点滴をおこないます ※痛みがあるとき、眠れないときはお知らせください。状況に応じて薬を使います
酸素				•手術後から酸素吸入をします	•朝から中止です（状況に応じて続くことがあります）
肺合併症予防	•呼吸機能訓練器コーチ2®は毎日、起きている時間帯は1時間に5～6回おこないましょう •手洗いを心がけましょう •深呼吸を心がけましょう			•深呼吸を心がけましょう •痰を出しましょう	•朝から開始します。1日3回はおこなってください •うがいをしましょう •夕方に静脈血栓症予防の皮下注射をおこないます
食事	•主治医の指示により食事が出ます	•主治医の指示により食事が出ます •食事が出る場合は、五分粥食に変更となります ※牛乳、コーヒー、繊維入りのジュースは飲まないでください	•食事はとれません •夜9時まで、水、お茶、スポーツ飲料は飲めます ※牛乳、コーヒー、繊維入りのジュースは飲まないでください •夜8時以降は病院で提示されたものを飲んでいただく必要があります	•水分も食事もとれません	•朝からジュースが始まります ※牛乳、コーヒー、繊維入りのジュースは飲まないでください
安静度	•制限はありません			•手術後はベッド上安静です •手足を動かしたり横向きになることはできます。動きたいときは看護師を呼んでください	•座ることから始めて、起立練習、可能なら歩行練習をします ※看護師が付き添います
清潔	•シャワー浴ができます		•除毛後、シャワー浴をしていただきます •手足の爪を切りましょう •マニキュアやエクステンション、化粧は落としてください	•手術室入室1時間前に歯磨きをしましょう。洗面もおこないます •化粧はしないでください •男性はひげ剃りをしてください •熱が出たとき、汗をかいた後は身体を拭きます。お知らせください	•身体を拭きます。熱が出たとき、汗をかいた後も身体を拭きます。お知らせください ※状況に応じて洗髪もできます •歯磨きをしましょう
排便	•便の回数を確認します				•排ガスの有無、排便の回数を確認します
排尿				•手術中に尿を出すための管が入ります	•尿を出すための管が入っています
説明・指導	•呼吸練習のビデオを見て、手術まで練習をしていただきます •転倒、転落防止のビデオを見ます •禁煙をしてください 呼吸リハビリをして、手術に備えます！		•麻酔科医の診察、説明があります •病棟の看護師より手術室へ入るまでの説明があります •手術室入室時に使用する紙パンツを購入してください •ICU病棟転棟の説明 ※ICU病棟へ移られる方は、事前に荷物の整理をしていただきます	•手術前にかつら、アクセサリー、入れ歯、コンタクトレンズ、腕時計を外しましょう •長い髪は横で結び、ピンは外します •手術室内にて眼鏡、紙パンツを外します 手術予定時間（　　　　） ※ご家族の方は予定時間の約1時間前に来院してください。手術中は院内で待機していただきます	

▶ 回復が早く、術後2日目から食事をとれる

大腸がん手術の入院期間は、腹腔鏡下結腸切除術で7～10日、直腸低位前方切除術やISRで10日前後がめやす。 いずれもクリニカルパスの内容、流れは大きくは変わりません。

これらは全身状態の回復が比較的早く、経口摂取も早期に再開できます。術後翌日からジュースの飲用、2日目から五分粥で食事再開です。ただし便の調子が変わり、軟便、水様便になることもあるため、便の性状や回数とともに、水分摂取量も確認しましょう。

▶ ストーマ造設例では、入院期間が長くなる

ストーマを造設する術式では、入院期間が少し延びます。直腸切断術の場合は2週間前後。骨盤内臓全摘術では侵襲が大きく、合併症のリスクが高いこともあり、3週間～1か月ほど必要です。

術前外来からストーマオリエンテーションをおこないますが、術後は実際にできたストーマを見たりふれたりすることに慣れ、正しく扱えるようになるための時間が必要です。 リハビリ期間として、10日間前後は見ておきます。

術後2日目 月 日	術後3日目 月 日	術後4日目 月 日	術後5日目 月 日	術後6日目 月 日	術後7日目 月 日	術後8日目 月 日	術後9～14日目 月 日
		●血液、レントゲンの検査があります		●検査がある場合は、前日の夜にご説明いたします ※手術後6日目以降、状況に応じて退院となります。、退院後の内服薬と次回の予約外来票が渡されます			
		●1日2回、および必要時検査をします					
	●点滴は終了です（状況に応じて変わります）※痛みがあるとき、眠れないときはお知らせください。状況に応じて内服薬を使います						
●尿の管が抜けます（手術後の状況によって変わります）							
●朝昼夕、その他必要時おこないます ●2日目と3日目は朝夕、4日目は朝に静脈血栓症予防の皮下注射があります				●必要時おこないます			
●朝はジュースが出ます ●昼から五分粥 1/2 量食が始まります（おやつつき）※おやつは朝食、昼食についてきます。10時、15時ごろに召し上がってください ※食事開始は状態によって変更となります	●昼から五分粥全量食が始まります（おやつつき）	●朝から全粥食が始まります（おやつつき）		●全粥食です（おやつつき）			
●歩行練習をします ※看護師が付き添います	●制限はありません ※状況により、看護師が付き添います ※血栓予防、肺・腸合併症予防、床ずれ予防のため、なるべく歩きましょう			●制限はありません			
	●シャワー浴ができます（手術後の状況によって変わります）						
				●排ガスの有無、排便の回数を確認します			
●尿の管を抜きます（術式により尿の管を抜く日が変わります）●尿量の測定をします							
●手術後、はじめてのお食事。よくかんでゆっくり食べましょう。無理に食べず、ひかえめにしてください	●栄養士による食事についての説明があります（ 月 日）●看護師による退院後の生活についての説明があります						

食事、排泄に問題がなければ退院のめやすです

ドレーンがないので、早期にシャワー浴できます

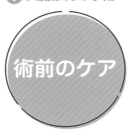

I 大腸がんの手術

術前のケア

ストーマ造設予定があれば、前日までにマーキングを

大腸がん手術の周術期ケアでは、ストーマケアが何より重要。その流れとともに、術前のオリエンテーションの内容、ストーマサイトマーキングの方法は必ず覚えておきましょう。

▶ 術前外来で、ストーマオリエンテーションを実施

　ストーマ造設をともなう手術が決まったら、まず術前外来で、ストーマオリエンテーションを実施します（→P19）。デモ機も使いながら、「見る」「知る」「ふれる」の3ステップで進め、正しい理解の促進、不安の払拭に努めます。

　不安の内容としてとくに多いのが、社会生活への支障です。ストーマを造設しても行動制限はなく、仕事や旅行などもこれまでどおりできること、日常生活において、ストーマの存在が他者にわかったりはしないことなどを伝え、安心して手術を受けられるよう支援します。

ストーマケア用のクリニカルパスで、これからの流れを共有

手術のクリニカルパスのほかにストーマケアのパスも作成し、本人と共有して進める。

	入院～手術前日まで 月　日		手術当日 月　日	1日目 月　日		2日目 月　日
練習内容	●ストーマについて説明します　　　（　月　日） ●ストーマの位置決めをします　　　（　月　日）			●ストーマを見たりさわったりします ●看護師がストーマの観察をし、装具を交換します ●装具交換手順のDVDを視聴します		
その他	・皮膚用リムーバー　・キッチンペーパー ・ストーマ用ハサミ　・ボディソープ ・消臭潤滑剤（必要時）・ペーパーパンツ1枚 ※5階の売店で売っています			●術後の装具交換のリハビリ日程について説明します		
装具				術後用装具		
交換場所				処置室		

	3日目 月　日	4日目 月　日	5日目 月　日	6日目 月　日	7日目 月　日	8日目 月　日
練習内容	●自宅で使うストーマ袋に変更します ●ストーマ袋から便やガスを出す方法の説明を聞きます ●ストーマ装具交換の見学をします ●用紙を用いて排泄物の計測方法を説明します		●ストーマ袋から便やガスを出す練習をします ●説明を受けながらストーマ装具交換の練習をします		●看護師付き添いでストーマ装具交換の練習をします	
その他	●トイレまで歩行ができたら便やガスを出す練習をします。少しずつ始めましょう ●ストーマ袋から便を出しにくいときに、消臭潤滑剤の使用方法を説明します				●ツーピース装具の場合は、面板を装着した状態でストーマ袋の取り外しの練習をします ●看護師が型紙を作成します	
装具	自宅用装具		自宅用装具		自宅用装具	
交換場所	処置室		処置室		処置室	

	9日目 月　日	10日目 月　日	11日目 月　日	12日目 月　日	13日目 月　日	14日目 月　日
練習内容	●看護師付き添いのもと、シャワー室でストーマ装具交換の練習をします ※処置室延長の場合は前回の指導内容を継続する		●看護師付き添いのもと、シャワー室でストーマ装具交換の練習をします		●看護師付き添いのもと、シャワー室でストーマ装具交換の練習をします	
その他	●型紙を使用して面板を準備します ※マイルズ手術の場合はシャワー時に鏡で会陰創を見てみましょう ●退院説明（　月　日　時　分）があります ※10POD前後がめやす		●型紙を使用して面板を準備します ※マイルズ手術の場合はシャワー時に鏡で会陰創を見てみましょう		●型紙を使用して面板を準備します ※マイルズ手術の場合はシャワー時に鏡で会陰創を見てみましょう	
装具	自宅用装具		自宅用装具		自宅用装具	
交換場所	処置室もしくはシャワー		シャワー		シャワー	

▶ 薬物療法不応例のほか、緊急手術も少なくない

潰瘍性大腸炎（UC）では、炎症により大腸にびらんや潰瘍が生じ、腹痛、下痢、血便などの症状をきたします。薬剤の進化で寛解維持できる例も増えていますが、効果不十分な場合に手術を検討します。**とくに重症例では、「中毒性巨大結腸症」を起こす危険もあり、炎症の悪化時は早めに手術を検討**。炎症の影響で腸管の一部が著しく弛緩してガスなどがたまり、毒素が全身にまわる病態で、穿孔のリスクも高まります。

穿孔の発生や大量出血時は緊急手術が必要ですし、がん化で手術に至ることもあります。

▶ 一時的ストーマで、肛門を残す方法もある

いくつかの標準術式がありますが、代表的なのは「大腸全摘・回腸嚢肛門吻合術（IAA）」「大腸全摘・回腸嚢肛門管吻合術（IACA）」です。

IAA は大腸を全切除し、肛門管の粘膜までとり除く方法。回腸でパウチをつくり、便をためる「回腸嚢」とし、肛門と吻合します。根治性が高い方法ですが、術後しばらくは少量の漏便の可能性があり、多くは一時的ストーマを造設します。

IACA も、同様に大腸を全切除し、回腸嚢をつくりますが、肛門管粘膜を温存するのが特徴です。IAA に比べると漏便が少ないとされています。

術式

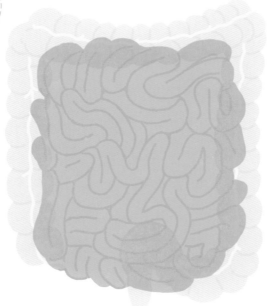

1 結腸〜直腸を全切除

結腸と直腸をすべて摘出するが、肛門または肛門管は残す。

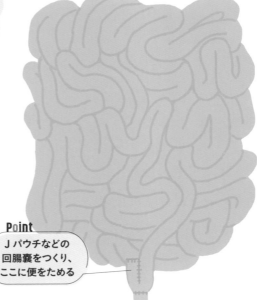

2 回腸と肛門を吻合

回腸をJ型に屈曲させ、便を貯留する回腸嚢（Jパウチ）を作成。この回腸嚢を肛門に吻合する。

Point
Jパウチなどの回腸嚢をつくり、ここに便をためる

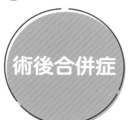

術後合併症

大腸がん手術と同様の合併症が起こりえる

IBD の術後は感染性の合併症が起きやすく、ドレーンからの排液の症状、バイタルサインなどに注意を要します。クローン病では、手術をくり返すことによる機能障害も少なくありません。

共通の合併症としては、「縫合不全」「腹腔内膿瘍」がある

栄養不良例が多く、長期のステロイド使用などの影響もあり、感染性合併症が起きやすい。

縫合不全

術後 3、4 日目以降の、排液の変化に注意

腸管の縫合部が癒合しない。腸管の内容物が腹腔内にもれて、腹膜炎を起こす危険性もある。発熱や悪寒、腹痛、血圧低下、頻脈、ドレーン排液の混濁などが徴候で、血液検査で炎症反応も見ておく。初期には抗菌薬やドレナージなどの保存的治療が有効だが、腹膜炎などに至ってしまうと緊急手術が必要。

こんな変化に注意！

発熱　　頻脈
腹痛
ドレーンからの排液の混濁
血液検査でのCRP、WBC 高値

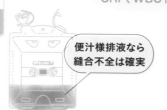

便汁様排液なら縫合不全は確実

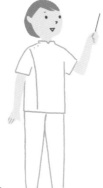

腸閉塞も起こりやすく、排ガス・排便、腹部症状の確認を！

腹腔内膿瘍

発見したらすぐに、画像検査と治療が必要

縫合不全などが原因で腹腔内に感染が起き、膿がたまる。IBD では腹腔中央にできることが多い。細菌が血液に入ると、敗血症を起こす危険がある。発熱や、血液検査での CRP 値、WBC 上昇を認めるときは、すぐ医師に相談。画像検査で部位を特定後、画像下穿刺ドレナージなどで膿瘍を排出する。

発見時の対応

リーダーか医師に連絡
↓
画像検査
（腹部エコー検査、CT 検査、ドレーン造影）
↓
画像下穿刺ドレナージ　　再手術（再開腹ドレナージ）

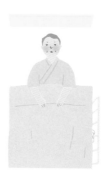

▶ 大腸全摘ではとくに、合併症が起きやすい

IBDでは、腹痛や下痢などの消化器症状がくり返されるため、栄養不良や高度の貧血をきたしていることが少なくありません。またステロイドによる薬物療法を長く続けている例も多く見られます。**感染リスクが高く、縫合不全、腹腔内膿瘍、SSI（手術部位感染）などが、ほかの大腸手術より起こりやすいことに留意します。**

とくに侵襲の大きな大腸全摘の術後は、合併症の徴候が見られないか、注意深く観察を。特有の合併症としては、瘻孔、吻合部狭窄、回腸嚢炎などがあげられます。

術前からの脱水傾向や長期のステロイド使用などの影響で、血栓症を起こしやすいという指摘もあります。フットポンプなどで対策を万全にし、血液検査の数値も確認しましょう。

▶ 疾患の性質上、再発と再手術も少なくない

IBDは原因不明の難治性疾患であり、とくにクローン病は、手術での完治は困難。若年で発症し、長期にわたり生活に制限を受けてきた人も多くいます。入院中の全身管理だけでなく、心理面も含めた長期的視点でのケアが必要です。

とくにCDでは、術後にほかの部位で炎症が悪化し、再手術する例が少なくありません。再発・再手術はとくに小腸型で多く、手術を重ねるうち、小腸の機能は著しく低下します（短腸症候群）。また、術後合併症としてイレウスや腸閉塞も起きやすく、腸閉塞は長期にわたり注意を要します。

UCの場合、大腸全摘により、炎症による症状や生活制限は大きく軽減しますが、ストーマ閉鎖不能やストーマ再造設となる可能性も。回腸嚢関連の合併症も経年的に増加していきます。

術式別の合併症や、術後の再発・再燃も見られる

術式ごとに起きやすい合併症や、経年的に現れる合併症などもある。

クローン病（CD）の場合

再発＆再手術による 小腸機能障害

回腸切除術をくり返していると、腸管がだんだん短くなり、短腸症候群に陥る。栄養吸収の機能が著しく障害され、栄養療法が必要となるほか、下痢などの症状もくり返す。

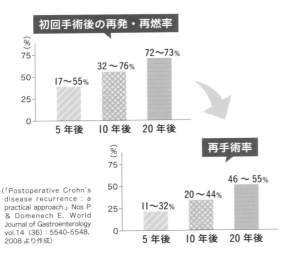

初回手術後の再発・再燃率

	5年後	10年後	20年後
（%）	17〜55%	32〜76%	72〜73%

再手術率

	5年後	10年後	20年後
（%）	11〜32%	20〜44%	46〜55%

（「Postoperative Crohn's disease recurrence：a practical approach.」Nos P & Domenech E, World Journal of Gastroenterology vol.14（36）：5540-5548, 2008 より作成）

潰瘍性大腸炎（UC）の場合

瘻孔

潰瘍性大腸炎では肛門に病変が出るケースも少なくない。肛門を温存する術式では、肛門に瘻孔ができて再手術に至ることもある。

吻合部狭窄

回腸嚢と肛門をつないだ部分がせまくなり、便の排出が困難になる。内視鏡的にバルーンで拡張する方法もあるが、困難なら再手術の適用に。

回腸嚢炎

大腸に生じていた炎症と同様に、手術で作成した回腸嚢（Jパウチ）に炎症が生じ、腹痛や下痢などの症状が起こる。多くは抗菌薬で治療する。

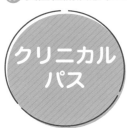

術式ごとに異なる。大腸全摘では10～14日間入院

同じIBDといっても、CDとUCでは手術侵襲と入院期間が大きく異なります。
ここではより侵襲の大きなUCでの、回腸嚢肛門（管）吻合術のクリニカルパスを紹介します。

大腸全摘・回腸嚢肛門（管）吻合術の場合

ストーマ造設の有無で、入院期間と流れが変わる

術式により大きく異なるが、以下は潰瘍性大腸炎の回腸嚢肛門（管）吻合術の例。

朝日／月日	入院 月 日	手術前々日 月 日	手術前日 月 日	手術当日 月 日	術後1日目 月 日
検査・処置	・手術に必要な検査をします ※血液、心電図、レントゲン、呼吸機能など		・8時と11時に下剤を飲みます ※便が出たら、看護師に見せてください ・必要時、おなかの毛を剃ります ・おへその汚れをとります	〈手術前〉・手術衣に着替えます(紙パンツを着用します) 〈手術中〉・鼻から胃まで管を入れます ・おなかに管を入れます 〈手術後〉・レントゲンを撮ります ・必要時ガーゼ交換をします ・血栓予防のマッサージ器を足に装着します	・血液、レントゲンの検査があります (ベッド上でおこないます)
検温	・1日2回、および必要時検温をします →		→	〈手術前〉・手術の方は午前6時に検温をします 〈手術後〉・血圧計、必要時心電図計をつけます ・何回か検温をします	・1日4回、および必要時検温をします
点滴・薬		・医師が必要と判断した場合、点滴をおこないます	→	・手術後、持続的に点滴をおこないます ・肛門皮膚周囲にワセリンや軟膏を塗ります ・痛みがあるとき、眠れないときはお知らせください。状況に応じて薬を使います	・点滴をおこないます ※痛みがあるとき、眠れないときはお知らせください。状況に応じて薬を使います
酸素				・手術後から酸素吸入をします	・朝から中止です（状況に応じて続くことがあります）
肺合併症予防	・呼吸機能訓練器（コーチ2®）は毎日、起きている時間帯は1時間に5～6回おこないましょう ・手洗いを心がけましょう ・深呼吸を心がけましょう		→	・深呼吸を心がけましょう ・痰を出しましょう	・朝から開始します。1日3回はおこなってください
食事	・主治医の指示により食事が出ます	・主治医の指示により食事が出ます ・食事が出る場合は、五分粥食に変更となります ※牛乳、コーヒー、繊維入りのジュースは飲まないでください	・食事はとれません ・夜9時まで、水、お茶、スポーツ飲料は飲めます ※牛乳、コーヒー、繊維入りのジュースは飲まないでください ・夜8時以降は病院で提示されたものを飲んでいただく必要があります	・水分も食事もとれません	・水分も食事もとれません ・点滴で水分と栄養を補います
安静度	・制限はありません →		→	・手術後はベッド上安静です ・手足を動かしたり横向きになることはできます。動きたいときは看護師を呼んでください	・座ることから始めて、起立練習、可能なら歩行練習をします ※看護師が付き添います
清潔	・シャワー浴ができます		・除毛後、シャワー浴をしていただきます ・手足の爪を切りましょう ・マニュキュアやエクステンション、化粧は落としてください	・手術室入室1時間前に歯磨きをしましょう。洗面もおこないます ・化粧はしないでください ・男性はひげ剃りをしてください ・熱が出たとき、汗をかいた後は身体を拭きます。お知らせください	・身体を拭きます。熱が出たとき、汗をかいた後も身体を拭きます。お知らせください ※状況に応じて洗髪もできます ・歯磨きをしましょう
排便	・便の回数を確認します →		→	・手術中に肛門に管を入れます	・肛門に管が入っています
排尿				・手術中に尿を出すための管を入れます	・尿を出すための管が入っています
説明・指導	・呼吸練習のビデオを見て、手術まで練習をしていただきます → ・転倒、転落防止のビデオを見ます → ・禁煙をしてください →		・麻酔科医の診察、説明があります ・病棟の看護師より手術室へ入るまでの説明があります ・手術室入室時に使用する紙パンツを購入していただきます → ・ICU病棟転棟の説明 ※ICU病棟へ移られる方は、事前に荷物の整理をしていただきます	・手術前にかつら、アクセサリー、入れ歯、コンタクトレンズ、腕時計を外しましょう ・長い髪は横で結び、ピンは外します ・手術室内にて眼鏡、紙パンツを外します 手術予定時間（　　　　） ・ご家族の方は予定時間の約1時間前に来院してください。手術中は院内で待機していただきます	

▶ CDよりUCのほうが、入院期間は長くなる

UCでは大腸を全摘するため、入院期間は最短でも、10日～2週間ほど必要です。ストーマ造設例では、大腸がん手術と同様のストーマケアも必要です。ただし1回目の手術で「大腸全摘＋一時的回腸ストーマ造設」、2回目の手術で「回腸嚢肛門（管）吻合」というように、二期的、三期的におこなうことも多く、その場合は手術時間や入院期間も変わります。

一方のCDでは手術時間も入院期間もUCより短くて済み、ストーマケアも必要ありません。

▶ 術後も治療は続く。心理的なケアも重要

UCでは、術前のような薬物療法は不要になります。食事も含め、日常生活に大きな制限がなくなる例が9割以上と報告されています。

一方のCDでは、退院後も薬物治療や栄養療法などが続き、生活が制限されます。とくに食事療法は脂肪制限食に加え、経腸の成分栄養剤を併用したり、より重症例ではHPN（在宅中心静脈栄養法）という負担の大きな内容です。つらい思いに寄り添うとともに、少しでもQOLを高める方法がないかを考えていきます。

術後2日目 月　日	術後3日目 月　日	術後4日目 月　日	術後5日目 月　日	術後6日目 月　日	術後7日目 月　日	術後8日目 月　日	術後9～14日目 月　日
	●おなかの管を抜きます（状況に応じて変わります）	●血液、レントゲンの検査があります					●上部消化管内視鏡（胃カメラ）をおこないます ※検査がある場合は、前日の夜にご説明いたします
●点滴は終了です（状況に応じて変わります）→		●1日2回、および必要時検査をします					→
	●内服ステロイド薬、整腸剤などで薬物治療を開始します ※ステロイド薬の種類、用量、服用回数は徐々に調整していきます			●点滴は終了です			●退院後の内服薬は退院当日にお渡しします
●朝昼夕、その他必要時おこないます ●2日目と3日目は朝夕、4日目は朝に静脈血栓症予防の皮下注射があります				●必要時おこないます			→
●朝はジュースが出ます ●昼から五分粥½量食が始まります（おやつつき） ※おやつは朝食、昼食についています。10時、15時ごろに召し上がってください ※食事開始は状態によって変更となります	●朝から五分粥全量食が始まります（おやつつき）	●朝から全粥食が始まります（おやつつき）		●全粥食です（おやつつき）			→
●歩行練習をします ※看護師が付き添います	●制限はありません ※状況により、看護師が付き添います ※血栓予防、肺・腸合併症予防、床ずれ予防のため、なるべく歩きましょう			●制限はありません			→
	●シャワー浴ができます（手術後の状況によって変わります）						
	●排ガスの有無、排便の回数、便の性状を記録してください		●肛門の管を抜きます（経過により、管を抜く日が変わります）	●排ガスの有無、排便の回数、便の性状を記録してください ●肛門周囲の皮膚を保護する撥水クリームなどを塗ってください			→
●尿の管を抜きます（術式により尿の管を抜く（日が変わります） ●尿量の測定をします				●尿量を測定します			→
●手術後、はじめてのお食事や。よくかんでゆっくり食べましょう。無理に食べず、ひかえめにしてください	●水様便が1日に何度も出るようになり、夜間の便漏れが見られることもあります。そのつど記録するとともに、排便状態を看護師に知らせてください。●栄養士による食事についての説明があります（　月　日）●看護師による退院後の生活についての説明があります（　月　日）						

退院後も治療が続きます。服薬支援や心理的ケアを！

便の調子も変化します。毎日、状態を確認しましょう

141

術前～術直後のケア

低栄養、免疫抑制のケースも多く、術前からの感染対策が必要

IBD の周術期では、術前のケアがとりわけ重要。腸管の炎症のために食事が十分とれず、すでに低栄養に陥っている例、免疫機能が低下した例も多く、栄養療法や薬剤の調整などが欠かせません。

大腸がん手術のケアに、＋αの要素が加わる

基本の術前評価は大腸がんの手術と同じだが、低栄養、貧血などの例が多く、術前の介入が必要。

術前のケア

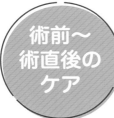

低栄養の改善

➡ 経腸の成分栄養剤を、なるべく使う

腸が使えるなら経腸栄養療法を実施。腸閉塞や高度の炎症例、術前からの TPN（中心静脈栄養）例では、静脈栄養療法を選択。負担を減らすため二期的手術とすることも。

薬剤の調整

➡ 術後の感染性合併症をできるだけ防ぐ

ステロイド長期使用例では術前に減薬。術後はすぐに再開して（ステロイドカバー）、副腎機能不全を防ぐ。抗体製剤は影響がまだ明確でなく、症例と薬剤ごとに判断する。

調整を検討する薬剤
ステロイド（プレドニゾロンなど）
抗TNFα抗体（インフリキシマブなど）
その他生物学的製剤（ベドリズマブなど）

貧血、その他基礎疾患への対処

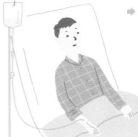

➡ RBC、Hb、FER は必ず確認

貧血の例は非常に多く、術前検査で RBC、Hb、フェリチンなどが低値なら、濃厚赤血球製剤や鉄剤の投与で改善。糖尿病などの基礎疾患があればそのコントロールも必要。

ストーマ造設例でのストーマケア

➡ UC では、イレオストミーをつくることも

UC で一時的あるいは永久的ストーマを造設する予定があれば、術前からケアを開始し、前日までにストーマ造設位置を決める。緊急手術でも、ストーマの説明は必須。

イレオストミーの特性を知ってもらう

🔍 消化器外科ナースの視点

緊急手術の割合も高い。早急な術前評価とケアを

右図のように、CD では穿孔型で手術に至る場合が 40％以上。穿孔型イコール緊急手術ではないが、腹膜炎、大出血などで緊急手術になる例が少なくない。UC でも緊急手術が 2 割を超える。全身状態と上記項目などをすみやかに確認し、迅速に手術の準備を進める。

CDの手術適応の実際
肛門病変 11.9%
穿孔型・裂孔・穿孔・膿瘍 41.0%
非穿孔型・狭窄・出血・がん 47.1%

UCの手術適応の実際
緊急手術 23.4%
待機手術 76.6%

（CD グラフ：「炎症性腸疾患の周術期管理と術後合併症」池内浩基ほか、外科治療 vol.104（1）：57-64、2011 ／ UC グラフ「潰瘍性大腸炎外科的治療の最前線」池内浩基・内野 基、日本消化器病学会雑誌 vol.113（3）：424-429、2016 より作成）

▶感染予防のためにも、術前から栄養療法を

IBD では、腹痛や下痢などで食事の摂取量が減り、また腸管の吸収機能も低下するため、低栄養に陥っている患者が多く見られます。感染性合併症の危険性が高く、術前の栄養療法が不可欠です。**経腸で栄養療法ができるか、経管が必要かなど、NST にも検討してもらい、早期に開始します。**

またほとんどの患者が、ステロイドや免疫調整剤、抗体製剤などの長期薬物療法をおこなっています。とくにステロイドは術後合併症のリスクを高めるとされ、術前からの調整が必要です。

▶術直後はほかの手術と同様、全身管理を確実に

術直後の意識レベルの確認、循環動態・呼吸状態のモニタリング、痛みの評価などは、ほかの手術と変わりありません。

ただ、UC の大腸全摘は侵襲が非常に大きいですし、疾患の性質上、腸管の免疫機能も低下しています。手術当日に感染症を起こすことは少ないものの、全身状態は悪化しやすいと考えて、入念なモニタリングをおこないます。

腹腔内ドレーンや経肛門的減圧ドレーンの排液の量、色、性状も、当日から頻回に観察を続け、術後出血などの徴候がないか見ていきます。

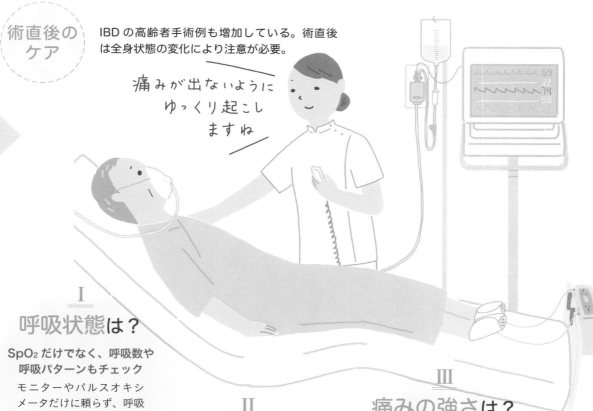

術直後のケア

IBD の高齢者手術例も増加している。術直後は全身状態の変化により注意が必要。

痛みが出ないようにゆっくり起こしますね

I 呼吸状態は？

SpO₂ だけでなく、呼吸数や呼吸パターンもチェック

モニターやパルスオキシメータだけに頼らず、呼吸数や呼吸パターン、呼吸音を確かめて、呼吸抑制や換気障害の有無を確認。

II 循環動態は？

血圧の急な変動や、危険な不整脈を見逃さない

血圧などのバイタルサインとともに、In-Out バランス、心電図モニターは必ず確認。とくに術直後に多い血圧変動、不整脈などに注意。

III 痛みの強さは？

十分にコントロールして、体位変換＆離床を進める

NRS で痛みを評価し、3 以上なら効果不十分と考えて、薬剤の調整を。大腸全摘であっても、当日からの体位変換、体動は必須で、そのためにも痛みを確実にケア。

143

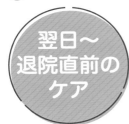

翌日〜退院直前のケア

退院後も治療が続く。服薬や排便コントロールの支援を

CDではとくに、退院後も、薬物による寛解療法、食事療法などが長期に続きます。手術時点での年齢は多様ですが、発症が10〜20歳代と若いこともあり、長期の治療生活への配慮が不可欠です。

長期的視点で、治療と生活のケアにかかわる

退院後も薬や食事療法が必要な場合は、その内容もふまえてケアにあたる。

翌日以降の
ケア

お薬の確認を
しましょう

生活のケア

食事のケア
完食が必須ではないことを伝え、腹部症状、便の調子を見ながら量を調整。

バイタルサインの確認
感染の可能性も念頭に置き、血圧、脈拍、呼吸、体温の変動がないかチェック。

服薬支援
用量を調整してステロイドなどを服用することも多く、配薬と説明が必要。

創＆ドレーンの確認
創に炎症徴候がないか、ドレーンからの排液が混濁していないかなどを確認。

排泄のケア
便の性状は毎日観察し、報告してもらう。調子によっては止痢剤などを使用。

腹部症状の確認
イレウスも起きやすく、排ガスや排便とともに腹痛などの症状がないか見る。

ストーマケア
UCのストーマ造設例では、ストーマケアを退院まで継続的に進める。

感染徴候の確認
発熱、呼吸数・脈拍数増加などのほか、粘性の痰の増加、痰の色変化にも注意。

離床支援
当日から始め、翌日には歩行。必要なら理学療法士にも介入してもらう。

▶便の調子を見ながら、食事量などを調整

術後3日目ごろから注意したいのが、術後合併症としてもっとも多い縫合不全です。吻合部ドレーンの排液が混濁しているとき、便汁様のときは、医師にすぐ相談します。

術後3日目ほどで食事が始まり、腸の蠕動運動も促され、排ガス、排便が見られるようになります。**UCでは結腸切除により水分を十分吸収できず、水様便が頻回に出るため、止痢薬を服用。便の性状と回数を確かめながら用量を調整し、食事量も調整していきます。**ストーマ造設例では、2日目からストーマケアも始めます。

▶退院後の合併症、機能障害も説明しておく

UCの手術では炎症を起こしていた大腸を切除するため、QOL（生活の質）は大幅に改善します。**ただし術後数か月、数年たった後で、回腸嚢不全などの合併症が起きることも。**晩期合併症のリスクとその徴候は必ず説明しておきます。

CDの場合は再発の可能性や、直腸肛門部がんを発症するリスクもあります。ただ、病気との長い付き合いで、患者の多くはこの点も熟知しています。リスクを強調しすぎず、どうすれば社会生活への支障を減らし、好きなことを楽しめるか、ともに考えていくことも大切です。

退院直前のケア

クローン病の長期的な問題

術後の再発

初回手術後の再手術率は、5年後で11～32％、10年後で20～44％という報告も。リスクを抑えるには薬物療法、食事療法、禁煙の継続が重要で、そのための精神的な支援も重要。

栄養障害

術前から低栄養に陥っていることが多く、小範囲の切除とはいえ、術後は吸収機能がまた低下。経腸栄養剤の継続や増量のほか、必要なら在宅での経管も検討する。

肛門病変によるストーマ造設

小腸や大腸の手術後に、肛門病変が生じることも。痔瘻の場合はシートン法のような根治術があるが、直腸では直腸切断術と永久的ストーマ造設を要する可能性もある。

直腸肛門部がんの発症

炎症による直腸狭窄が認められる例では、直腸肛門部がんを発症するリスクが高く、定期的検査が不可欠。予後がよくないため、早期の直腸切断術を選択する必要も出てくる。

潰瘍性大腸炎の長期的な問題

回腸嚢不全（かいちょうのう）

手術で作成した回腸嚢（Jパウチ）に炎症が起き、瘻孔、穿孔などが生じることがあり、便を貯蔵する機能にも支障が出る。内科的治療が無効な場合は、イレオストミー造設も検討。

排便回数の増加

合併症ではなく、結腸や肛門管を切除することによる機能障害。肛門を温存できても、便の貯留機能は大幅に低下するため、日に何度もトイレに行くことになる。

ストーマ関連合併症

大腸全摘にあたり、高齢者ではとくに、永久的ストーマを選択する例が少なくない。その場合、傍ストーマヘルニアや脱出など、晩期合併症の徴候と対処法を説明しておく。

大腸がんの発症

10年以上の罹患で、とくに大腸がんのリスクが高まる。大腸全摘・回腸嚢肛門管吻合術（→P137）の場合は、直腸粘膜が一部残るためがん化のリスクがあり、定期的な検査が必要。

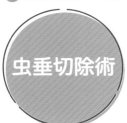

虫垂切除術

感染を起こした虫垂を切除。穿孔、膿瘍にも注意

虫垂炎は、消化器外科で出会うもっとも一般的な疾患で、配属後初期に担当することも多いもの。
多くは単純な手術ですが、膿瘍や穿孔をともなう例では、緊急手術になることも少なくありません。

腹腔鏡下手術がほとんどで、時間は1時間前後

危険な合併症がなければ、多くは1時間前後で終わる。もっとも基本的な外科手術。

回盲部の解剖

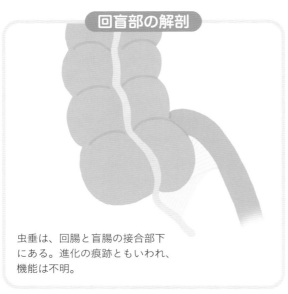

虫垂は、回腸と盲腸の接合部下にある。進化の痕跡ともいわれ、機能は不明。

切除範囲

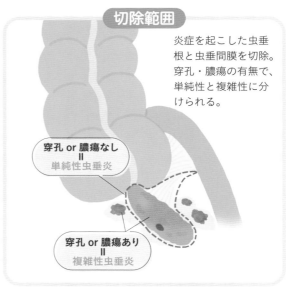

炎症を起こした虫垂根と虫垂間膜を切除。穿孔・膿瘍の有無で、単純性と複雑性に分けられる。

穿孔 or 膿瘍なし
＝
単純性虫垂炎

穿孔 or 膿瘍あり
＝
複雑性虫垂炎

手術体位

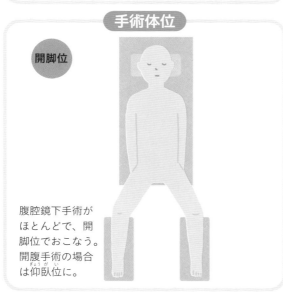

開脚位

腹腔鏡下手術がほとんどで、開脚位でおこなう。開腹手術の場合は仰臥位に。

創＆ドレーン、チューブ

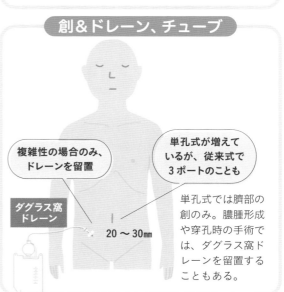

複雑性の場合のみ、ドレーンを留置

単孔式が増えているが、従来式で3ポートのことも

ダグラス窩ドレーン

20〜30㎜

単孔式では臍部の創のみ。膿腫形成や穿孔時の手術では、ダグラス窩ドレーンを留置することもある。

▶ 単純性か複雑性かで、治療方針が異なる

一般に盲腸といわれますが、実際は盲腸の下部にある虫垂の炎症です。腸管に長く滞留し、硬化した便（糞石）や、虫垂内異物などが原因で虫垂が閉塞し、細菌感染を起こします。

多くは穿孔や膿瘍のない「単純性虫垂炎」で、軽症なら抗菌薬による治療も可能ですが、それ以外は虫垂切除が標準です。穿孔や膿瘍のある「複雑性虫垂炎」は、腹膜炎に至るおそれもあり、多くは緊急手術の対象です。複雑性の場合は、盲腸または回盲部まで広く切除することがあります。

▶ 膿瘍形成例では、IAでの治療が増えている

近年は、**まず抗菌薬で治療し、2〜5か月ほどの待機期間後に手術をおこなう「IA（Interval Appendectomy：待機的虫垂切除）」も増えています。**虫垂の炎症により、虫垂内に腫瘤ができる「腫瘤形成性虫垂炎」でもよい適用とされ、抗菌薬と腫瘤のドレナージのみを先行しておこない、のちに手術で虫垂を切除します。

手術は腹腔鏡下でおこないます。従来は3ポートでの施術が標準でしたが、最近は臍部だけの単孔式（TANKO）も増えています。術後の痛みの軽減と整容性が、最大のメリットです。

術式

1 腹部にポートを留置

臍部の小切開創に、単孔式専用のマルチアクセスポートを留置し、腹腔鏡と、鉗子などの器具を挿入する。

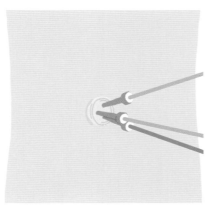

2 虫垂を牽引＆切離

虫垂を把持して臍部まで牽引し、ポートから体外に引き出して、腸間膜とともに切離する。体外へ牽引できない場合は、腹腔内で切離。

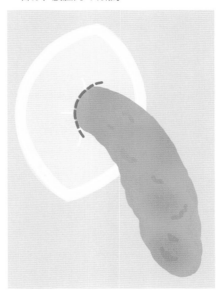

3 断端を埋没縫合

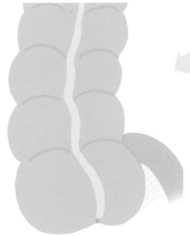

虫垂のみの切除なら、断端を埋没縫合して終了。複雑性虫垂炎で、盲腸や回盲部も切除した場合は、回腸との吻合が必要。

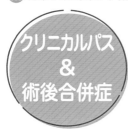

クリニカルパス & 術後合併症

入院期間は3日前後。ただし膿瘍などで長引くことも

虫垂切除術は、切除範囲が非常に限定的で、全身状態が大きく変動することはあまりありません。
そのため入院期間は3、4日程度で、注意すべき術後合併症も感染性のものに限定されます。

前日～当日入院が多く、食事や安静度の制限も少ない

虫垂切除術のクリニカルパス　下のクリニカルパスは、単純性虫垂炎での一般的なもの。これより短いこともある。

病日／月日	入院～手術当日〈手術前〉月　日	手術当日〈手術後〉月　日	術後1日目月　日	術後2日目月　日	術後3日目月　日
検査・処置	●手術に必要な検査をします ●血液、心電図、レントゲンなど ●おへその汚れをとります ●必要時おなかの毛を剃ります 《手術前》 ●手術衣に着替えます（紙パンツを着用します）	●モニターと酸素マスクがついています ●血圧、脈拍、体温を何回か測定します ●必要時ガーゼ交換をします	●血圧、脈拍、体温を朝昼夕に測定します→		●血圧、脈拍、体温を測定します
点滴・薬	●医師が必要と判断した場合、点滴をおこないます	●手術後、持続的に点滴をおこないます ●痛みがあるとき、眠れないときはお知らせください。状況に応じて薬を使います	●点滴をおこないます ※痛みがあるとき、眠れないときはお知らせください。状況に応じて薬を使います	●点滴は終了します	
肺合併症予防	●医師の指示があれば、弾性ストッキングを着用します	●弾性ストッキングをつけている場合は、そのままにしておきます ※歩行後に外します			
食事	●食事はできません ●手術室入室2時間前まで、経口補水液のみ飲水できます ●点滴をおこないます	●手術の2時間後から飲水できます ※初回は看護師が立ち会います	●水分は自由にとれます ●昼は五分粥、夜は全粥が食べられます	●水分は自由にとれます ●常食がとれます	
安静度	●制限はありません	●直後はベッド上安静です ●手足を動かしたり横向きになることはできます。動きたいときは看護師を呼んでください ●6～8時間後には歩行できます ※看護師が付き添います	●制限はありません。病院内を積極的に歩きましょう→		→
清潔	●手術室入室1時間前に歯磨きをしましょう。洗面もおこないます ●手足の爪を切りましょう ●マニキュアやエクステンション、化粧は落としてください	●熱が出たとき、汗をかいた後は身体を拭きます。看護師にお知らせください	●身体を拭きます。熱が出たとき、汗をかいた後も身体を拭きます。お知らせください ※状況に応じて洗髪もできます ●歯磨きをしましょう	●シャワー浴ができます→	→
排泄	●手術中に尿を出すための管を入れます	●尿を出すための管が入っています	●尿量を測定します ●歩行が問題なくできれば、尿の管を抜きます		
説明・指導	●麻酔科医の診察、説明があります ●病棟の看護師より手術室に入るまでの説明があります ●手術室入室時に使用する紙パンツを購入してください	●手術前にコンタクトレンズ、腕時計などを外しましょう ●長い髪は横で結び、ピンは外します ●手術室内にて眼鏡、紙パンツを外します 手術予定時間（　　　　　　） ※ご家族の方は予定時間の約1時間前に来院してください。手術中は院内で待機していただきます		●医師が退院について説明します ●看護師が退院後の生活について説明します ●薬剤師が退院後に飲む薬を説明します	●経過に問題がなければ退院できます

▶ 手術時間も入院日数も短くて済む

虫垂切除術は基本的な外科手術であり、単純性であれば3、4日間の入院で済みます。

入院は手術前日または当日で、待機手術なら、基本の術前評価を術前外来で済ませておきます。**手術自体は通常、1時間あれば終わりますので、抜管後に帰室し、全身のモニタリングをします。**

離床は当日から進め、翌日には飲水や食事も可能です。**尿道カテーテルも翌日には抜去でき、経過に問題がなければ3日目までに退院できます。**

ただし、複雑性ではもう少し長く、病状によっては1週間以上入院することもあります。

▶ 合併症発症率は7.5〜15%と、意外に多い

生じうる術後合併症は、腹腔内膿瘍、SSI、イレウスなどです。手術自体は複雑なものではありませんが、そもそも細菌感染症のため、感染性合併症が起こる確率は意外と低くありません。小児を対象とした海外の報告を概観すると、単純性で7.5〜15.0%、穿孔がある虫垂炎では27〜35%とされています（Zhang Z, et al., 2015ほか）。

とくに注意したいのが、複雑性虫垂炎での遺残膿瘍。術前にあった膿瘍が少しでも腹腔に残ると、術後3〜5日くらいで腹腔内に広がっていきます。発熱や腹痛、腹部膨満などの症状、ドレーンからの膿性排液などに十分注意します。

腹腔内に膿瘍ができ、遺残してしまうこともある

とくに穿孔があると腹腔内に膿瘍ができやすく、術後も残りやすい。

腹腔内膿瘍

回盲部以外の部位にも、膿瘍ができる
穿孔などで感染が虫垂外に広がり、腹腔内のさまざまな場所に膿瘍が形成されることがある。遺残したままだと、腹腔全体に広がって腹膜炎を起こす危険もある。ドレーンからの膿性排液、バイタルサイン変動からの早期発見が重要。

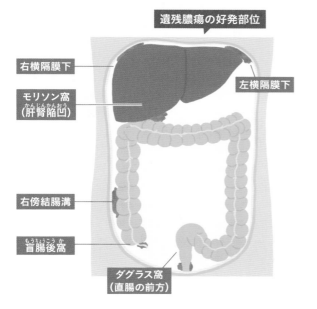

遺残膿瘍の好発部位

- 右横隔膜下
- モリソン窩（肝腎陥凹）（かんじんかんおう）
- 左横隔膜下
- 右傍結腸溝
- 盲腸後窩（もうちょうこうか）
- ダグラス窩（直腸の前方）

発症時の治療法

保存的治療

小さい膿瘍などでは、まず抗菌薬で治療
2cm程度の小さな膿瘍なら、抗菌薬で内科的治療をおこなう。ドレナージがむずかしい部位の場合も、まず抗菌薬治療。

IVR（経皮的穿刺ドレナージ術）

X線透視下か、CTガイド下でドレーンを留置
3〜5cm以上の大きな膿瘍は、X線透視検査やCT検査などで位置を見ながら、経皮的穿刺ドレナージ術で排膿することが多い。

再手術（洗浄ドレナージ術）

広範な膿瘍で、ドレナージも困難なときに
頻度は低いが、腹腔内に広がった複数の膿瘍や、経皮的ドレナージが困難なときは、再手術。大量の生理食塩水で腹腔内を洗浄し、ドレーンを留置。

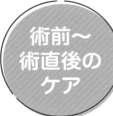

術前〜術直後のケア

基本のアセスメントとケアを確実におこなう

虫垂切除術の周術期には、特別なケアはありません。ただし緊急手術が多く、穿孔や膿瘍の発生による手術時間の変更などもあり、術前のケアは臨機応変に、かつ正確に準備を進めるようにします。

かぎられた時間で、必要な術前評価とケアを済ませる

急性虫垂炎では緊急手術や当日入院も多い。迅速に、もれのないよう準備を進める。

術前のケア

説明事項

主治医の説明&理解度の確認
理解不十分な点がないか、表情も含めて確認し、安心して手術に臨めるよう補足説明をする。

麻酔科医の説明&理解度の確認
小児ではとくに、全身麻酔に不安を抱く養育者もいる。根拠にもとづくわかりやすい補足説明を。

クリニカルパスの共有
患者が小児の場合は養育者に説明し、本人にもわかりやすく手短に、流れを話す。

検査&処置

血液・画像・心電図検査
診断はCT検査でおこなうが、術前は基本の血液検査、胸部X線検査、心電図検査を実施。

臍処置&除毛
腹腔鏡下でおこなうことがほとんどで、臍の清掃が必要。成人では医師の指示があれば除毛。

抗菌薬投与
SSIや腹腔内膿瘍予防のため、医師の指示に従い抗菌薬を投与。術中・術後投与のこともある。

身のまわりのケア

絶飲食&経口補水液の説明
飲食はできないが、水分・電解質を補うために、手術2時間前まで経口補水液を飲んでもらう。

弾性ストッキングの着用
60歳以上で、医師の指示があれば着用。最初は看護師がやってみせて、装着法を理解してもらう。

持ちもの&手術開始までの流れの確認
特別な物品は不要だが、術前に歯磨きや洗顔を済ませ、コンタクトレンズなどは外すよう説明。

▶ 簡単な手術であっても、油断は禁物

胸部X線検査や心電図、血液検査などの基本の術前検査を済ませ、**基礎疾患と治療薬、アレルギーの有無などを確認しておきます。**

前日は絶飲食で、医師の指示に沿って、臍処置や抗菌薬の投与をおこないます。当日は歯磨きをしてもらい、同意書などの確認後、手術室に移動します。疾患特異的なケアはありません。

ただ、ほかの疾患と異なる特徴としては、**緊急手術の多さがあげられます。**なかには術前外来や入院直後に腹痛の急な悪化を訴え、調べると穿孔を起こしていた、といったケースもあります。**その場合は手術時間を早める必要があり、臨機応変な対応、準備が求められます。**済んでいない検査があれば迅速に手配し、主治医と麻酔科医のIC、同意書の確認などをおこないます。

▶ 術直後は、家族への説明とケアもていねいに

術後は、手術室看護師による術中記録を確認し、手術室で申し送りを受けてから、医師とともに病室に移送します。**通常はドレーンを留置しませんが、入っている場合は、膿瘍など何らかの異常があったと考えられます。留置の経緯と目的、位置などを確認しておきましょう。**

侵襲が小さくても、全身麻酔下の手術であることに変わりはなく、帰室後は覚醒遅延などがないかをよく確認。バイタルサインなども、最初は15分に1回の頻度でチェックします。

術後は、家族に対する対応も重要です。急性虫垂炎の手術は10歳代が最多ですが、幼児や10歳未満の小児もいます。はじめての手術に不安を覚える養育者も多く、手術の経過と今後の流れを話し、安心して付き添えるようにします。

術直後のケア

基本のアセスメントを確実におこなう。
付き添いの家族への説明も、大切な役割。

呼吸状態の確認
呼吸数や呼吸パターン、呼吸音を確認。酸素流量が指示どおり設定されているかも見ておく。

循環動態の確認
血圧や脈拍数を測り、心電図モニターもチェック。高齢者ではとくに、基礎疾患を念頭に置いて見る。

痛みの強さの確認
痛みの強さを評価。言葉で伝えにくい小児にはフェイススケールが適している。

小児では
フェイススケールを活用

0   1   2   3   4   5

（『Nursing Care of Infants and Children』Whaley L.F. & Wong D.L., Mosby, 1979 より引用）

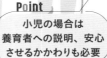
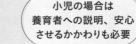

Point
小児の場合は養育者への説明、安心させるかかわりも必要

151

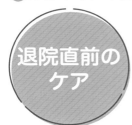

退院直前の ケア

退院後の合併症に備えて、受診すべき症状を伝える

退院後もすぐもとの生活に戻ることができ、特別な食事制限なども必要ありません。ただし退院の早さゆえ、感染性合併症が帰宅後に起きるリスクがあり、その徴候は伝えておきます。

▶ 生活の制限はないが、暴飲暴食は NG

全身状態に問題がなければ当日から離床を始め、病室内歩行まで進めます。虫垂には消化吸収などの機能もなく、切除しても翌日から飲食ができます。翌日には尿道カテーテルを抜去し、2 日目にはシャワー浴もできます。

この時点で退院のめどがつき、術後 3 日目には退院できます。退院後の生活に制限はありませんが、「暴飲暴食はしない」「はげしい運動は控える」といった退院指導は必要です。

ただし複雑性虫垂炎の場合は、術後のケアも入院期間も変わります。排液の観察は必須ですし、術後の経口摂取開始も遅れます。イレウスを起こすリスクもあり、排ガスや排便の確認とともに、腹部の聴診、触診などを継続します。

▶ 入院期間が短いぶん、晩期の合併症に注意

急性虫垂炎の入院期間は短く、とくに小児などは、早く家庭に戻れてうれしいものです。反面、退院後に術後合併症が起こる可能性があり、その徴候は必ず伝えておかなくてはなりません。

たとえば SSI は、術後 48 時間以降、30 日以内の発症です。術後 3 日で退院する場合、帰宅後に発症する可能性のほうが高いといえます。膿瘍がたまるのも、術後 5 日目ごろからです。

そこで退院時には、術後合併症のサインをわかりやすく伝えます。**38℃以上の発熱や腹痛、創の発赤、腫脹、離開などの異常があれば、外来を受診してもらいます。**穿孔や膿瘍が認められた例では、腸閉塞のリスクもあり、急激ではげしい腹痛などは早急に受診してもらいましょう。

感染徴候があれば、次回来院前に受診してもらう

術後感染症は、退院後に現れることも。徴候が見られたらすぐ受診してもらう。

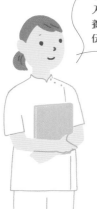

小児でははじめての入院のことも。養育者にわかりやすく伝えましょう！

38℃以上の発熱

38℃以上の発熱は感染症を疑う典型的な症状。風邪などのこともあるので、強い腹痛や創の異常など、発熱以外の異常があるかも見てもらう。

強い腹痛

腹腔内膿瘍は術後 5 日目以降に生じやすい。この時期に生じる絶え間ない腹痛、発熱をともなう腹痛には注意。SSI や腸閉塞のリスクのことも。

創の赤み、腫れ

シャワー浴の際に洗いかたを指導したうえで、退院後は発赤、腫脹などの異常がないか観察してもらう。小児の場合は、養育者に注意を促す。

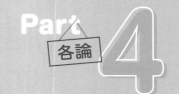

肝・胆・膵手術の周術期ケア

肝・胆・膵の手術は全体に侵襲が大きい傾向にあり、とくに

膵臓がん、肝門部胆管がんの手術は解剖も複雑で、難易度も高い手術。

入院日数が長く、ドレーン類も、多い人では5〜7本前後入っています。

ドレーンの先で何が起きているか、つねに考えながらケアしましょう。

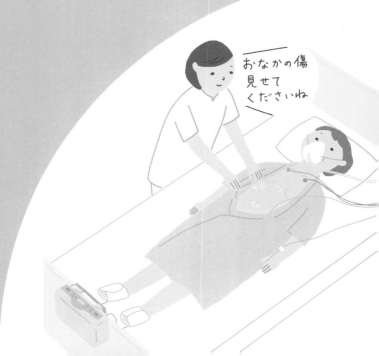

おなかの傷
見せて
くださいね

＊本章で紹介している術式は、がん研究会有明
病院での方法、または一般に広くおこなわれて
いる方法です。ただし、医療機関や術者による
違いも多くあります。本書を参考にしながら、
勤務先の医療機関でおこなわれている術式に即
して、ケアを進めるようにしてください。

肝切除術 腫瘍の大きさや位置で切除範囲が決まる

肝がんを確実に切除し、生体に必要な肝機能を保つには、術前の肝機能評価が非常に重要。
P160のような複数の検査で肝機能を調べ、どこまで切るかを綿密に検討します。

「系統的肝切除術」と「肝部分切除術」に大別される

$S_1 \sim S_8$ の区域か葉単位で切除する方法と、腫瘍のある部分のみ切除する方法がある。

肝臓の解剖

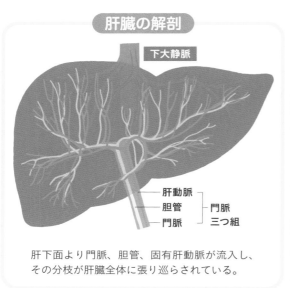

肝下面より門脈、胆管、固有肝動脈が流入し、その分枝が肝臓全体に張り巡らされている。

切除範囲

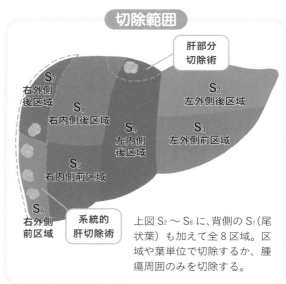

上図 $S_2 \sim S_8$ に、背側の S_1（尾状葉）も加えて全8区域。区域や葉単位で切除するか、腫瘍周囲のみを切除する。

手術体位

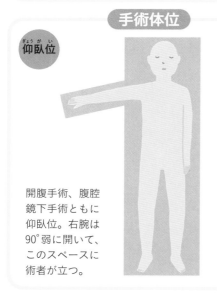

仰臥位（ぎょうがい）

開腹手術、腹腔鏡下手術ともに仰臥位。右腕は90°弱に開いて、このスペースに術者が立つ。

創＆ドレーン、チューブ

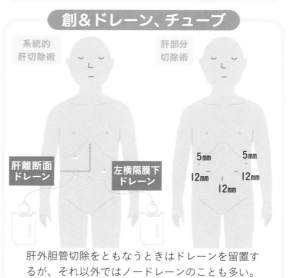

肝外胆管切除をともなうときはドレーンを留置するが、それ以外ではノードレーンのことも多い。

▶ 肝機能の程度によって、手術適応が決まる

原発性肝がんの場合、95%以上を肝細胞癌（HCC）が占め、肝炎ウイルスによる慢性肝炎、アルコール性肝障害、NASH（非アルコール性脂肪性肝炎）、肝硬変などを背景に発症します。

根治的治療としては肝切除が有力ですが、手術に耐えうる肝機能が保たれていることが条件。**手術適応を判断するための幕内基準では、「腹水の有無」「T-Bil（総ビリルビン）値」「ICG（インドシアニングリーン）値」の3つが基準となります。**どこまで切除できるかも、T-Bil や ICG の数値によって推奨範囲が定められています。

▶ 門脈の領域に沿って、腫瘍のある領域を切除

術式は「系統的肝切除術」が標準で、HCC での第一選択です。HCC は門脈に沿って肝内転移しやすいため、門脈で分けられた S_1 ～ S_8 の区域、または葉単位で、肝臓を大きく切除します。

一方、転移性肝がんの場合、多くは縮小手術としての「部分切除術」の対象です。HCC でも、肝機能不良例や 5cm 以下の小さな腫瘍の場合は、部分切除術の対象となることがよくあります。腫瘍が複数ある場合でも、部分切除は可能。肝機能を大幅に損なわずに済むのが最大のメリットで、最近は腹腔鏡下での手術も増えています。

術式

1 腹部を逆 L 字切開

系統的肝切除術の場合。腹部に逆 L 字切開を加え、術野を広く確保する。

2 肝門部を処理

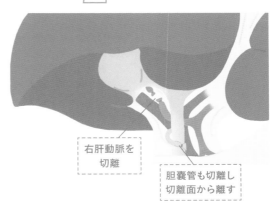

右肝動脈を切離

胆嚢管も切離し切離面から離す

肝門の胆嚢管、肝動脈、門脈を結紮切離。ついで右葉と左葉を隔てる「鎌状間膜」などを剥離して、肝臓の一部を切除できる状態に。

3 切離予定ラインに沿って、肝離断

Point

肝臓はもろく、適切に授動しないと損傷する

術前の画像検査によるシミュレーションと、術中造影超音波検査から、腫瘍の位置と周囲の脈管を確認し、切離予定ラインに沿って電気メスで切離。

代表的な系統的肝切除術

右肝切除　　後区域（右外側領域）切除
右前区域切除
　　　　右3区域切除
左外側区域切除
　　　左肝切除
　　左3区域切除

区域切除と葉切除がある。もっとも広範囲の切除は「右葉切除」で、事前に「PTPE」（→P161）をおこなって残肝容積を増やすこともある。

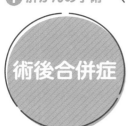

術後合併症

術後出血や胆汁漏、肝硬変例での肝不全に注意

肝臓は血流豊富な臓器で、肝内胆管もすみずみまでいきわたっています。手術で結紮、止血しても、術後に出血が起きたり、胆汁がもれ出ることも。ドレーン排液の観察で早期発見に努めましょう。

血流豊富で脈管も多い臓器。出血や胆汁漏が起きやすい

肝臓には脈管がすみずみまで張り巡らされているため、切離部位から血液や胆汁がもれ出てきやすい。

術後出血

多くは48時間以内に発症。血性排液や発熱に注意

術中に止血した血管から再度出血したり、肝臓の離断面から組織が脱落して出血することがある。術後48時間以内に起こることが多く、離断面に留置したドレーンから血性排液が出てくる。出血量が多いとショックに陥りかねず、血圧・脈拍数・呼吸数などのバイタルサイン、腹痛などの症状の有無もあわせて確認し、医師に報告を。

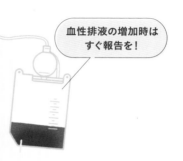

血性排液の増加時はすぐ報告を！

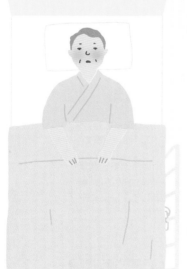

術後出血の全身の徴候

血圧低下
脈拍数増加
尿量減少
呼吸状態の変化
腹痛
腹部膨満　など

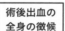

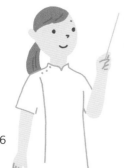

排液と全身状態をセットで見ましょう！

胆汁漏（たんじゅうろう）

術後3日間は、排液の色と総ビリルビン値をチェック

胆管断端や離断面にある小胆管から、胆汁がもれ出す。排液が茶褐色がかっていないか、腹痛や発熱などがないか確認を。術後3日目以降に、排液中のT-Bilが血清T-Bilの3倍以上あるか、ドレナージを要する胆汁性液体貯留があれば、胆汁漏と診断される。胆汁漏は術後1週間以降に起こることもあり、ドレーン抜去後も、発熱や腹痛などに注意する。

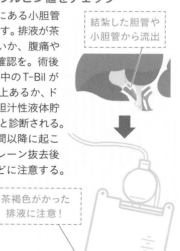

結紮した胆管や小胆管から流出

茶褐色がかった排液に注意！

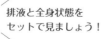

▶ ノードレーンなら、バイタルサインにとくに注意

　肝切除後に起きやすい合併症のひとつに、術後出血があります。肝臓は血管の塊といわれるほど、多くの血管が走行しているためです。離断面の血管は、結紮や熱凝固などで完全に止血しますが、術後の血圧上昇などで再び出血してしまうことがあります。

　術後出血の徴候はドレーンからの血性排液で、とくに術後48時間は注意深く観察を。ドレーンを留置していない場合、またドレーンを抜去した後は、腹痛などの症状がサインです。血圧低下や脈拍数増加、呼吸状態の変化なども見られたら、すぐ医師に連絡し、指示を仰ぎましょう。

　胆管断面などから胆汁がもれる「胆汁漏」が起こることもあり、ドレーン排液の色の変化、腹痛や発熱などの徴候から気づけます。

▶ 大腸がんの肝転移では、化学療法の影響も受ける

　原発性肝がんの場合、何らかの肝疾患から肝がんを発症している人がほとんど。切除によって肝臓の一部を失うことで、肝機能はさらに低下します。とくに注意を要するのは、術前からの肝硬変例です。**残肝機能を見て手術に臨みますが、それでも術後に肝不全を起こす例はゼロではありません。**術後は定期的に血液検査をおこない、肝機能を確認するほか、腹水や黄疸、高ビリルビン血症などに注意を払います。

　また肝がんの手術では、大腸がんの転移例も多く見られます。その場合、腫瘍を少しでも小さくするため、術前化学療法（FOLFOX6療法6コースなど）を実施することがよくあります。その影響で、肝機能がさらに低下することもあり、術前〜術後までの継続的な観察が不可欠です。

肝硬変例ではとくに、術後の肝不全にも注意

すでに肝硬変に陥っている場合、術後肝不全に至るリスクがある。以下の症状、変化に注意して。

NH3上昇
術後3日目までは血液検査を必ず実施。必要ならNH3を追加で調べ、上昇していないか見る。

黄疸
肝臓で代謝しきれなかったビリルビンが血液中で増加し、白目や皮膚などが黄色くなる。

尿量減少
術直後は減少するのが普通だが、2、3日後も戻らないときは肝硬変の悪化を疑う。

腹水
腹部膨隆や体重増加が徴候だが、聴打診をしていれば、濁音から早期に気づける。

浮腫
指で押した後、数秒たってももとに戻らない「圧痕性浮腫（あっこんせいふしゅ）」が特徴。左右差はない。

先輩ナースのアドバイス

最近では少ないものの、アセスメントは確実に！

　肝がんの手術適応は、残された肝機能を十分に調べて決定するもの。手術手技の進歩もあり、術後の肝不全はいまではほとんど見かけない。とはいえ、手術を受ける人の多くは高齢者。予想外の肝機能低下も考えられ、広範な肝切除後はとくに、確実なアセスメントが必要と考えて。

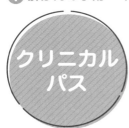

クリニカルパス

入院日数は10日間前後。術後3日目ごろにドレーンも抜ける

肝がんの手術の入院期間は、肝胆膵領域のなかでは比較的短めです。ただし合併症が起きれば入院が長期化しますし、術前のPTPE（→P161）が必要なら、計2回の入院となることもあります。

術後合併症がなければ、入院期間は短期で済む

がん研究会有明病院 クリニカルパス

入院期間は10日前後が基本。制限は比較的少なく、ドレーンも術後3日目ごろに抜去できる。

病日 / 月日	入院　　月　　日	手術前日　　月　　日	手術当日　　月　　日（手術室入室予定時間：　時　分）
検査・準備	●必要に応じて採血をおこないます〈準備していただくもの〉●腹帯3枚（マジックテープタイプ）●ペーパーショーツ（手術室に履いていく青いパンツ）●履くタイプ式紙オムツ1枚入り1セット●テープタイプ式オムツ2枚入り1セット ※1階・5階のコンビニで購入できます。1つの袋にまとめ、名前シールを袋に貼ってください。 購入したシートは保管してください	●爪を切り、マニキュアやペディキュアをしている方は落としてください ●指輪、ピアス、つけまつ毛やエクステ、つけ爪、湿布をしている方は外してください ●男性はひげを剃ります	〈手術前〉●洗顔をおこない、洗顔後は化粧水やクリームなどはつけないでください。身体にもクリームなどはつけないでください ●入れ歯、腕時計、コンタクトレンズを外してください ●髪の長い方は、ピン類を使用せず低い位置で飾りのないヘアゴムでまとめてください ●貴重品はご家族にお渡しください ●時間になりましたら手術着に着替えます。紙パンツのみ着用してください ●ご家族の方は手術予定時間の1時間前までにご来院ください。手術は予定時間より前後する場合があります ●ご家族、看護師とともに歩いて手術室へ移動します　〈手術後〉●レントゲンをとります
検温	●1日2回、検温をおこないます	→	●検温をします ／ ●血圧計・心電図モニターをつけ、適宜検温をします
測定	●血糖測定をおこないます	●体重測定をおこないます ●血糖測定をおこないます	●適宜血糖測定をおこないます
処置		●おなかの毛を剃り、お顔の汚れをとります（処置後にシャワーを浴びてください）	●手術中に背中から痛み止めの管を入れてきます ●手術中に鼻から胃まで管を入れます（手術後に管は抜けます） ●おなかに管が入ります ●足にフットポンプ（血栓予防のためのマッサージ機のようなもの）を装着します ●必要時ガーゼ交換をします
点滴・薬	●持参されたお薬は看護師または薬剤師にお渡しください。お薬については医師の指示に従ってください	●必要に応じて点滴をおこないます ●朝昼食後に利尿剤の内服があります ●14時に下剤を飲みます ●21時に下剤を飲みます ●眠れないときは、睡眠剤の内服ができます。看護師にご相談ください	●6時30分に利尿剤の内服があります。その他、医師より薬の内服の指示がある場合は、少量の水で内服してください	●持続的に点滴をおこないます ●痛みがあるとき、眠れないときはお知らせください。状況に応じて薬を使用します
酸素吸入			●酸素吸入をします ●状態に応じて必要時おこないます
呼吸訓練	●呼吸機能回復訓練器（コーチ2®）は毎日練習しましょう。1回の練習で5～10回が目標です	→	●手術後は麻酔の影響で期間に分泌物が多くなり、痰を出しにくい状態になることがあります。両手で傷を押さえ、息を深く吸い込み、咳をするようにすると痰を出しやすくなります。痰はすぐに外へ出しましょう ●できるだけ深呼吸をしましょう。肺が拡がることで、肺炎予防になります
安静度	●制限はありません		●ベッド上安静です（手足を動かしたり、横を向くことはできます）。ひざの屈伸、足首・指の曲げ伸ばしは術後合併症の予防になります
食事	●制限はありませんが、医師の指示により、食事の内容が変わることがあります	●朝から経口栄養剤になります。飴、ガム、果実の入っていないジュース、お茶、スポーツドリンクは飲んでもかまいません。牛乳は飲めません ●血漿消失測定法（K-ICGテスト）を受けられる方は水以外は飲まないでください（水以外の水分は検査に影響するため、検査終了まで飲まないでください） ●麻酔科医の指示により、前日20時から手術へ向かう3時間前までにOS-1®とアルジネードウォーター®を飲みます ●21時以降は何も食べないでください	●手術前は何も食べないでください	●水分、食事は指示があるまで摂取できません
清潔	●シャワー浴ができます	●シャワーを浴び、洗髪もおこないましょう。シャワー後は身体にクリームなどはつけないでください。消毒薬をはじいたり、テープ類がつかなくなります	●手術室へ向かう1時間前に歯磨きをおこないます	●熱が出た後、汗をかいた場合は看護師が身体を拭きます ●水は飲めませんがうがいはできます。看護師にお知らせください
排尿			●手術中に尿を出すための管が入ります
排便	●便の回数を確認します		
説明・指導	●転倒予防のDVDを観ていただきます（初回入院の方）●コーチ2®のDVDを見ます。練習を始めていただきます。手術前から練習し呼吸筋を鍛えることで、肺合併症予防になります	●主治医、麻酔科医より手術の説明があります。同意書に署名をし、医師または看護師にお渡しください（主治医からの説明はご家族の同席が必要です）●麻酔科医の説明は時間が決まっておりませんので、なるべくお部屋でお待ちください。手術前日が休日の場合は、休日に麻酔科医の説明があります。また、眠れない時は麻酔科医にお申し出ください ●看護師より手術室へ入るまでの説明があります ●手術後はお部屋が変わる場合がありますので、荷物をまとめていただきます	

▶術前・術後ともに、制約は多くない

手術の2日前に入院することが多く、手術前日は朝から固形食を中止し、21時以降は絶食となります。術後は、翌日からジュースを飲むことができ、手術後3日目には半固形食が始まります。経過が順調なら、このころにはドレーンも尿道カテーテルも抜去できます。

開腹・腹腔鏡下ともに、消化管切除と比較すると制約は少なく、順調なら10日前後で退院できます。ただし胆汁漏などが生じた場合などは、入院期間が1か月以上になることもあります。

▶体重測定は必須で、退院後も続けてもらう

手術侵襲を受けると、血管内の水分が細胞間質に移行します。しかも肝切除後は、術前以上に肝機能が低下し、アルブミン合成能も低下。術後の体液量が過剰になる傾向があります。

そのため入院日から利尿薬の服用を開始し、In-Outバランスを見て、輸液量を術後までコントロールしていきます。

水分貯留の指標として重要なのが尿量ですが、体重も有効な指標です。入院時から毎日、体重を測定し、退院後も継続してもらいます。

	術後1日目 月 日	術後2日目 月 日	術後3日目 月 日	術後4日目 月 日	術後5日目 月 日	術後6日目 月 日	術後7日目 月 日	術後8日目 月 日	術後9〜10日目 月 日
	・回診時、医師が診察とガーゼ交換をおこないます ・ガーゼが汚れている場合やテープがとれたときには看護師にお知らせください ・手術後3日目ごろに背中の痛み止めと尿の管が抜けます（手術後の状況によって変わります） ・必要に応じて血液レントゲン検査があります（検査がある場合は前日の夜にお知らせします） ・おなかの管は医師が抜きます					・血液検査、レントゲン検査があります （検査がある場合は前日の夜にお知らせします） ・必要時ガーゼ交換をします			
	・状態に応じて検温をおこないます →→→					・必要時検温をおこないます			
	・体重測定をおこないます →→→ ・血糖測定をおこないます（術後5日目までの予定ですが、状況に応じて変わります）→→→					・毎朝、朝食前に体重測定をおこないます			
	・点滴をおこないます ※痛みがあるとき、眠れないときはお知らせください。状況に応じて薬を使用します			・必要に応じて点滴をします		・点滴は終了です。指示に応じて内服薬があります			
	・朝に酸素を外します（状況に応じて続く場合があります）					・コーチ2®で積極的におこなってください。1回の練習で5〜10回が目標です			
	・状況に応じておこなう場合があります →→→								
	・コーチ2®での呼吸訓練をおこないます。1日3セットはおこなってください ・手術後は麻酔の影響で、肺の換気が十分におこなわれなくなっています。深く息を吸い、ゆっくり吐き出す深呼吸をおこないましょう								
	・看護師とともに、ベッド上で座ることから始めて起立練習、歩行練習をします	・歩行練習をします	・制限はありません →→→			・制限はありません			
	・朝から毎食ジュースのみ出ます。水分制限はありません	・毎食ジュースが出ます。水分制限はありません	・半固形食が始まります	・五分粥が始まります	・全粥が始まります	・退院まで全粥食です。常食をご希望の方は、医師・看護師へお知らせください			
	・看護師が身体を拭きます。熱が出た後や汗をかいた後も身体を拭きます。お知らせください ・状況に応じて洗髪もできます ・1日3回、歯磨きをおこなってください（肺炎予防になります）		・おなかに管が入っている場合でも、医師の許可によりシャワー浴ができます ・状態に応じて、看護師が身体拭きや洗髪をおこないます ・1日3回、歯磨きをおこなってください			・シャワー浴ができます。 体調が悪い場合は、身体拭きをおこないます ・歯磨きをおこなってください			
	・尿を出すための管が入っています		・背中から入っている痛み止めが抜けた後に、尿の管を抜きます。 尿の管が抜けた後、尿量を計測していただきます			・尿量を計測していただきます			
	・排ガスの有無、排便の回数を確認します →→→					・排ガスの有無、排便の回数を確認します			
	・必要時に検査の説明をおこないます →→→					・必要に応じて、検査の説明をおこないます			・退院の前日に、退院後の内服薬と次回の外来予約票をお渡しします

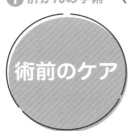

術前のケア

術前検査の結果をよく確認し、リスクを把握しておく

術前の肝機能評価は、肝がんの周術期でもっとも重要といっても過言ではありません。術後に残る肝臓の機能を考え、どこまでなら安全に切除できるかを調べ、切除範囲をシミュレーションします。

術前の肝機能検査や処置を、必ず把握しておく

耐術能がなければ、手術はできない。どこまで切るかのシミュレーションも含めて検査を徹底。

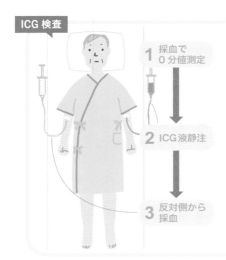

ICG 検査

1 採血で0分値測定

2 ICG液静注

3 反対側から採血

肝機能検査

ICG 検査などで残された肝機能を確かめる

ICG（インドシアニングリーン）検査は全員に実施。ICG という色素を静注し、15分後までの血中停滞率（ICG-R15）と血中消失率（ICGK）を見る。正常値は10％以下で、数値ごとに切除可能範囲のめやすがある。検査試薬（アシアロシンチ注）を用いた画像検査「Tc-GSA シンチグラフィ」も有用で、Index of Convexity が低いほど肝機能が低下している。

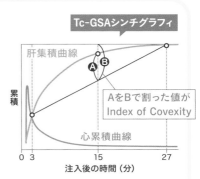

Tc-GSAシンチグラフィ

肝集積曲線

累積

AをBで割った値がIndex of Covexity

心累積曲線

注入後の時間（分）

（「Index of convexity: A novel method for assessing liver functional reserve using technetium-99m-galactosyl human serum albumin liver scintigraphy」Sato T, et al., BioScience Trends vol.11（3）：333-339, 2017 より引用）

血液検査

生化学検査はもちろん、肝炎ウイルス検査も必要

下記のような肝機能関連値は必ず見ておく。高齢者ではとくにウイルス性肝炎を背景とした肝がんも多く、肝炎ウイルスの検査も必須。手術の影響で変動しやすい HbA1c や空腹時血糖、栄養状態を示す Pre-Alb（プレアルブミン）、さらに腫瘍マーカーなどもチェック。

肝機能ではここをチェック！
- TP（血清総蛋白）　◆Alb（アルブミン）
- T-Bil（総ビリルビン）　◆D-Bil（直接ビリルビン）
- ALP（アルカリホスファターゼ）
- LDH（乳酸脱水素酵素）
- γGTP（γグルタミルトランスペプチダーゼ）
- ChE（コリンエステラーゼ）
- T-Cho（総コレステロール）

画像検査

3D-CTはシミュレーションとしても有用。腹部エコーや EOB-MRI も実施する

CT 画像を3次元画像解析すると、肝内の血流動態や残肝容積がわかる。手術を安全に進め、根治をめざすための切離ラインのシミュレーションにもなる。肝特異的造影剤を用いた MRI 検査「EOB-MRI」、ペルフルブタンを用いた造影超音波検査も、腫瘍の血行動態の把握に役立つ。

Point

残肝容積だけでなく脈管の把握にも有用

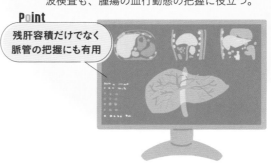

▶ 手術決定後も、いくつもの肝機能検査がある

　肝臓は再生能力が高く、切除後の残肝はもとの大きさ近くまで戻ります。ただ、術前に重度の肝機能障害があると、手術に耐えきれません。「安全に切除可能か」「どこまでなら切除できるか」を術前の肝機能検査で入念に調べます。

　代表的な術前検査としては、ICG 検査があります。ICG という色素の血中停滞率「ICG-RI5」が 10％未満なら肝機能は正常で、約 70％まで切除可能です。10 〜 19％なら肝臓の 1/3、20 〜 29％なら 1/6 までが切除可能範囲のめやすです。

　血液生化学検査での肝機能関連項目も、重要な指標です。**CT の 3 次元画像解析システムは、肝臓内の脈管分布を立体的に把握したり、腫瘍と各脈管の関係を明確にするのに役立ちます。**どこまで切除するかの最終判断も、このシミュレーションを経ておこなわれます。

▶ 基礎疾患や合併症の治療、管理も確実に

　肝臓を大きく切る系統的区域切除では、術前に「PTPE（経皮経肝門脈塞栓術）」をおこなうことがよくあります。切除予定区域に血液を送る門脈の流れを止めて、残肝に血液が多く届くようにする方法です。残肝の肥大化を CT 検査で確認してから、平均 4 週間後をめどに手術。これにより、術後の肝不全を防げます。

　肝機能障害により低下した、代謝機能の評価と改善も欠かせません。**インスリンに反応しにくくなる「肝性糖尿病」などがあれば、HbAIc 7.0％以下にコントロールします。**

　栄養療法も重要です。手術予定患者には全例、免疫機能を賦活化する経腸栄養補助食品を 2 週間前から摂取してもらいます。また肝硬変により胃食道静脈瘤が生じている場合は、内視鏡治療などで対処しておきます。

広範囲の切除時は、術前に「PTPE（経皮経肝門脈塞栓術）」を実施

切除予定区域を萎縮させ、残る組織が再生されて大きくなるのを待ってから手術する。

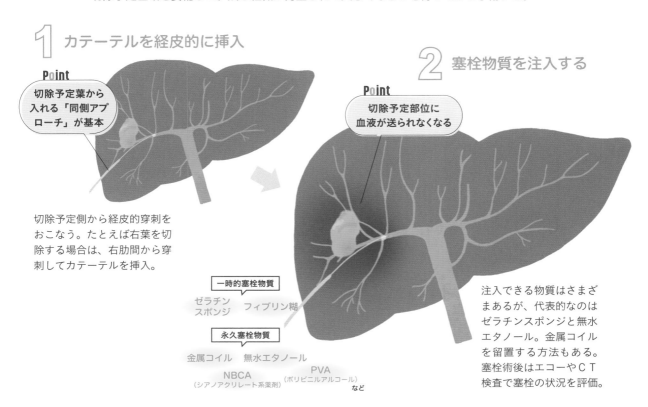

1 カテーテルを経皮的に挿入

Point
切除予定葉から入れる「同側アプローチ」が基本

切除予定側から経皮的穿刺をおこなう。たとえば右葉を切除する場合は、右肋間から穿刺してカテーテルを挿入。

2 塞栓物質を注入する

Point
切除予定部位に血液が送られなくなる

一時的塞栓物質
ゼラチンスポンジ　フィブリン糊

永久塞栓物質
金属コイル　無水エタノール
NBCA（シアノアクリレート系薬剤）　PVA（ポリビニルアルコール）　など

注入できる物質はさまざまあるが、代表的なのはゼラチンスポンジと無水エタノール。金属コイルを留置する方法もある。塞栓術後はエコーやCT検査で塞栓の状況を評価。

術直後の ケア

循環動態の変動、排液の色の変化を見逃さない

肝がんの手術直後は、「意識」「呼吸」「循環」の基本のモニタリングとともに、In-Out バランスや電解質バランスにも注意。ドレーンが複数留置されていることも多く、その把握も欠かせません。

肝切除後はとくに、In-Outバランスの確認が重要

低栄養での経管栄養例では、その水分摂取量も体液バランスに影響する。

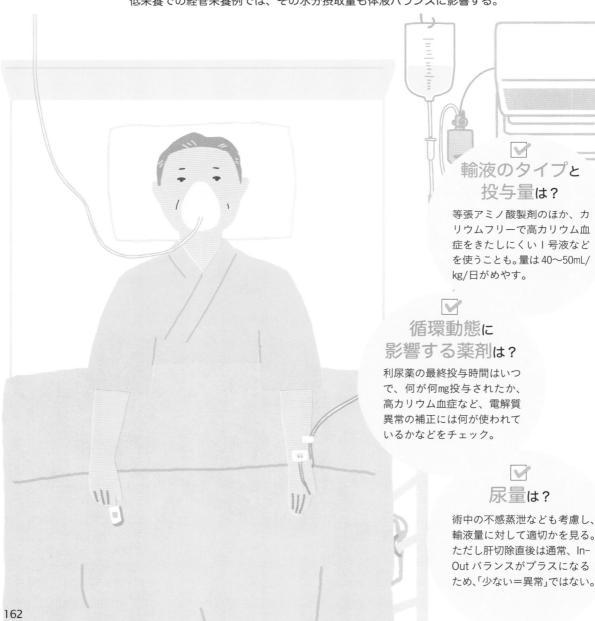

☑ **輸液のタイプと投与量は？**

等張アミノ酸製剤のほか、カリウムフリーで高カリウム血症をきたしにくい1号液などを使うことも。量は 40〜50mL/kg/日がめやす。

☑ **循環動態に影響する薬剤は？**

利尿薬の最終投与時間はいつで、何が何mg投与されたか、高カリウム血症など、電解質異常の補正には何が使われているかなどをチェック。

☑ **尿量は？**

術中の不感蒸泄なども考慮し、輸液量に対して適切かを見る。ただし肝切除直後は通常、In-Out バランスがプラスになるため、「少ない＝異常」ではない。

ドレーンの留置位置から、起こりうる異常を考える

術直後から、「どこに」「何が」「何のために」留置されているか理解して見ていく。

系統的肝切除術の場合

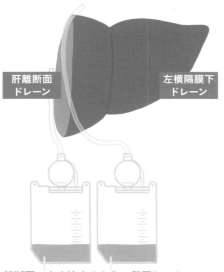

肝離断面ドレーン

左横隔膜下ドレーン

離断面に広く接するように留置し、ウィンスロー孔を通して横隔膜下にも留置。出血や胆汁漏の情報をキャッチする。通常は低圧持続システムで、一定の圧で吸引をかける。

肝部分切除術（切除部位多数）の場合

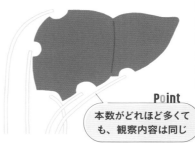

SSI予防の観点から、部分切除では通常、留置しない。ただし多数の部分切除例では侵襲も大きく、各離断面に留置する。

Point

本数がどれほど多くても、観察内容は同じ

観察のポイント

排液の量は？
急に増えたら危険。色とともに観察し、出血、胆汁漏の可能性を考える。

ドレーンの固定は？
Ω（オメガ）留めで固定されているか、ナートがゆるんだり外れていないかを見る。

排液の色、性状は？
血性排液や、茶褐色がかった排液に注意。濁りや悪臭は感染の徴候。

屈曲や閉塞の有無は？
量が少ないときはまず最初に、ドレーンの屈曲や閉塞がないか確かめる。

▶ **肝臓の血流量をいかに保つかが肝心**

　帰室したら、意識レベルの確認、呼吸状態、循環動態などの、術直後のアセスメントを確実に実施します。肝切除術の場合、とくに留意しておきたいのが、In-Outバランスの確認です。

　術直後は血管透過性の亢進などで、循環血液量が減ります。そのままでは各臓器の灌流量を保てず、残肝の再生にも悪影響。そのため輸液で水分量を補いますが、多すぎると全身の臓器で浮腫が起き、回復が遅れます。

　適切な輸液量は40〜50mL/kg/日がめやすですが、肝機能障害の程度に応じて減らします。尿量やドレーンの排液量はつねに正確に測定し、循環血液量減少や過剰輸液を防ぎましょう。**術直後は高カリウム血症も起きやすいため、血液検査の結果を随時確認し、上昇時は医師に相談します。**

▶ **血性の排液、茶褐色がかった排液は、すぐ報告**

　気をつけたい術後合併症に、術後出血と胆汁漏があります。肝切除術では、肝臓の離断面に沿って、直接はふれないようドレーンを留置します。**離断面で結紮した血管や胆管から、あるいは露出した微小な血管や胆管から、血液や胆汁がもれ出ることがあるためです。**

　術後3日間は排液の検体検査をおこないますが、それだけでは不十分。検査値の異常が出る前に、色と量の変化にいち早く気づき、体内で何が起きているか予測しましょう。**術直後は血液が多少含まれていますが、通常は淡血性に変化し、量も減っていくもの。反対に血性排液が増加したときは、術後出血と考えていいでしょう。**胆汁漏の場合は、茶褐色がかった排液がサインです。

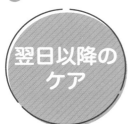

3日目以降に多い発熱や、体液量の変動に注意

経過が順調なら、術後3日ごろにドレーン類を抜去できます。ただ、突然の発熱などの急変が見られやすいのも、このタイミング。ドレーン抜去後も油断せず、全身のモニタリングを続けます。

術後3日目以降に、突然の発熱をきたすことがある

術直後～術後1、2日目は安定していても、3日目ごろに突然の高熱が認められることがよくある。

☑ **CRP値上昇などの炎症反応が出ていない？**
血液検査でCRP値上昇、白血球数増加などの炎症反応が認められたら、感染を疑う。

☑ **排液が減少、または茶色っぽく変化していない？**
排液量の減少は、ドレーンの留置位置のずれを疑って画像検査で確認。茶系の排液なら感染を疑う。

☑ **その他の感染徴候はない？**
原因究明には全身の観察が必要。発熱、腹痛のほか、呼吸数・脈拍数増加などがないかも見る。

↓

医師に報告後、腹部エコーやCT検査へ
感染疑いならすぐ医師に伝える。画像検査でドレーンの位置の確認、胆汁漏やそれによる腹腔内感染などの有無を見る。

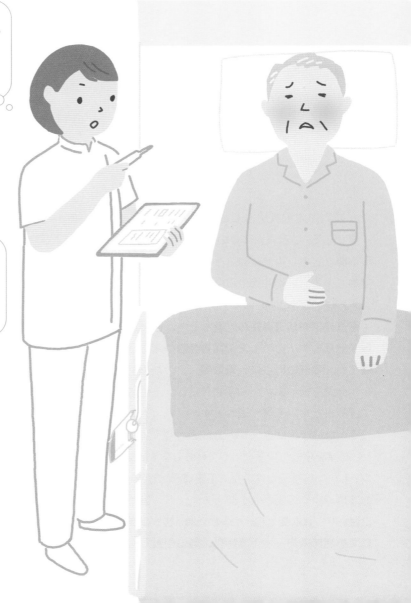

▶肝切除後は、循環動態の変動が続く

　循環動態の変動は、手術翌日以降も続きます。**通常、In-Out バランスがプラスになることが多いため、翌日から利尿薬を再開しますが、それによる尿量の変動なども継続して見ていきます。**尿道カテーテルの抜去後も、尿量の測定は退院まで継続してください。バイタルサインも、最低でも１日３回は測定します。

　排液の検査は、術後３日間は毎日おこない、ビリルビン値が上昇していないか確認します。色や量の変化も、継続的に観察。**合併症の疑いがなければ、術後３日目以降に抜去しますが、その後も胆汁漏（たんじゅうろう）などが起こる可能性はあります。**急な腹痛や発熱が見られたときは、腹腔内で何らかの異常が起きていると考え、バイタルサインとともに医師に報告しましょう。

▶３日目から食事開始。許可が出たらシャワー浴も

　回復が順調なら、術後３日目には普通の生活に近づきます。**術後２日目までは毎食ジュースのみですが、３日目からは半固形食に。その後は五分粥、全粥と食上げします。**消化管切除ではないので、希望があれば常食にもできます。

　シャワー浴も、医師の許可があればドレーン抜去前にも可能となります。全身状態がよくなく許可が出ない場合は、清拭や洗髪、部分浴で、少しでも快適に過ごしてもらえるようにします。

　硬膜外カテーテルや尿道カテーテルもこの時期に抜けます。それまで以上に積極的に、歩行訓練などに取り組んでもらいましょう。ただし、尿道カテーテルがとれても尿量の計測は必要。体液量の変動を継続的に確認するためです。体重測定も１日１回必ずおこなってもらいます。

「体重」「尿量」「浮腫」を見ながら、体液量をコントロール

肝切除後は浮腫が起きやすい。体液量の経時的変動を頭に入れて、全身を見よう。

術直後〜

増加した体液を、利尿薬で排出

手術の侵襲、肝切除によるアルブミン合成能の低下により、血管から細胞間質に血漿が移行し、体液量が増える。そのため手術翌日から利尿薬の服用を再開する。一方で輸液も必要なため、輸液量とのバランスが重要。

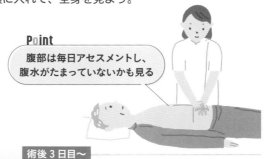

Point
腹部は毎日アセスメントし、腹水がたまっていないかも見る

経口可能になったら、内服薬に切り替えを

スピロノラクトン（㊞アルダクトンA）

フロセミド（㊞ラシックス）

術後３日目〜

リフィリングで体液量増加

リフィリングにより体液量が戻ってくる。ただし術前からの肝機能障害と肝切除の影響で、水分が貯留しやすいことは変わりなく、利尿薬は継続使用。肝機能障害が重度なほど、リフィリングは遅れる。
このタイミングでは突然の不整脈も注意し、脈拍測定時にリズム不整の有無を見る。

術後５日目前後〜

体重が−2kgになったら、利尿薬中止

炎症反応が落ち着くとともに、体液量が徐々に安定。術前の体重より２kg減ったら、利尿薬を中止できるタイミング。体重が減らず腹水がたまるときは、ドレナージで対処することもある。

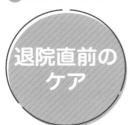

退院直前の ケア

退院後も浮腫になりやすい。体重測定や食事、水分摂取の指導を

入院期間は比較的短いものの、退院後も、術前からの肝機能障害の治療は続きます。肝切除の影響で浮腫などの症状も出やすく、体重測定、食事、水分摂取などのセルフケア支援が欠かせません。

▶ 大きな生活制限はないが、自己管理は必要

肝切除をすると、退院後も浮腫が起きやすい状態が続きます。**体重測定は退院後も毎日続け、「体重が何kgになったら利尿薬中止（あるいは減量）」という指示を守るよう、服薬支援も含めた退院指導をします。**

「むくみが出るから水分を控えよう」という人もいますが、脱水に陥りやすいことを伝え、1日の水分摂取量のめやすを指導します。**食事中の塩分を控えめにすることも、浮腫の改善に有効です。**

また、入浴で湯船に浸かると感染のおそれがあるため、次回の外来時まではシャワー浴にするよう、忘れず指導してください。

生活全般で大きな制限はありませんが、退院後しばらくは、疲れやすくなります。職場復帰や運動、趣味などの活動を再開するときは、こまめに休息をとるなどの調整も必要です。

▶ 慢性肝炎、肝硬変の治療は術後も続く

肝がんを切除しても、慢性肝炎などの肝機能障害が治ったわけではありません。退院後の治療継続についても説明、支援が必要です。

とりわけ重要なのが栄養療法で、退院後にまた低栄養に陥る人もいます。食事をつくる家族にも来院を依頼し、本人の嗜好もふまえた改善法を管理栄養士に指導してもらいます。必要なら経腸栄養経口剤、BCAA（分岐鎖アミノ酸）製剤なども退院時に持ち帰ってもらいます。

禁酒・禁煙の継続も重要です。肝臓に負担がかかるうえ、がん再発のリスクとなることを伝えます。術後は血糖値の変動も起こりやすいため、糖尿病を併発している人では、服薬による血糖値コントロールも継続してもらいます。

肝硬変例では合併症にも注意しましょう。黄疸、腹水、発熱などの徴候があればすぐ受診してもらいます。

頻度は高くないが、退院後の合併症にも注意

入院期間が比較的短いぶん、退院後に晩期合併症が起こるリスクもあることを伝えておこう。

肝不全 の徴候

倦怠感や体重増加、腹水などがサインとなる

残肝が十分に再生せず、肝不全に至ることもまれにある。黄疸や腹水などの顕著な症状はもちろん、倦怠感や浮腫による体重の増加、出血傾向などもサインとなる。

胆汁漏 の徴候

腹痛や発熱が続く。SSIを合併していることも

退院後に胆汁漏が現れることもある。ごく微量なら気づかぬうちに自然治癒することも多いが、腹痛や発熱が続くときは感染のおそれがあり、すぐ受診してもらう。

腸閉塞 の徴候

強い腹痛や腹部膨満感、嘔気などの症状に注意

腸管の癒着により内容物が停滞し、強い腹痛や腹部膨満感、便秘などが生じる。腸の手術でなくても起こりうること、数年後まで発症の可能性があることを伝える。

「食事」「水分」「体重」管理のほか、肝硬変の悪化にも注意

最近では NASH（非アルコール性脂肪性肝炎）から肝硬変、肝がんに至る人も多く、生活指導は不可欠。

食事の指導

塩分を控えつつ、エネルギー量は十分に

食べてはいけない食品はないが、浮腫の原因となる塩分のとりすぎに注意する。摂取エネルギー量が不足しないよう、食欲がないときは経腸栄養剤、市販の栄養補助食品をとる、間食でエネルギー補給するなどの工夫を。
肝臓の再生を促す、良質の蛋白質も意識して毎日とってもらう。

Point
良質の蛋白質を意識してとる

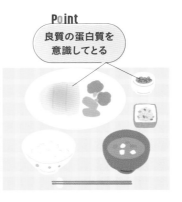

水分摂取の指導

浮腫が起きやすい一方で、脱水にも注意が必要

浮腫をおそれて水分摂取を控えると、脱水に陥る。
「食事以外から1日1.5L摂取」などの具体的なめやすを伝え、ペットボトルで量を把握して飲むなどの工夫も提案。

体重測定の指導

浮腫とともに、体重が増えていたら危険

体重は、食事内容や水分量、体調とともに記録し、次回来院時に持参してもらう。なお、体重が急激に増加し、浮腫も悪化しているときは、肝機能障害の悪化と考えて受診を。

Point
体調とともに記録し、外来に持参してもらう

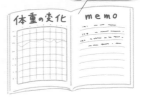

体重の変化　memo

肝硬変例での注意点

非代償性肝硬変で手術を受ける人もいる。術後も栄養療法などを確実におこなってもらう。

LES
（就寝前補食療法）

肝臓のグルコース合成能低下のため、夕食から翌朝食までの絶食が、健康な人の数日の飢餓に匹敵。夜間の低栄養を防ぐため、就寝前に150〜200kcalを補給してもらう。

排便コントロール

肝硬変患者はただでさえ、血中のアンモニア量が増加しやすい状態。便秘によるさらなる悪化を防ぐため、十分な水分摂取、下剤服用などの排便コントロール法を指導する。

アミノ酸・代謝異常の是正

肝機能低下により、分岐鎖アミノ酸（BCAA）と芳香族アミノ酸（AAA）のバランスが崩れた「アミノ酸インバランス」であれば、BCAA製剤を退院時処方されることもある。

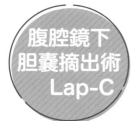

腹腔鏡下胆嚢摘出術 Lap-C

胆嚢結石などで炎症を起こした胆嚢を摘出

胆嚢摘出術は、手技がシンプルで侵襲の小さい手術です。そのぶん、消化器外科病棟に配属後、初期に担当になることも多いはず。術式の基本をおさらいし、術後の適切なケアにつなげましょう。

ほとんどが腹腔鏡下手術で、手術時間は1〜2時間

切除範囲がごく限定的なため、腹腔鏡下での短時間の手術で済む。

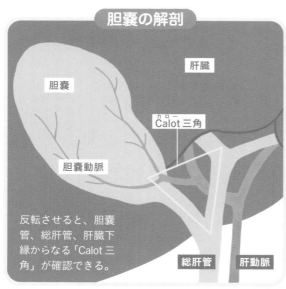

胆嚢の解剖

肝臓

胆嚢

Calot三角

胆嚢動脈

総肝管 / 肝動脈

反転させると、胆嚢管、総肝管、肝臓下縁からなる「Calot三角」が確認できる。

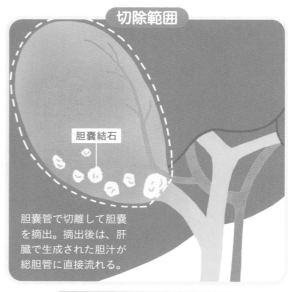

切除範囲

胆嚢結石

胆嚢管で切離して胆嚢を摘出。摘出後は、肝臓で生成された胆汁が総胆管に直接流れる。

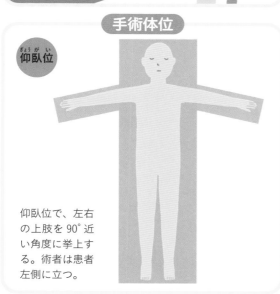

手術体位

仰臥位（ぎょうがい）

仰臥位で、左右の上肢を90°近い角度に挙上する。術者は患者左側に立つ。

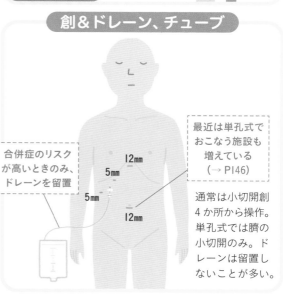

創&ドレーン、チューブ

合併症のリスクが高いときのみ、ドレーンを留置

最近は単孔式でおこなう施設も増えている（→ P146）

12mm
5mm
5mm
12mm

通常は小切開創4か所から操作。単孔式では臍の小切開のみ。ドレーンは留置しないことが多い。

▶ 発症後 72 時間以内をめどに、手術で摘出

　胆嚢は、肝臓で生成された胆汁を貯蔵する場所。この胆嚢内に、コレステロール結石やビリルビン結石などができると、ほぼ全例で胆嚢壁に炎症が起きます。急性胆嚢炎は強い右季肋部痛が特徴で、多くは胆嚢摘出術の適応です。

　合併症のない「軽症」例では、炎症を抑える薬物療法後、待機手術をおこないます。再燃を防ぐため、発症後 72 時間以内の手術が推奨されています。 穿孔などの局所的合併症がある「中等症」、臓器障害で全身管理が必要な「重症」では、胆嚢ドレナージを要することもあります。

▶ 術中は、胆管損傷に注意が必要

　胆嚢摘出術は通常、創が小さく回復が早い腹腔鏡下でおこなわれます。 臍部および上腹部に４つのポートを留置しますが、最近は臍部だけ切開する単孔式も増えています。

　手術のポイントは、総肝管、胆嚢管、肝臓下縁で囲まれ、胆嚢動脈が走る「Calot 三角」を注意深く剥離することです。胆嚢管と胆嚢動脈が露出したら、これを切離して胆嚢を摘出します。

　合併症がなければ、１〜２時間で終わる簡単な手術ですが、胆管損傷による胆汁漏を起こさないよう、十分な注意が必要です。

Part4 肝・胆・膵手術の周術期ケア｜胆石・胆嚢炎の手術 ● 腹腔鏡下胆嚢摘出術 Lap-C

術式

1 腹部にポートを留置

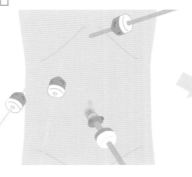

臍部に12mmのカメラポート、上腹部に５mmの操作用ポートを留置する。

2 Calot 三角を剥離＆胆嚢管を切離

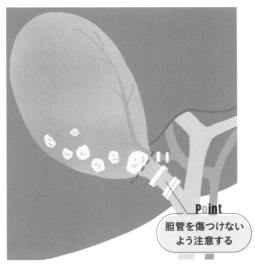

Point
胆管を傷つけないよう注意する

胆嚢底部と胆嚢頸部を把持し、胆嚢周囲の癒着を剥離。胆嚢漿膜を切開して Calot 三角の視野を広げ、胆嚢管を切離。

3 胆嚢動脈を切離＆胆嚢摘出

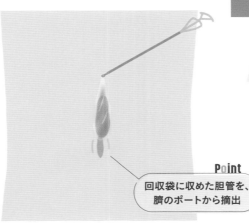

胆嚢動脈をクリッピングして切離。胆嚢床（胆嚢と肝臓が接する面）の結合組織を切離し、小切開部から胆嚢を体外に取り出す。

Point
回収袋に収めた胆管を、臍のポートから摘出

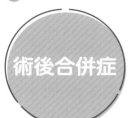

術後合併症

術中の胆管損傷で、胆汁漏が起きることがある

胆嚢摘出術は、消化器外科手術のなかでも手技がシンプルで、合併症も多くありません。ただ、診断時すでに中等症、重症の場合は、術後の合併症のリスクも高く、入念にモニタリングします。

頻度は低いが、見落とすと危険な合併症

合併症がなければドレーンを留置しないため、観察力がものをいう。基本のアセスメントを徹底して。

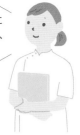

見落とすと腹膜炎に
至るなどして、
たいへん危険です!

胆管損傷

**炎症による、周囲組織への癒着が
リスクとなる**

胆嚢が肝臓と接する面（胆嚢床）などに強く癒着しているときに起きやすく、剥離の際に胆管が傷つく。術中に損傷に気づいたらTチューブなどでドレナージするか、損傷がひどければ胆道再建を検討。
また炎症や癒着が強い場合は、胆嚢動脈の血流量も多く、血管の損傷による術後出血にも注意が必要。

胆汁漏

**発熱や腹痛、その他
バイタルサインの変動に注意**

胆管損傷や胆嚢壁の損傷などで胆汁がもれると、腹腔内で感染を起こし、腹腔内膿瘍や腹膜炎に至る危険もある。茶褐色がかった排液や、発熱や腹痛などの症状がサインとなる。
ドレーン留置例では胆汁をドレナージしながら回復を待つことが多いが、ドレーンがない場合、改善しない場合は内視鏡的経鼻胆道ドレナージ（ENBD）などを検討。

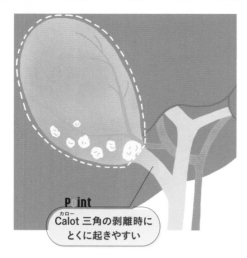

Point

Calot三角の剥離時に
とくに起きやすい

ドレーン留置例では
茶褐色がかった排液が出る

ノードレーンなら、
発熱や腹痛がサイン

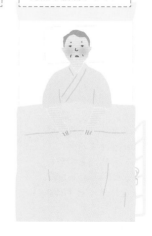

▶ ドレーンがなくても、症状などから早期に発見

頻度の低い合併症ではありますが、術中に胆管損傷を起こし、胆汁漏を引き起こすことがあります。胆汁漏は、腹腔内膿瘍の原因になり、さらには腹膜炎などを起こす危険性があります。

胆管損傷が多いのは、Calot三角を剥離したり、胆嚢を胆嚢床から剥離するとき。術後は、術中記録をよく確認し、もしドレーンが留置されていればその理由も確かめておきましょう。

ドレーンがあれば、排液の色や量から胆汁漏に気づけますが、ない場合は、発熱や腹痛などの症状がないかをよく観察します。胆汁漏による感染が起きていれば、呼吸数・脈拍数増加など、バイタルサインの変化も認められます。

またまれに、胆嚢管に胆石が残存して、数か月後以降に感染が起こることもあります。

▶ 一般的な疾患だが、重症例では危険度が高い

胆嚢炎はよく見られる疾患ですが、中等症、重症では油断は禁物。**中等症の合併症としてよく見られるのは胆嚢の穿孔で、強い炎症により胆嚢壁への血流が阻害され、組織が壊死して胆嚢壁に孔が開きます。その結果、胆汁がもれ出て腹腔内で感染を引き起こし、胆汁性腹膜炎に至ることも。**これにより「循環障害」「意識障害」「呼吸機能障害」「腎機能障害」「肝機能障害」「血液凝固異常」のいずれかが見られるのが、重症。予後不良因子としては「糖尿病」「高齢」「男性」などがあげられます。

このような例ではすぐに緊急手術をおこなうか、胆嚢内の膿性の胆汁をドレナージしてから、すぐ手術します。**術後は入念なドレーンの観察、全身状態のモニタリングが求められます。**

術前に合併症、急性増悪があれば、よりハイリスク

上の3つは中等症に多い合併症。さらに重症に至る例は胆嚢炎全体の6.0%とされ、けっして少なくない。

合併症＆併存病態

胆嚢穿孔

胆嚢壁への血流が阻害されて起こることが多い

炎症により胆嚢壁への血流が滞り、組織が壊死。胆嚢壁に孔が開いて胆汁がもれる。感染を起こすと胆汁性腹膜炎となり、緊急手術の対象。

胆嚢周囲膿瘍

胆嚢穿孔などで感染が周囲に広がって生じる

胆汁漏などで感染が起きて胆嚢壁に穿孔が生じて、膿が胆嚢壁の周囲にたまり、発熱などの症状をきたす。

急性増悪時のその他の原因

壊疽性胆嚢炎

炎症による浮腫ののち、組織の壊死出血が起こる

炎症で胆嚢の浮腫をきたし、内圧が上昇。胆嚢壁が圧迫されて、血流悪化で壊死する。急性胆嚢炎発症後3～5日後に多い。

気腫性胆嚢炎

胆嚢の炎症にとどまらず、腹腔内全体に広がる

ガス産生菌の感染があり、胆嚢壁内や胆嚢内に気腫を認める。糖尿病などの患者に多く、壊疽性胆嚢炎に至る危険が高い。

急性胆管炎の合併

腹痛の増強や発熱などが認められやすい

胆石などで胆管の胆汁がうっ滞し、細菌感染を起こす。敗血症に進展しやすいため、早期の胆道ドレナージで治療する。

胆嚢捻転症

胆嚢頸部の捻転により血流がとだえる

胆嚢の固定が不十分という先天的要因に、内臓下垂などの後天的要因、腹腔内圧の急な変化などの物理的要因が加わって起こる。

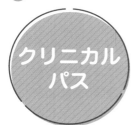

クリニカルパス

入院日数は4、5日間。ただし緊急手術も少なくない

胆嚢摘出術そのものは侵襲度が低く、入院期間も短くて済みます。ただし診断時すでに合併症があり、「ドレナージ後に緊急手術」といったケースもあり、臨機応変に病棟での受け入れを進めます。

術前・術後とも制限は少なく、早期に退院できる

がん研究会有明病院 クリニカルパス

中等症、重症での緊急手術を除く、待機手術での基本的な流れ。多くは3泊4日で退院できる。

病日	入院 月 日	手術前日 月 日	手術当日 月 日（手術室入室予定時間： 時 分）	手術後1〜3日目 月 日〜 月 日
検査・準備	•必要に応じて採血をおこないます〈準備していただくもの〉・腹帯3枚（マジックテープタイプ）・ペーパーショーツ（手術室に履いていく青いパンツ）・履くタイプ式紙オムツ1枚入り1セット・テープタイプ式オムツ2枚入り1セット ※1階・5階のコンビニで購入できます。1つの袋にまとめ、名前シールを袋に貼ってください。購入したレシートは保管してください	•爪を切り、マニキュアやペディキュアをしている方は落としてください •指は、ピアス、つけまつ毛やエクステ、つけ爪、湿布をしている方は外してください •男性はひげを剃ります	〈手術前〉•洗顔をおこない、洗顔後は化粧水やクリームなどはつけないでください。身体にもクリームなどはつけないでください •入れ歯、腕時計、コンタクトレンズを外してください •髪の長い方は、ピン類を使用せず低い位置で飾りのないヘアゴムでまとめてください •貴重品はご家族にお渡しください •時間になりましたら手術着に着替えます。紙パンツのみ着用してください •ご家族の方は手術予定時間の1時間前までにご来院ください。手術は予定時間より前後する場合があります •ご家族、看護師とともに歩いて手術室へ移動します 〈手術後〉•レントゲンをとります	•採血、レントゲン撮影をおこなう場合があります
検温	•1日2回、検温をおこないます →	•手術前に検温をします	•血圧計・心電図モニターをつけ、適宜検温をします	•状態に応じて検温をおこないます
測定	•身長、体重測定をおこないます	•体重測定をおこないます	•体重測定をおこないます	•体重測定をおこないます（退院まで起床後に体重を測ります）
処置		•おなかの毛を剃り、お臍の汚れをとります（処置後にシャワーを浴びてください）		•手術中に背中から痛み止めの管を入れることがあります •足にエアーポンプ（血栓予防のためのマッサージ器のようなもの）を装着します •酸素吸入を手術後6時間前までにおこないます ※状況に応じて続く場合があります •尿の管が入ります。背中から入っている痛み止めが抜けた後に、尿の管を抜きます •必要時ガーゼ交換をします	•必要時、ガーゼ交換をします
点滴薬	•持参されたお薬は看護師または薬剤師にお渡しください。お薬については医師の指示に従ってください	•21時に下剤を飲みます •眠れないときは、睡眠剤の内服ができます。看護師にご相談ください	•医師より薬の内服の指示がある場合は、少量の水で内服してください	•手術当日のみ点滴があります（場合によっては、翌日まで点滴が続きます） •痛みや吐き気、眠れないなど症状がありましたらお知らせください。状態に応じて薬を使用します	•点滴はありません
安静度	•制限はありません →		•制限はありません	•手術後6時間は臥床安静になります。手足を動かしたり、横を向いたりすることは可能です •6時間後から起き上がることができます。看護師がお知らせします •看護師とともに着替えをし、病棟内で歩行練習をおこないます •トイレに歩行する場合は、ナースコールを押してください。看護師とともに歩行します	•なるべく歩くようにしましょう
食事	•制限はありませんが、医師の指示により、食事の内容が変わることがあります	•麻酔科医の指示により、前日20時から3時間前までにOS-1®とアルジネードウォーター®を飲みます •21時以降は何も食べないでください	•手術前は何も食べないでください	•手術後6時間後から、水が飲めます •食事はできません	•朝から食事が始まります
清潔	•シャワー浴ができます	•シャワーを浴び、洗髪もおこないましょう。シャワー後は身体にクリームなどはつけないでください。消毒薬をはじいたり、テープ類がつかなくなります	•手術室へ向かう1時間前に歯磨きをおこないます		•背中から入っている痛み止めが抜けた後に、医師の指示を確認しシャワー浴が可能です。状態に応じて、看護師が身体拭きや洗髪をおこないます
説明・指導	•転倒予防のDVDを見ていただきます（初回入院の方）	•主治医、麻酔科医より手術の説明があります。同意書に署名をし、医師または看護師にお渡しください（主治医からの説明時はご家族の同席が必要です） •麻酔科医の説明は時間が決まっておりませんので、なるべくお部屋でお待ちください。手術前日が休日の場合には、休日前に麻酔科医の説明があります。また、眠れない方は麻酔科医にお申し出ください •看護師より手術室へ入るまでの説明があります •手術後はお部屋が変わる場合がありますので、荷物をまとめていただきます		

▶ 待機手術なら、バリアンスは少ない

軽症例では、24時間以内に抗菌薬投与・絶食などの保存的治療を開始し、その間に待機手術の予定を組みます。**この場合は合併症も少なく、バリアンス（クリニカルパスの逸脱）が起きることはほとんどありません。術後3日目以内には退院できます。**

入院時点で順調に炎症が鎮静化していれば、手術前日の21時まで食事も可能です。術後も、尿道カテーテルの留置は当日のみ。6時間後をめどに安静が解除され、トイレにも自立歩行で行ける状態となります。

▶ PTGBD後に緊急手術のケースもある

一方の中等症例では、診断後すぐに緊急手術となります。**胆嚢内に大量の胆汁がうっ滞している場合などは、先にPTGBD（経皮経肝胆嚢ドレナージ）を実施することも。**皮膚から肝臓経由で胆嚢にドレーンを穿刺し、胆汁を排出します。重症例では全身管理を再優先とし、安定後に手術をおこないます。

画像下にドレーンを穿刺するのは、別室でおこなわれますが、その後の管理は病棟の仕事。**排液が順調にドレナージされているか、色や性状、量の変化はどうかをこまめに観察します。**

術前に「PTGBD（経皮経肝胆嚢ドレナージ）」をおこなうことも

経皮的、経肝的に胆嚢にピッグテールカテーテルなどを穿刺・留置し、胆汁を排出する。

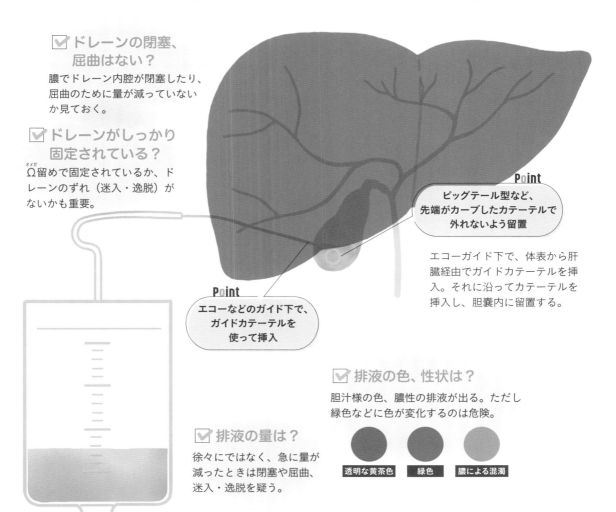

☑ **ドレーンの閉塞、屈曲はない？**
膿でドレーン内腔が閉塞したり、屈曲のために量が減っていないか見ておく。

☑ **ドレーンがしっかり固定されている？**
Ω留めで固定されているか、ドレーンのずれ（迷入・逸脱）がないかも重要。

Point
ピッグテール型など、先端がカーブしたカテーテルで外れないよう留置

Point
エコーなどのガイド下で、ガイドカテーテルを使って挿入

エコーガイド下で、体表から肝臓経由でガイドカテーテルを挿入。それに沿ってカテーテルを挿入し、胆嚢内に留置する。

☑ **排液の色、性状は？**
胆汁様の色、膿性の排液が出る。ただし緑色などに色が変化するのは危険。

透明な黄茶色　　緑色　　膿による混濁

☑ **排液の量は？**
徐々にではなく、急に量が減ったときは閉塞や屈曲、迷入・逸脱を疑う。

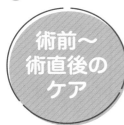

術前〜術直後のケア

診断時からの流れ、初期治療を理解して、ケアを進める

胆嚢摘出術の周術期は、診断から手術までの時間が短いのが特徴。かぎられた時間でリスクを評価し、退院までの流れもわかりやすく伝えます。術直後は、基本のケアを確実におこないましょう。

初期治療の内容、リスク因子などを、術前によく把握しておく

重症度、術前の経過と治療内容、リスク因子などを把握しておき、術後のモニタリングとケアにつなげる。

術前のケア

初期治療

抗菌薬の種類と投与期間、ドレナージの有無を把握

軽症例の初期治療では、絶食とともに抗菌薬と輸液を投与することが多い。術前にドレナージ(→P173)をした場合は、方法と経過も把握。検体検査の結果も見ておくと、周術期の抗菌薬投与の理解に役立つ。

血液検査

WBC や肝・腎機能などは必ず見ておく

炎症により WBC や CRP 値は上昇し、ALPなどの肝・胆道系酵素、ビリルビン値も上昇傾向に。BUN など、腎機能関連の数値とともに、これらの検査値高値は予後不良因子とされている。

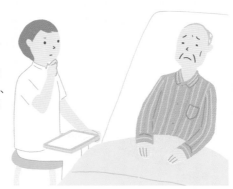

痛みなどの症状

痛みや発熱、嘔気などが悪化・再燃していないか見る

初期治療で炎症などを治療してから手術を実施するが、待機中に炎症が再燃することもある。胆嚢炎で多く見られる右季肋部痛や発熱、嘔気などの症状が出ていないか、術直前まで確認を続ける。

画像検査

胆嚢壁の肥厚などが予後不良因子とされる

診断時、超音波や CT などの画像検査で胆嚢の腫大や胆嚢壁の肥厚を調べる。胆嚢壁の肥厚が進んでいたり厚さが不整だったりすると、炎症が強いことが示唆され、術後は入念なモニタリングが必要。

リスク因子

肥満体型の人に多く、術後合併症のリスクにもなる

胆石のタイプとして最多のコレステロール胆石は、肥満が代表的なリスク因子。また糖尿病などのリスク因子があると胆嚢炎が重症化しやすい。いずれも SSI など、術後合併症のリスクにもなる。

▶重症度によって、術前の治療内容も異なる

急性胆嚢炎患者の多くは、強い腹痛などを主訴に来院します。まずは血液検査と、CT 検査か腹部エコー検査で重症度、胆嚢結石の有無などを見ます。**それに応じて、軽症なら抗菌薬などの初期治療を始め、待機手術の予定を入れます。**

手術までの時間は、発症後 72 時間以内が推奨とされ、術前評価とケアの時間はかぎられます。病棟看護師はその間におこなわれた検査の結果、初期治療の内容を確認し、術後に備えます。入院後は、前日までに臍処置や除毛を済ませます。

中等症以上では緊急入院・手術となることが多く、本人・家族への説明や同意書の確認などを迅速に進めます。安心して手術を受けられるよう、心理面でのケアも欠かせません。

▶ドレーン留置例では、排液をよく確認

術直後はほかの手術後と同様に、意識・循環・呼吸をまず確認。バイタルサインや腹部診察も直後は 30 分に 1 回おこない、徐々に 1 時間に 1 回、2 時間に 1 回と間隔を延ばしていきます。

痛みのケアも重要です。**通常の軽症例では、レスキュー投与のみのことが多く、IV-PCA（経静脈的自己調節鎮痛法）中は自分でボタンを押してもらいます。**正しく使えているか、痛みの強さはどの程度か、訪室のたびに確認します。

ドレーンは通常、留置しないため、発熱や腹痛などの症状、バイタルサインの変動をよく見て、胆汁漏などの早期発見に努めます。**合併症のリスクが高く、ドレーンを入れている場合は、排液の色と量、悪臭の有無を観察します。**

術直後のケア

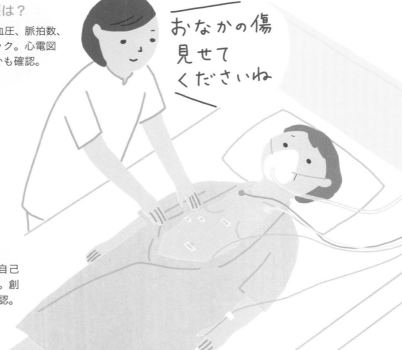

I
循環動態は？
In-Out バランス、血圧、脈拍数、体温は頻回にチェック。心電図波形の異変がないかも確認。

II
呼吸状態は？
呼吸数や SpO₂ を確認するだけでなく、胸部・背部の聴診も必ずおこない、呼吸パターンを見る。

III
痛みや出血は？
当日は IV-PCA（経静脈的自己調節鎮痛法）で痛みをケア。創部の出血、痛みの有無も確認。

おなかの傷見せてくださいね

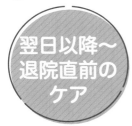

合併症の徴候に注意しつつ、退院指導も早めに始める

胆嚢摘出術の術後は、経過に問題なければ2、3日で退院です。合併症のサインに注意するとともに、積極的な歩行、退院後の食事指導など、退院の準備をできるだけ早く進めます。

▶ バイタルサインや腹部症状の観察を続ける

術翌日からも、術後出血や胆汁漏(たんじゅうろう)など、術後合併症への注意を継続します。とくに胆汁漏は、術後2、3日目たって認められることも。**ドレーンを入れていない場合も、経過が順調で抜去した場合も、腹痛や発熱などの症状に注意します。**

また創感染などのSSIは、術後48時間以降に起きやすくなります。創の発赤や腫脹などがないかをよく見ておきましょう。

頻度は高くありませんが、術中の胆管損傷、また胆嚢内の結石が総胆管内に落下するなどして、黄疸が現れることがあります。皮膚や結膜の色が黄みがかっていたり、尿の色が濃く見えるときは、血液検査のビリルビン値も確認。異常値なら医師に相談してください。

痛みのケアは、翌日からは内服薬に切り替えます。効果が十分得られているか確認し、離床を積極的に進めていきます。

▶ すぐ退院のため、術後2日目ごろに退院指導

術後合併症などの問題がなければ、術後3日ほどで退院するため、術後2日目には退院指導をおこないます。

食事については、とくに制限はありません。**ただ脂肪分を消化する働きをもつ胆汁がうまく流れず、食後に下痢をすることがあります。**脂っぽいものを続けて食べすぎないよう、注意しておきましょう。下痢は3か月程度で治ることが多いのですが、長く続くようなら止痢剤などでコントロールします。

また、「胆嚢摘出後症候群（PCS）」とよばれる症状が起きる可能性も伝えておきます。胆管損傷などの合併症もこれに含まれますが、晩期では、胆管の炎症や狭窄などが原因で、胆嚢炎と同様の右季肋部痛、発熱などが起こることがあります。退院後にこのような症状が見られたら、早めに受診してもらいます。

🔍 消化器外科ナースの視点

「胆嚢がなくなっても平気？」の疑問に、わかりやすく答える

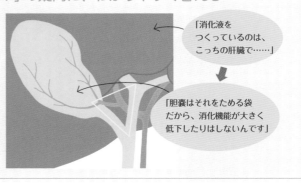

胆嚢摘出術の前後に、とくに多い質問がこれ。肝臓などの主要臓器に比べ、どんな臓器で、なくなるとどうなるか、イメージしにくいことが原因。パンフレットのイラストなどを使って、胆嚢は胆汁を一時的に貯蔵する臓器であり、胆汁が出なくなるわけではない点を、わかりやすく説明しよう。

「消化液をつくっているのは、こっちの肝臓で……」

「胆嚢はそれをためる袋だから、消化機能が大きく低下したりはしないんです」

退院後に、「PCS（胆囊摘出後症候群）」が起こることもある

下痢なども含め、胆囊摘出後に起きる症状を PCS という。多くは保存的治療で改善する。

Early PCS（早期の胆囊摘出後症候群）

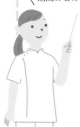

いわゆる "術後"
期間のものです

胆管損傷

術中に胆管が傷つき、胆汁がもれる。多くは入院中に痛みなどの症状が出るが、数週間後に顕在化することもある。

遺残胆囊管結石

胆囊切除後も、残された胆囊管に結石が遺残していて、胆囊管で炎症が起きることも。晩期にあきらかになることもある。

総胆管結石

胆囊から落下してきた結石が総胆管に残っていて、炎症を起こす。また、別の結石が総胆管にできることもある。

Late PCS（晩期の胆囊摘出後症候群）

胆管や
残存胆囊の炎症

残された胆管に炎症が起きることがまれにある。右季肋部痛や発熱など、急性胆囊炎と同様の症状があれば検査を。

胆管や
乳頭部の狭窄

胆管や乳頭部の狭窄で胆汁がうっ滞して、腹痛や嘔気、発熱などが生じる。頻度は低いが、胆道がんの可能性も考えて検査。

胆道
ジスキネジア

膵・胆管合流部の弛緩・収縮を司るオッディ括約筋の機能不全で、閉塞性黄疸などの症状が出ることがある。

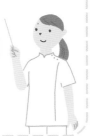

大きな制限はないが、食事の注意点は伝えておく

消化管切除後ほどの制限はないが、消化管に負荷のかからない食べかたを指導。

「脂っぽいメニューは食べすぎないようにしましょう」

 例　バターなどの乳製品
マヨネーズ
ファストフード
油が入ったドレッシング
スナック菓子
インスタント食品

下痢や軟便が見られるときは、とくに控えめに。「胆囊炎の 4F（3F）」といわれるように、「肥満（Fatty）」も背景要因。肥満の人には、減量のためにも食生活を見直してもらう。

「1日3回、規則正しく食べましょう」

胆汁放出のタイミングが変わることから、消化管に負荷のかかる食べかたはなるべく避けたい。

「よくかんでゆっくり食べましょう」

唾液中の消化酵素も多く分泌されて、消化がよくなり、消化管への負荷が減る。

「1回量を多くとりすぎないようにしましょう」

一度に大量に食べると消化管に負担がかかる。肥満患者に多い傾向なので、この機に見直しを。

「食物繊維をとりましょう」

胆管結石予防のためにも、コレステロールの吸収をよくする食物繊維豊富な食品が勧められる。

膵頭部と十二指腸〜空腸起始部まで、広く切除

膵頭十二指腸切除術 PD

膵頭部にできた腫瘍のほか、胆管・胆嚢、乳頭部の腫瘍が対象。十二指腸と膵臓を一括切除し、消化管を再建します。消化器外科のなかでもトップクラスの難易度で、侵襲も大きな手術です。

「PPPD（幽門輪温存膵頭十二指腸切除術）」か、「SSPPD（亜全胃温存膵頭十二指腸切除術）」が主流

複数の器官が複雑に交差する部位のため、広い範囲の切除と再建が必要になる。

膵臓の解剖＆病変部位

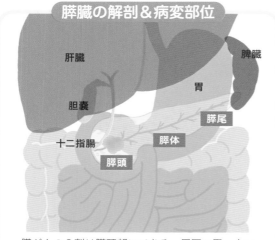

膵がんの8割は膵頭部にできる。周囲の胃、十二指腸、総胆管などと接し、解剖が複雑。

切除範囲

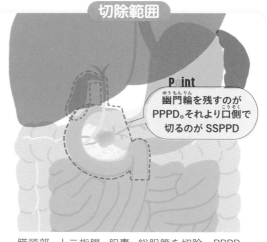

Point 幽門輪を残すのがPPPD。それより口側で切るのがSSPPD

膵頭部、十二指腸、胆嚢、総胆管を切除。PPPDでは胃幽門部を温存し、SSPPDでは切除する。

手術体位

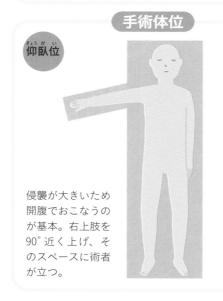

仰臥位

侵襲が大きいため開腹でおこなうのが基本。右上肢を90°近く上げ、そのスペースに術者が立つ。

創＆ドレーン、チューブ

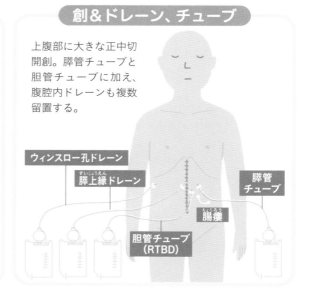

上腹部に大きな正中切開創。膵管チューブと胆管チューブに加え、腹腔内ドレーンも複数留置する。

ウィンスロー孔ドレーン／膵上縁ドレーン／腸瘻／胆管チューブ（RTBD）／膵管チューブ

▶ 膵頭部のがんでは、PDが第一選択

膵頭部の周囲には、胃や十二指腸、空腸などの消化管、胆管が複雑に交差し、血流やリンパ管を介して腫瘍が転移しやすくなっています。**そのため膵頭部をはじめ、胆管、胆嚢、乳頭部などのがんでは、この部位を一括切除する「膵頭十二指腸切除術（PD）」がおこなわれます。**

膵がんは約8割が膵頭部に発症します。発見時すでに進行している例が多いのですが、切除可能な「R」、切除可能境界域の「BR」と判断された場合は、PDが第一選択。多くは術前の補助化学療法で腫瘍を縮小してからおこないます。

▶ 再建も必要で、計6〜8時間の大きな手術

従来のPDでは、胃も2/3程度切除するのが一般的でしたが、現在は幽門部まで温存するPPPD、胃の大部分を温存するSSPPDが主流です。

膵頭、胆嚢、胆管、十二指腸などを切除した後は、再建も必要です。胆管と空腸、膵臓と空腸、胃と空腸をそれぞれ吻合し、胃の内容物や膵液、胆汁が消化管に流れるようにします。

すべての処置が終わるまで6〜8時間かかり、ドレーンやチューブを少なくとも4本留置します。**消化管のなかでは、食道がん切除と並ぶ、侵襲の大きな手術といえます。**

術式

1 胃→胆嚢→膵頭十二指腸の順に切除

膵臓を覆う胃の幽門側1/5程度を切除し、十二指腸なども切離していく。上腸間膜動脈周囲のリンパ節もすべて郭清する。

肝臓／胆嚢／胃／脾臓／膵臓／十二指腸／空腸

トライツ靱帯から10〜20cmの位置で切離

2 空腸を挙上し、膵臓、胆管と吻合

胆管／膵臓／空腸

十二指腸を切離した空腸を持ち上げて膵臓と吻合し、膵液が空腸に流れるようにする。胆汁も流れるよう、総胆管の断端も空腸につなぐ。

3 肛門側の空腸と胃を吻合

脾臓／残胃／膵臓／腸瘻／空腸

空腸の肛門側を残胃と吻合し、内容物が空腸に送られるようにする。膵空腸吻合部には膵管チューブを、胆管空腸吻合部には胆管チューブを留置。
さらに腹腔内ドレーン2本と腸瘻用カテーテルを留置する。

ウィンスロー孔ドレーン
残胃とその背側の間膜の、後ろの空間に留置。

膵上縁ドレーン
膵液漏に気づけるよう、膵上縁に沿わせて留置。

膵管チューブ
膵液の一部は体外に、残りは空腸に流れるようにし、吻合部を減圧。

胆管チューブ
再建した胆管に留置して減圧を図り、縫合不全を防ぐ。

179

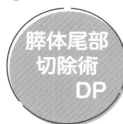

膵臓の尾側½〜⅔と、脾臓を摘出する

膵頭部がんに比べると頻度は低いものの、膵臓の中央〜左側にできる「膵体尾部がん」もあります。
この場合は消化管を切除・再建する必要はなく、がんのある膵体尾部と脾臓のみを摘出します。

開腹手術が多いが、腹腔鏡下での実施例も増えている

再建がなく、膵がんのなかでは侵襲の小さな手術。最近は腹腔鏡下でおこなうことも多い。

膵臓の解剖＆病変部位

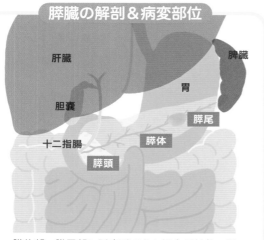

膵体部〜膵尾部に腫瘍ができた場合が対象。浸潤・転移の危険性が高い隣接器官はかぎられる。

切除範囲

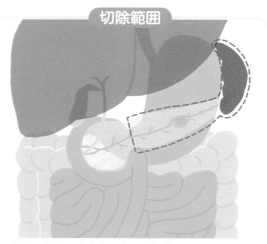

腫瘍の位置、大きさによって切離ラインは異なるが、背側を走る門脈をめやすにすることが多い。

手術体位

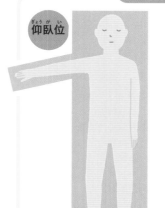

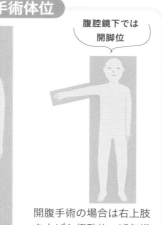

開腹手術の場合は右上肢を上げた仰臥位。近年増えている腹腔鏡下手術では、開脚位でおこなう。

創＆ドレーン、チューブ

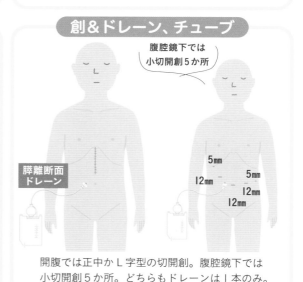

開腹では正中かL字型の切開創。腹腔鏡下では小切開創5か所。どちらもドレーンは1本のみ。

膵がんが膵体尾部に生じた場合は、膵体尾部と脾臓のみを切除します。腫瘍の位置や大きさにもよりますが、膵臓の切離の位置は、膵臓の背側を走る門脈がめやす。膵臓は腹腔臓器のなかでも背側にあり、後腹膜に接するため、腫瘍が浸潤しやすい後腹膜もすべて切除します。

ほかにもいくつかのバリエーションがあり、腹腔動脈などに浸潤していれば、「腹腔動脈合併膵体尾部切除術（DP-CAR）」として、通常の膵がんと異なる膵神経内分泌腫瘍（pNET）、膵嚢胞腫瘍では、後腹膜を残す方法でおこないます。

膵体尾部切除術では、胃〜十二指腸を授動し、膵臓を露出させてから、膵体尾部と脾臓を切除します。このとき胆嚢につながる迷走神経も切断されることから、胆嚢を最初に切除する方法もあります。切除後は腹腔内を洗浄し、膵離断面にドレーンを留置します。

PDに比べると侵襲が小さく、近年は、腹腔鏡下手術も増えています。ただし膵臓の機能が残っているぶん、膵液漏（すいえきろう）が起こるリスクはPD以上にあります。もれた膵液で腹腔内出血を起こすこともあり、合併症への注意は不可欠です。

術式

1 周囲のリンパ節を郭清

胃〜十二指腸、膵臓を授動し、膵臓の背側にある傍大動脈リンパ節をサンプリング。さらに総肝動脈、腹腔動脈周囲のリンパ節を郭清する。つづいて脾動脈を結索して切離。

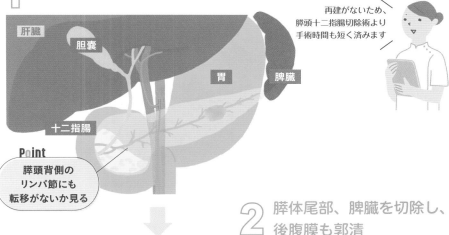

肝臓
胆嚢
胃
脾臓
十二指腸

再建がないため、膵頭十二指腸切除術より手術時間も短く済みます

Point
膵頭背側のリンパ節にも転移がないか見る

2 膵体尾部、脾臓を切除し、後腹膜も郭清

膵臓を周囲組織から剥離（はく）し、切離ラインのめやすとなる門脈を露出させる。膵体尾部と脾臓を切離し、後腹膜から剥離して摘出。さらに後腹膜も郭清する。終了後は、膵離断面にドレーンを留置する。

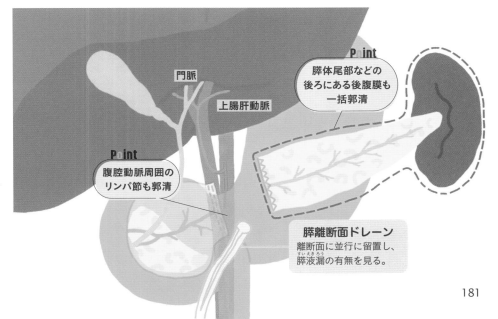

門脈
上腸肝動脈

Point
膵体尾部などの後ろにある後腹膜も一括郭清

Point
腹腔動脈周囲のリンパ節も郭清

膵離断面ドレーン
離断面に並行に留置し、膵液漏（すいえきろう）の有無を見る。

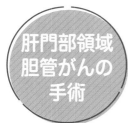
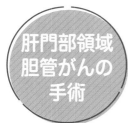
肝門部領域
胆管がんの
手術

拡大肝切除とともに、肝外胆管も切除、再建する

胆道がんはできる部位がさまざまで、それにより術式も異なります。肝門三つ組がある「肝門部」にできた腫瘍の場合、胆嚢～胆管のみならず、腫瘍がある胆管側の肝臓も、大きく切除します。

肝臓は、「葉切除＋尾状葉切除」で大きく切除

胆管と接する肝臓も大きく切除するため、侵襲が大きく、ドレーンも複数必要となる。

肝門部の解剖＆病変部位

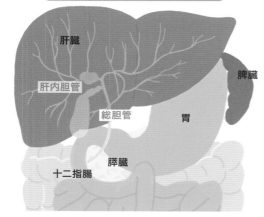

門脈、動脈、胆管が肝内に入る「肝門部」で、胆管に生じた腫瘍が「肝門部領域胆管がん」。

切除範囲

腫瘍の位置により肝切除の範囲は異なる

胆管は左右の肝臓に広く分枝しているため、胆管・胆嚢に加え、腫瘍のある側の肝臓も葉切除する。

手術体位

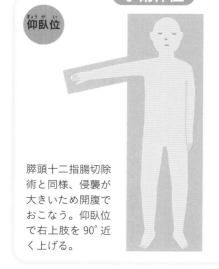

仰臥位（ぎょうがい）

膵頭十二指腸切除術と同様、侵襲が大きいため開腹でおこなう。仰臥位で右上肢を90°近く上げる。

創＆ドレーン、チューブ

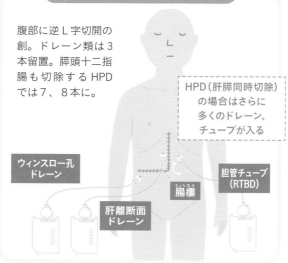

腹部に逆L字切開の創。ドレーン類は3本留置。膵頭十二指腸も切除するHPDでは7、8本に。

HPD（肝膵同時切除）の場合はさらに多くのドレーン、チューブが入る

ウィンスロー孔ドレーン

肝離断面ドレーン

腸瘻（ちょうろう）

胆管チューブ（RTBD）

▶ 術前の肝機能が重要。必要なら PTPE を

　胆道がんは、「肝門部領域胆管がん」「肝内胆管がん」「遠位側胆管がん」「胆嚢がん」「十二指腸乳頭部がん」に分類されます。**このうち、肝臓の合併切除も必要になるのが、肝門部領域胆管がんです。**肝内を走る胆道から腫瘍が浸潤したり、並走する動脈経由でがんが広がりやすいためです。

　肝臓は葉切除することが多く、残肝容積はかぎられます。手術に耐えうる肝機能があることが大前提。**肝容量を増やさないと手術できない例では、「PTPE」（→ P189）後に手術をします。**

▶ 膵頭十二指腸まで切除する「HPD」もある

　肝臓の切除範囲は、腫瘍の位置と肝臓への浸潤程度に応じて、取り残しがないよう決定します。**多くは、右葉または左葉と、背面にある尾状葉を切除。**そのほかに「右 3 区域＋尾状葉切除」「左 3 区域＋尾状葉切除」のこともあります。

　腫瘍が門脈や肝動脈に浸潤していれば、血管の合併切除を加えることも。**また、周囲に広範囲に浸潤している場合には、膵頭や十二指腸も切除する「HPD（肝膵同時切除）」の対象です。**肝切除と膵頭十二指腸切除（→ P178）を組み合わせた、非常に侵襲の大きな手術です。

術式

1 肝外胆管を切離

大動脈周囲リンパ節をサンプリングしてステージを決め、膵頭後部リンパ節を郭清。ついで腫瘍から離れた部位で、総胆管を切離する。大動脈周囲リンパ節の転移確定なら、手術を見送ることも。

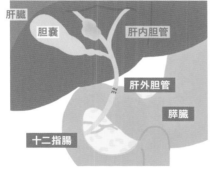

肝臓 / 胆嚢 / 肝内胆管 / 肝外胆管 / 膵臓 / 十二指腸

2 肝臓を系統的に切除

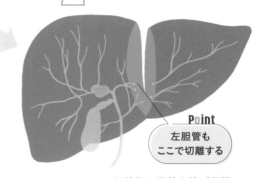

Point
左胆管もここで切離する

切除側の栄養血管（動門脈）を結紮後、肝の離断ラインを決定。肝離断をおこないながら、左胆管を切離（右肝切除の場合）。最後に尾状葉を切除する。

3 胆管 - 空腸吻合後、空腸 - 空腸を吻合

空腸を切離・挙上後、肝外胆管の断端と吻合し、胆汁が流れるルートに。口側の空腸断端は、挙上した空腸に吻合し、内容物が胃から流れてくるようにする（ルーワイ法）。再建後に腸瘻用カテーテルを留置する。

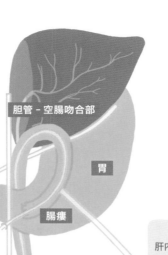

胆管 - 空腸吻合部 / 胃 / 腸瘻 / 空腸

ウィンスロー孔ドレーン
肝十二指腸間膜の背側に留置し、出血などの情報を得る。

肝離断面ドレーン
離断面に並行に留置し、術後出血の情報をキャッチ。

胆管チューブ
肝内胆管に留置し、胆汁の一部を体外に誘導する。

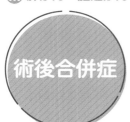

術後合併症

膵液漏、胆汁漏、腹腔内出血などが多い

肝・胆・膵の手術は侵襲が大きく、また膵臓は、強力な消化液を分泌する器官でもあります。
膵臓の切離面から膵液が漏れ、腹腔内出血をきたすことがもっとも懸念されます。

合併症の多くは、ドレーンからの排液で気づける

とくに問題となるのが膵液漏による腹腔内出血と、胆汁漏による腹腔内感染。ドレーンの排液の異常に、いかに早く気づけるかが重要。

膵液漏（すいえきろう）

排液の観察とともに、アミラーゼ値も毎日測定

膵臓の切離面や膵空腸吻合部のドレーンから膵液がもれてくる。ワインレッド色の排液が出ているとき、量が多いときは検体検査の結果とあわせ、すぐ医師に報告を。術後3日目以降に、ドレーンからの排液中のアミラーゼ値が血清値の3倍以上あれば、膵液漏と診断される。なお、膵管チューブから出る膵液の量も重要。術前からの慢性膵炎の有無などで膵臓の硬さが異なり、それによって得られる膵液の量も異なる。

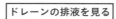
> ドレーンの排液を見る

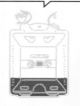

> 膵管チューブの排液量も見る

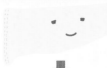
ソフトパンク（やわらかい膵臓）

↓

排液量は多め。
200〜300mL/日
くらい出る人も

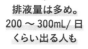
ハードパンク（硬い膵臓）

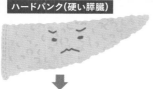

↓

排液量は少なめだが、
量が安定していれば
OK

胆汁漏（たんじゅうろう）

排液中の T-Bil 値は継続的に検体検査を

切離した胆管や胆道再建の吻合部、肝離断面から胆汁がもれる。とくに術前の胆道ドレナージ例で多い。膵液漏との合併性では組織障害性が高まり、腹腔内出血をきたしやすい。茶褐色がかった排液が見られたら胆汁漏と考え、検体検査の T-Bil 値もチェック。血中 T-Bil 値の3倍以上なら胆汁漏と診断される。多くはドレーンでの保存的治療で対処する。

Point
> 肝離断面ドレーンとウィンスロー孔ドレーン、ともに排液の T-Bil 値をチェック

▶膵液漏は頻度が高く、より重大な合併症につながる

　膵頭十二指腸切除術や膵頭尾部切除術で膵臓を切離した場合、消化液である膵液がもれることが大きな問題です。**膵液は強力な消化酵素を含むため、周囲の組織を溶かし、腹腔内出血や感染などをまねきます。** とくに膵頭十二指腸切除術では、膵液と腸液が混ざって自己消化力が高まり、腹腔内膿瘍などの原因に。膵切除後はワインレッド色の排液につねに注意を払います。

　胆汁漏も肝門部領域胆管がんの術後などに多く見られ、同じく排液の色の変化がサインです。

▶血糖値の変動、下痢などの症状にも注意して

　食物が胃内に停滞する「胃内容排出遅延（DGE）」とよばれる合併症も知られています。**命にかかわる合併症ではありませんが、嘔気、食欲不振、腹部膨満感などで経口摂取が進まず、術後の回復が遅れます。** 膵切除後は神経性下痢をきたすこともあり、同じく食事や電解質バランスに影響するため、止痢薬でのコントロールが必要です。

　血糖値の変動も、膵切除後によく見られます。"術前は正常だったのに血糖値が急に上がる"ケースもあり、全例での血糖測定が必須です。

腹腔内出血

もっとも懸念されるのが、膵液漏による仮性動脈瘤

術後24時間以降の出血で多いのが、膵液漏によるもの。強力な消化液である膵液が周囲組織を溶かして起こる。とくに動脈壁を溶かすことで形成される「仮性動脈瘤」は危険。破裂すると死に至る危険が高い。膵液混じりの血性排液を認めるときや、胆汁も混ざったような色のときは、至急医師に報告する。

排液の色の突然の変化がサイン

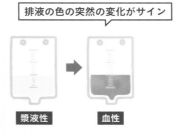

漿液性　→　血性

診断には採血＆CT検査が必須

胃内容排出遅延 (DGE)

胃－空腸吻合により胃が変形、拡張して起こる

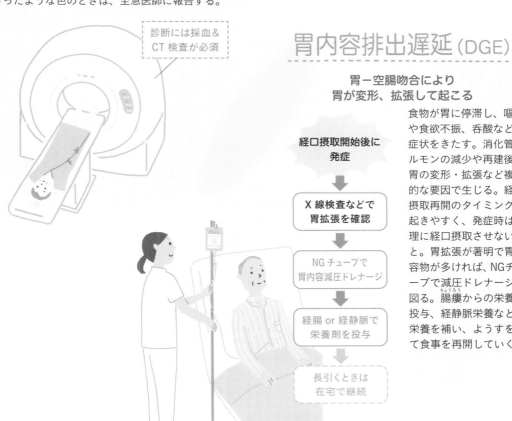

経口摂取開始後に発症

↓

X線検査などで胃拡張を確認

↓

NGチューブで胃内容減圧ドレナージ

↓

経腸 or 経静脈で栄養剤を投与

↓

長引くときは在宅で継続

食物が胃に停滞し、嘔気や食欲不振、呑酸などの症状をきたす。消化管ホルモンの減少や再建後の胃の変形・拡張など複合的な要因で生じる。経口摂取再開のタイミングで起きやすく、発症時は無理に経口摂取させないこと。胃拡張が著明で胃内容物が多ければ、NGチューブで減圧ドレナージを図る。腸瘻からの栄養剤投与、経静脈栄養などで栄養を補い、ようすを見て食事を再開していく。

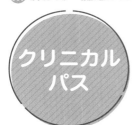

侵襲が大きいため、入院期間は1か月前後

クリニカルパス

膵がん、胆道がんの手術は侵襲が大きく、合併症のリスクも高いことから、入院は長期に及びます。
比較的侵襲の小さな膵体尾部切除術を除けば、平均1か月前後はかかると考えておきましょう。

膵頭十二指腸切除術も、肝門部領域胆管がんも、1か月がめやす

がん研究会有明病院 クリニカルパス〈PERICAN〉

下のクリニカルパスはPDの例。高侵襲手術で合併症の頻度も高いため、入院期間は平均1か月。

病日	初診	外来2回目	外来3回目	入院2日前	入院当日	入院2日目	手術前日	手術当日	術後1日目	術後2日目
月 日	月 日	月 日	月 日	月 日	月 日	月 日	月 日	月 日	月 日	月 日
食事	•普通食	売店で栄養剤（MEIN®20本）を購入します ※糖尿病の方は4本のみ購入します		•普通食 •栄養剤（MEIN®4本）	手術前5日間MEIN®を1日4本飲みましょう ※糖尿病の方は手術前日のみ4本飲みましょう		•栄養剤（MEIN®4本） •21時以降飲食はできません •のどが渇いたときはうがいをおこなってください	•絶飲食です	•腸瘻から栄養剤を入れます（ペプチーノ®/12～24時間）	•腸瘻から栄養剤を入れます（ペプチーノ®/12～24時間） •水が飲めます
安静度	•制限はありません							•術後はベッド上安静となります •頭を30度くらい上げておきます •ベッド上で体を左右に動かすお手伝いをします •2時間ごとに体の向きを変えます	•午前中、座ることから始めます •午後は起立、歩行練習をおこないます（目標：ベッド周囲を歩くこと）	•朝、昼、夕に歩行練習をおこないます **ICUから一般病棟へ移動します**
排泄					•尿量を測定します •排便回数を確認します			•手術中、尿を出す管を入れます •排ガス排便の有無を確認します		
清潔	•風邪予防のため、手洗い、うがいをこまめにおこなってください。また術後肺炎予防のため、歯磨きを1日4回おこなってください	•手洗い、うがいをおこなってください •歯磨きを1日4回おこなってください •入浴後、保湿剤を塗ってください		•爪を短く切ってください	•シャワー浴ができます •手洗い、うがいをおこなってください •歯磨きを1日4回おこなってください		•シャワー浴の後、身体や髪に油やクリームをつけないでください •化粧はしないでください •マニキュア類が落ちているか確認してください	•手術1時間前に歯磨きをしてください •手術後、汗をかいたときは身体を拭きます	•身体を拭きます •歯磨きを1日4回おこないます ※看護師がお手伝いします	•採血をおこないます
検査と処置	•手術に必要な検査をおこないます •心臓の検査をほかの病院で受ける場合があります	少し早めに入院し、ドレナージをすることもよくあります			•床ずれの確認をおこないます（退院までおこないます） •必要に応じ、歯科受診があります	•手術に必要な検査をおこないます（採血、レントゲン写真等）	•午後14時に下剤を飲みます •午後21時に下剤を飲みます •体重測定をおこないます •臍のなかをきれいにします	•手術前に浣腸をおこないます •手術後、酸素マスク、心電図モニター、足に血栓予防のマッサージ機をつけます	•採血、レントゲン撮影をおこないます •体重測定をおこないます •血糖測定をおこないます	
点滴と薬					•持参薬の確認をおこないます		•夜眠れない方は睡眠薬の服用が可能です ※ただし麻酔科医が許可する場合	•24時間持続的に点滴をおこないます •手術中に背中から痛み止めの管を入れます •痛いときや眠れないときは薬を使用することもあります		
説明と指導	•禁酒、禁煙です •次回来院時、服用されているお薬とお薬手帳をご持参ください •PERICANパンフレットを配布します	•検査結果の説明をおこないます •リハビリの説明があります •コーチ2®の説明があります ※コーチ2®は入院時にご持参ください •いつも服用されているお薬と健康食品、サプリメント、お薬手帳を確認します •薬剤師による薬の確認があります。お薬およびお薬手帳をご提示ください	•基本的な体力、筋力の測定と運動について説明があります •マニキュア類は落としてください ※3回目外来はない場合もあります		•13時30分または16時30分から呼吸機能訓練、転倒予防のビデオを見ます •ICU病棟への転棟について説明があります •手術で使用する点滴・痛み止めについて説明があります		•担当医師から手術の説明があります •麻酔科医の診察および説明があります •ICUへ移動するための荷物確認をおこないます	•手術室入室前に入れ歯、腕時計、貴金属、メガネ、コンタクトレンズを外し、貴重品はご家族へ預けてください •手術後、ICUへ移動します	**術後は肺炎予防や血液の循環、消化管の動きをよくする目的で、早めにベッドから離れる訓練をおこなっていきます**	

▶ 合併症も多く、回復には時間がかかる

　膵頭十二指腸切除術や肝門部胆管がんの手術は、侵襲が大きく、術直後の全身状態が不安定。**術後は ICU に２、３日間入り、循環動態や呼吸状態が安定してから病棟に戻ります。**

　危険な合併症のリスクも高いため、ドレーンも長期間留置します。腹腔内のウインスロー孔ドレーンや膵上縁ドレーンは、検査値に問題がなければ術後３〜５日に抜去できますが、膵管チューブ、胆管チューブの抜去は 14 日目ごろです。**合併症が起きればさらに長期化し、そのため入院期間も長い傾向にあります。**

▶ 普通食までは戻らず、腸瘻を自宅で続ける人も

　ドレーンの本数が多く、留置期間も長いため、痛みに悩まされる期間も長期化しがちです。

　経口摂取の再開にも時間がかかります。ジュースの飲用は術後４日ごろ、半固形食の開始は術後６日目ごろがめやすです。その後もしばらくは腸瘻からの栄養剤を併用します。**退院後に、自宅で経腸栄養を続ける人も少なくありません。**

　こうした要因から離床も進まず、サルコペニア（筋肉量の減少）に至ることもあります。**制限の多い状況で、少しでも回復を促すためのケアが重要です。**

術後3日目	術後4日目	術後5日目	術後6日目	術後7日目	術後8日目	術後9日目	術後10日目	術後11日目	術後12日目〜退院まで
月　日	月　日	月　日	月　日	月　日	月　日	月　日	月　日	月　日	月　日
•腸瘻から栄養剤を入れます（ペプチーノ®/12〜24時間）	•腸瘻から栄養剤を入れます（ペプチーノ®/12〜24時間）•ジュースを飲みます		•半固形食開始		•五分粥開始				
•制限はありません•なるべく体を動かしてください									
•排ガス、排便の有無を確認します		術後 10 日目まで 尿量測定し、用紙に記載ください							
•身体を拭きます•歯磨きを1日4回おこないます				•管がすべて抜けた場合、シャワー浴ができます※看護師がお手伝いします					
•採血、レントゲン撮影をおこないます　•体重測定をおこないます　•背中に入っている管、尿を出すための管を抜きます•血糖測定をおこないます	•採血をおこないます		•採血、レントゲン撮影をおこないます	•適宜採血、レントゲン撮影をおこないます					
•痛いときや眠れないときは必要に応じて薬を使用します									
•術後継続する薬について説明があります						•術後は椅子に座り、半分をめやすに食べてください•食事の時間は30分ほどかけ、食後1時間は横にならず、座って過ごしてください			•退院時に栄養指導があります•退院時にお薬手帳を作成し、薬の確認をします•退院時に外来予約票とお薬をお渡しします•必要時は腸瘻の管理について説明があります

五分粥で問題がなければ、全粥に食上げしていきます

神経性下痢がある人には、止痢薬の服薬、排便コントロールの指導を

術前のケア

評価項目は多く、術前のドレナージが必要なことも

リスクの高い手術ほど、術前からの備えを万全に。とくに膵がんや胆道がんの患者は、術前からの低栄養、体力低下が認められることも多く、術前からの介入で、合併症予防に努めます。

栄養療法や血糖コントロールなど、幅広い介入が求められる

通常の術前評価とケアのなかでもとくに、下のような項目に気をつけておく。

栄養療法

**手術の2週間前から
免疫賦活栄養剤を摂取**

腸内細菌叢に作用し、免疫機能を賦活する栄養剤を、全例で手術2週間前から飲んでもらう。低栄養例では早めの入院で経静脈栄養を実施。

水分&電解質バランスのコントロール

**術後の変動に備えて、
術前から利尿薬などを開始**

肝臓を切除する場合は、術後の水分貯留に備えて、手術3日前から利尿薬を投与。低カリウム血症にもなりやすいため、カリウム保持性利尿薬を使う。

血糖コントロール

**術後に変動しやすいため、
術前から確実にコントロールを**

術後は血糖値の変動や耐糖能異常を起こしやすい。HbA1c 8%以上の場合は、手術1週間前から入院し、インスリンを投与する。

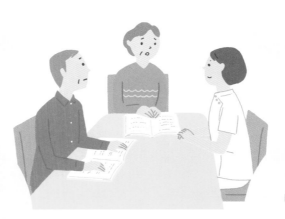

呼吸リハビリ

**侵襲の大きな手術。
肺炎などのリスクも高い**

入院前から自宅で呼吸機能訓練器を使ってリハビリ。ハフィング（→P85）などの方法も術前外来で説明しておく。

術後せん妄対策

**禁酒を徹底したうえで、
発症時に備えて対策を**

侵襲が大きいぶん、せん妄も起きやすい。手術決定時からの禁酒の徹底のほか、ハイリスク例ではとくに、リスクと発症時の対処を事前に説明。

術前補助化学療法の把握

**しびれや下痢などの症状に
術後も悩まされやすい**

術前のGS療法（ゲムシタビン＋S1併用）の影響で下痢やしびれが起きたり、ときには間質性肺炎に至ることも。術後の経過には要注意。

▶ 合併症対策を、術前から万全に

　膵がんや胆道がんは、進行後の発見が多く、手術適応となる例もかぎられるむずかしいがん。耐術と判断されても、慢性膵炎で糖尿病を発症していたり、肝機能障害が見られたり、合併症のリスクが高い人が多くいます。術式特有の合併症以外に、SSI（手術部位感染）や肺炎などのリスクも高いことを知っておきましょう。

　そのため術前は、術後に想定される合併症、血糖値や循環動態の変動、電解質異常なども念頭に置き、とくに左図のような項目で積極的な介入をおこないます。血糖値のコントロール不良例では術前の教育入院が必要なこともあります。

　ICU 滞在日数が長く、ドレーンの本数も多いことから、術後せん妄の対策も重要。禁酒指導を徹底し、本人・家族にせん妄のリスクと具体的な症状、発症時の対応などを伝えておきます。

▶ 術後のサルコペニア予防に、栄養療法は必須

　膵がん、胆道がん患者では、術前からの低栄養例も多く見られます。術前補助化学療法で嘔気に悩まされ、あまり食べられなかったり、従来どおり食べられても、がん悪液質の影響で体重が減ることがよくあります。

　術後も、手術侵襲の大きさから、普通食に戻るまで時間がかかります。ドレーンの本数の多さ、それによる痛みの影響で、離床がスムーズに進まない例も少なくありません。術後にサルコペニア（加齢に伴う筋肉量の減少）に陥るリスクが、ほかの消化器の手術より高いといえます。

　そのため術前外来では、NST による低栄養の評価と改善が、とりわけ重要です。**免疫賦活栄養剤を術前 2 週間前からとってもらい、低栄養をできるだけ改善することで、術後の早期回復をめざします。**

閉塞性黄疸には ENBD、肝切除では PTPE をすることも

胆汁うっ滞例では ENBD を術前に実施。PTPE が必要な場合は約 4 週間前に実施する。

術前の処置
ENBD（内視鏡的経鼻胆道ドレナージ）

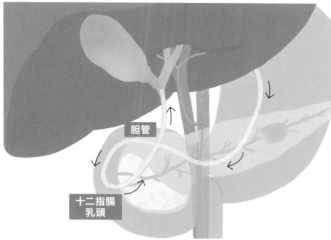

胆管

十二指腸乳頭

胆汁がうっ滞し、閉塞性黄疸が認められるときは、術前のドレナージが必要。ドレーンを経鼻的に挿入し、胃・十二指腸経由で胆管へ。胆汁をドレーンバッグに排出させる。術前に、T-Bil 2.0mg/dL になるまで減黄する。

残肝容積の増大を確認してから、手術します

術前 4 週間前ごろの処置
PTPE（経皮経肝門脈塞栓術）

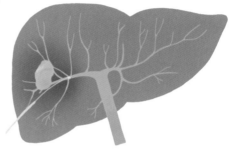

切除側の門脈を塞栓して血流を遮断する。塞栓された領域以外の肝血流量が増加し、残肝予定域の肥大が見込める。

術直後の
ケア

ドレーン類の本数は最多。
排液の色、量に注意する

膵頭十二指腸切除術や、肝門部胆管がんの手術では、ICU での全身管理が基本。安定後に病棟
に戻りますが、病棟看護師はこの間の経過とケアをよく把握して、帰室後のケアにあたります。

術直後〜2、3日目までは、ICUで全身のモニタリングを

術直後は ICU 看護師が全身のモニタリングをおこなう。病棟看護師もその際の経過を把握して。

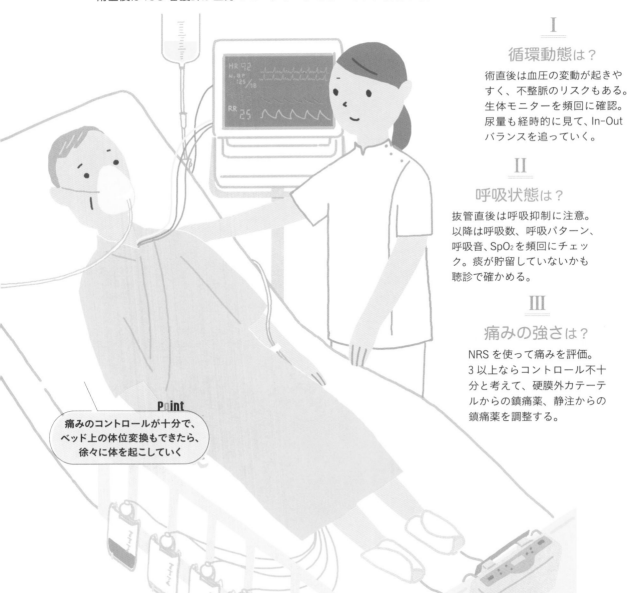

I
循環動態は？

術直後は血圧の変動が起きやすく、不整脈のリスクもある。生体モニターを頻回に確認。尿量も経時的に見て、In-Out バランスを追っていく。

II
呼吸状態は？

抜管直後は呼吸抑制に注意。以降は呼吸数、呼吸パターン、呼吸音、SpO2 を頻回にチェック。痰が貯留していないかも聴診で確かめる。

III
痛みの強さは？

NRS を使って痛みを評価。3 以上ならコントロール不十分と考えて、硬膜外カテーテルからの鎮痛薬、静注からの鎮痛薬を調整する。

Point
痛みのコントロールが十分で、ベッド上の体位変換もできたら、徐々に体を起こしていく

▶ 侵襲が大きいだけに、循環動態も変動しやすい

膵頭十二指腸切除術や肝門部胆管がんでは、術後2、3日ほど、ICUで全身管理をおこないます。**侵襲の大きな長時間の手術だけに、循環動態、呼吸状態が変動しやすくなっています。意識レベルの確認も重要で、抜管後は問題なくても、のちに意識レベルが低下することも。**数時間たった後も気を抜かず、観察を続けます。

ドレーンの本数も多く、それぞれの位置や目的など、手術室看護師から確実に申し送りを受けます。この時点では感染性の排液は見られませんが、血性排液の急な増加などに注意します。

膵体尾部切除術ではICUに入らない場合もあり、病棟看護師がこれらの確認をおこないます。

▶ 当日から体位変換など始め、ICUで離床を進める

腹部の大きな切開や複数のドレーンで、術後の痛みも強く出ます。痛みは離床の妨げとなり、不眠や術後せん妄の引き金にもなります。痛みの閾値は人によって異なるため、表情もよく見て、痛みを我慢していないか確かめます。

痛みのケアを徹底し、また体動の妨げとなるドレーンを整理したうえで、離床の準備を進めます。循環動態などに問題がないことを確認し、まずはベッド上での手足の運動、体位変換からスタート。痛みや不快感がなければ、上体も徐々に起こしていきます。このように段階を踏みながら、ICU滞在中に自立歩行で洗面などができるくらいまで、離床を進めます。

それぞれのドレーンの排液が、何を意味するか考えて観察

各ドレーン留置部位の解剖、そこで起こりうる異常を念頭に置いて、排液を観察する。

固定は確実？マーキングからずれていない？

それぞれの留置の目的は？

1時間前の量と色は？そこからの変化は？

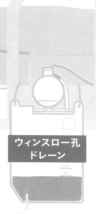
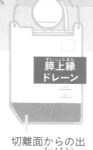

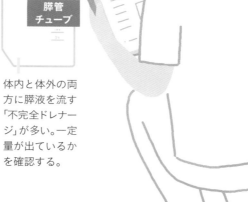

ウィンスロー孔ドレーン

胃の背側にある肝十二指腸間膜の、さらに背側の空間。術後出血があれば血性排液が出る。

胆管チューブ（RTBD）

胆汁のドレナージが目的のため、通常、黄〜黄金色の排液が出る。量が一定かが重要。

膵上縁ドレーン

切離面からの出血や、膵液漏の早期発見が目的。ワインレッド色の排液にはとくに注意。

膵管チューブ

体内と体外の両方に膵液を流す「不完全ドレナージ」が多い。一定量が出ているかを確認する。

翌日以降のケア

排液の変化から、膵液漏などの危険な合併症に気づく

手術翌日、翌々日は ICU でのケアを続けますが、合併症などがなければ、術後 3 日目には病棟に戻ります。病棟でも、最重要事項はやっぱりドレーン。排液の異常がないか、注意深く観察します。

ドレーンの観察は2週間継続。血液検査とあわせてチェック

翌日以降も、最重要事項はドレーン。排液の検体検査、血液検査の結果とともに排液の変化を追う。

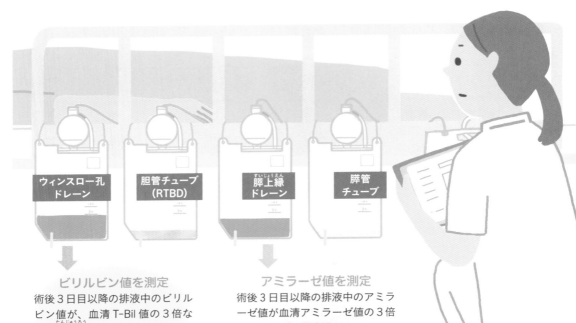

ウィンスロー孔ドレーン **胆管チューブ（RTBD）** **膵上縁ドレーン** **膵管チューブ**

ビリルビン値を測定
術後 3 日目以降の排液中のビリルビン値が、血清 T-Bil 値の 3 倍なら、胆汁漏と診断される。

＋

赤or茶褐色の変化＆量の変化に注意
ウィンスロー孔ドレーンからの出血や胆汁様排液に注意。胆管チューブは排液が一定量かを見る。

アミラーゼ値を測定
術後 3 日目以降の排液中のアミラーゼ値が血清アミラーゼ値の 3 倍以上あれば、膵液漏。

＋

ワインレッド色の変化＆量の変化に注意
膵液が血液と混ざると暗い赤みを帯びた色に。量の増加時は膵液漏による周囲組織の出血を疑う。

異常がなければ
3日目以降に抜去
排液中の T-Bil 値が正常なら早くて 3 日目以降に抜去できる。

異常がなければ
14日目ごろに抜去
減圧目的もあり、長期に留置。位置のずれも画像で確認。

異常がなければ
3日目以降に抜去
排液中のアミラーゼ値が正常なら早くて 3 日目以降に抜去。

異常がなければ
14日目ごろに抜去
長期留置のため、途中、画像検査で位置のずれも確認。

DGE（胃内容排出遅延）に注意しながら、経口摂取を開始

経口摂取開始後も、消化器症状の有無を見ながら、無理をせずゆっくり食上げを。

手術

術後 1日目

腸瘻からの栄養療法開始
経口摂取開始まで時間がかかり、量も十分とれないため、腸瘻からの栄養剤は8日目ごろまで継続。

ジュースの経口摂取開始 4日目
2日目に飲水を開始し、4日目には1日3回のジュースで経口摂取を開始。全量飲めなくても問題ない。

DGEの発症リスク大！
経口摂取開始時に、胃内容排出遅延（DGE）を認めやすい。一方で、食上げ後に起こる人もいる。

半固形食開始 6日目
飲み込みやすく消化しやすい、ソフト食や軟菜食を開始。間食を含め、少量ずつ6回に分けて摂取。

発症時は無理に経口でとらず栄養剤を使う
嘔気などの症状があれば一時的に絶食とするか、食べられるときだけ食べて、腸瘻からの栄養剤や経管栄養で補う。

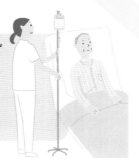

五分粥開始 8日目
五分粥と、通常のおかずや副菜がとれるようになる。順調なら10日目ごろから全粥食に切り替え。

▶ **翌日以降も、合併症の徴候に目を光らせる**

膵液漏や胆汁漏は、ICUから一般病棟に戻る術後2、3日目ごろから起きやすくなります。

膵液漏の典型的な徴候はワインレッド色の排液です。術後3〜5日間は排液の検体検査と血液検査も毎日実施し、アミラーゼ値が上昇していないか確かめます。膵液漏からの腹腔内出血は、さらに危険。膵上縁ドレーンから血性排液が急に出てきたら、大至急、医師に報告します。

胆汁漏の早期発見には、茶褐色がかった排液に注意し、排液中のT-Bil値も確かめます。排液の検査は術後3〜5日目ごろまで継続します。

また、膵管チューブや胆管チューブからの排液が急に減ったときは、逸脱や屈曲・閉塞などのおそれがあります。膵液や胆汁がうっ滞し、炎症を起こしかねません。すぐ医師に報告し、逸脱なら、医師が再留置の処置をします。

▶ **生活面では、離床と食事に難渋しやすい**

ドレーン類がすべて抜けるのは、順調にいっても術後14日目ごろ。**ドレーンに引っかかって転倒・転落したり、ドレーンの事故抜去が起きたりしないよう、整理しておきましょう。**

歩行時は袋にまとめ、点滴スタンドにかけるなどの方法を患者にも指導。せん妄のハイリスク患者では自己抜去の危険もあり、衣類の下に通し、視界に入れないなどの対策が必要です。

早期回復の支えとなる食事も、離床同様に難渋しがちです。**胃内容排出遅延（DGE）で嘔気などが続くと、症状が治まってもなかなかもとに戻りません。** 在宅での経管栄養の継続も検討し、時間をかけて経口摂取の再開をめざします。

膵切除後は血糖値も変動しやすく、糖尿病患者では1日6回血糖測定を。問題なければ4回、3回と減らし、血糖値が安定するまで続けます。

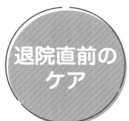
退院直前のケア

腸瘻の管理など、自宅で続けるセルフケアの支援を

膵臓や胆道、肝臓の切除後は、退院後まで続く症状も少なくありません。腸瘻の管理などもあり、自宅で適切なセルフケアができるよう、わかりやすい指導を心がけましょう。

▶ 血糖管理や下痢への対処などは、退院まで続く

ドレーンを予定通りに抜去できないケースもあります。留置期間が長くなるほど、事故（自己）抜去や、逸脱・迷入、屈曲・閉塞のリスクも高まります。管理を徹底し、ナートが外れていないか、つねに確認します。

ドレーン抜去後も、バイタルサインの測定、腹部の聴診・触診、腹部症状の確認を徹底し、晩期合併症にいち早く気づけるようにします。**血糖値の測定も継続し、高血糖ならインスリンでコントロールします。** 血糖値上昇がゆるやかな低 GI 経腸栄養剤に切り替えるのも有効です。

膵切除後の神経性下痢が続くときは、止痢薬で対処。 症状が強く、止痢薬で効果不十分なら、アヘンチンキなどが処方されます。

▶ 周囲にサポートする人がいるかも、早めに確認

胃内容排出遅延（DGE）のために経口摂取ができないまま、3週間、4週間と入院期間が長引くこともあります。それ以上の入院となると体力が低下し、サルコペニアのリスクも高まるため、腸瘻をつけたままの退院を検討。膵液漏を発症し、継続的な観察が必要な場合は、ドレーンを留置したまま退院することもあります。

いずれも管理、観察に手がかかるため、セルフケア指導が欠かせません。**本人だけでは管理困難なことが多く、家族にも一緒に指導します。**

セルフケア困難で、パートナーも高齢であるなど、周囲のサポートが望めない場合は、訪問看護の活用を検討。 退院後の環境を早めに確認し、ソーシャルワーカーと連携して手配します。

経過が順調であっても、食事指導は全員に必要

一般的な注意事項に加え、本人の嗜好、消化器症状の有無をふまえた個別指導を管理栄養士がおこなう。

少量頻回食にする

一度にたくさん食べると消化しにくく、嘔気や下痢の原因にもなる。1回量を減らしし、不足する栄養は間食で補う。1日5～6回食がめやす。

消化のよくない食品は控えめにする

根菜やきのこ類、海藻類、玄米など、食物繊維の多い食品、揚げ物、いか・たこなど、消化のよくない食品は、食べてもいいがとりすぎに注意。

栄養剤も常備しておく

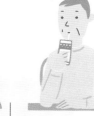

よくかんで30分以上かけて食べる

早食いすると未消化のまま消化管に送り込まれ、再建した消化管への負担が大きい。よく咀嚼し、唾液の分泌も促して、時間をかけて食べる。

不調のときは無理に食べない

嘔気や胃部不快感があるときなどは、無理に食べず、食事を抜く。そのぶんは腸瘻から経腸栄養剤を入れ、低栄養に陥らないようにする。

退院直前の状態に応じて、＋αのセルフケアも指導

退院前の状態から、起こりうる問題を想定し、本人の管理能力と環境にあったアドバイスを。

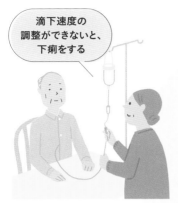

滴下速度の調整ができないと、下痢をする

例1 腸瘻の管理

腸瘻の持ち帰りは多く、滴下法や洗浄の指導は必須

入院中は滴下量をポンプでコントロールするが、自宅ではクレンメでの調整が必要。滴下速度が速いと下痢をするため、この指導がもっとも重要。
1日1回は腸瘻チューブをフラッシュする、滴下ボトルを洗う、固定用テープを週に1回交換するなどのケアも必要で、病棟でくり返し一緒に実践し、覚えてもらう。

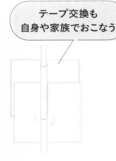

テープ交換も自身や家族でおこなう

例2 ドレーンの管理

入院期間が長期に及ぶときは膵上縁ドレーンなどを持ち帰りに

膵上縁（すいじょうえん）などに入れたドレーンをなかなか抜去できず、入院が長引く場合、瘻孔の完成を待ってチューブをカットし、開放式にした状態で退院してもらうことがある。
ガーゼの交換方法、退院後もわずかに出てくる排液の性状と刺入部の観察法、入浴時の取り扱い、事故抜去時の対処法などを指導しておく。

瘻孔（ろうこう）ができたらカットして開放式に

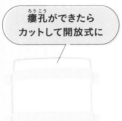

例3 血糖コントロール

退院までには安定させるが、術後も薬の服用などは必要

血糖値の変動は、入院中の管理・治療で安定させるが、基礎疾患として糖尿病がある人も多く、術前以上に高血糖に注意が必要。1日3回の測定、インスリン注射などを継続してもらう。反対に、グルカゴンの分泌低下で低血糖になることも。震え、冷汗、動悸などの低血糖症状と対処法を伝えておく。

例4 排便コントロール

神経性下痢であれば、止痢薬の服用を継続

神経性下痢が改善しないときは、退院後も止痢薬を継続。アヘンチンキ服用例ではとくに、麻薬の管理法を含めた薬剤師の指導が欠かせない。
反対に便秘がちになることもあり、たまった腸液が胆管ー空腸吻合部から逆流する可能性も。その場合は下剤を退院処方し、自身で排便コントロールしてもらう。

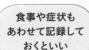

食事や症状もあわせて記録しておくといい

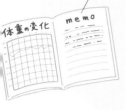

例5 脂肪肝の予防

脂肪制限は必要ないが、消化酵素製剤を服用することも

膵切除後、とくに膵頭十二指腸切除術後に、脂肪肝を発症することがある。脂肪や脂肪性ビタミンの吸収障害などが原因。入院中の血液検査で気づけるため、消化酵素製剤で治療をおこなうが、退院後の継続が必要なことも多い。予防的に使用する例もあり、退院処方をよく確認して指導する。

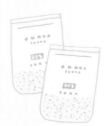

消化器外科で使うおもな薬

消化器外科の周術期では、鎮痛薬のほか、消化器症状を抑える薬を多く使います。
代表的な薬の名前と特徴を理解し、痛みのケアやその他の症状の治療にいかしましょう。

鎮痛薬

NSAIDs ／アセトアミノフェン
術直後はオピオイドと組み合わせて、術後3日目以降は単独で使うことが多い。

フルルビプロフェン
［商 ロピオン］
静注
1回50mg

ロキソプロフェンと同じプロピオン系のNSAIDs。静注のため術中・術直後から使いやすい。

ロキソプロフェン
［商 ロキソニン］
錠剤 細粒
1回60mg、1日3回

消炎鎮痛作用が高いプロピオン系NSAIDs。代謝後に作用を発揮するため、胃腸障害が少ない。

ジクロフェナク
［商 ボルタレン］
錠剤 1日75〜100mg、分3
徐放カプセル 1日2カプセル、分2
坐剤 1回25〜50mg、1日1〜2回

抗炎症作用、解熱・鎮痛作用とも強い。坐剤があり、経口困難な例などで使うことがある。

セレコキシブ
［商 セレコックス］
錠剤 初回 400mg、2回目以降 200mg、1日2回

抗炎症作用が強い。COX-2を選択的に阻害するため、胃腸障害の副作用が出にくい。

アセトアミノフェン
［商 アセリオ／カロナール／アルピニー／アンヒバ］
原末 細粒 錠剤 静注
1回300〜1000mg

抗炎症作用はない。胃腸障害の副作用は少ないが、過量投与による重篤な肝障害に注意。

オピオイド（非麻薬）
医療用麻薬の指定を受けないオピオイド。作用・副作用は麻薬系オピオイドと同様。

トラマドール
［商 トラマール／ワントラム／トラムセット（合剤）］
錠剤
1日100〜300mg、分4

弱オピオイド鎮痛薬。速放製剤、徐放製剤、アセトアミノフェン配合剤などの種類がある。

*ワントラム、トラムセットは用法・用量が異なる

ペンタゾシン
［商 ソセゴン］
静注 皮下・筋注
1回15mg

鎮痛作用はモルヒネの1/4〜1/2程度。呼吸抑制のほか、心筋収縮能抑制も起こりやすい。

エプタゾシン
［商 セダペイン］
皮下・筋注
1回15mg

ペンタゾシンの1〜2倍の鎮痛作用をもつ。呼吸抑制の頻度は1/3程度で、多くは一過性。

ブプレノルフィン塩酸塩
［商 レペタン］
筋注
1回0.2〜0.3mg

中枢性鎮痛作用を発揮し、鎮痛効果はモルヒネの約25〜50倍。作用時間の長さも特徴。

オピオイド（麻薬）
高い鎮痛・鎮静作用をもつが、呼吸抑制、嘔気、眠気、便秘などの副作用も出やすい。

コデイン
［商 ジヒドロコデインリン酸塩／コデインリン酸塩］
原末 散剤 錠剤
1回20mg、1日60mg

鎮咳薬としても使われる弱オピオイド。60mgの経口投与でモルヒネ10mgの効果に相当。

モルヒネ
［商 オプソ／アンペック／モルヒネ塩酸塩／MSツワイスロン／MSコンチン／パシーフ］
原末 錠剤
1回5〜10mg、1日15mg
硬膜外 1回2〜6mg

鎮痛効果が非常に高い強オピオイド。がん性疼痛や高侵襲手術後に用いることが多い。

*MSツワイスロン、MSコンチン、パシーフは用法・用量が異なる

オキシコドン
［商 オキシファスト／オキノーム／オキシコンチン］
散剤 錠剤 1日10〜80mg、分4
徐放錠 1回5〜40mg、1日2回
静注・皮下注 1日7.5〜250mg

静注での鎮痛効果はモルヒネの2/3〜3/4程度。経口では逆転し、4/3〜3/2程度となる。

フェンタニルクエン酸塩
［商 フェンタニル／ワンデュロパッチ／デュロテップ／フェントス／イーフェン／アブストラル］
静注 0.02〜0.04mL/kg
硬膜外 1回0.5〜2mL

強オピオイド。鎮痛作用はモルヒネの50〜100倍（力価）。作用時間は短いが反復投与で蓄積。

*フェンタニル以外は剤形・用法・用量が異なる

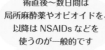
術直後〜数日間は局所麻酔薬やオピオイドを、以降はNSAIDsなどを使うのが一般的です

局所麻酔薬（アミド型）
術中から使用し、術直後も硬膜外投与で、少量のオピオイドと併用することが多い。

ロピバカイン
［商 アナペイン］
硬膜外
4〜10mL/時

血中濃度半減期が6時間と、作用時間が長いのが特徴。中枢神経毒性、心毒性に注意する。

レボブピバカイン
［商 ポプスカイン］
硬膜外
4〜8mL/時

ロピバカインと同様の長時間作用型局所麻酔薬。同じく中枢神経毒性、心毒性に注意。

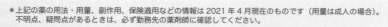

胃酸分泌抑制薬

PPI
(プロトンポンプ阻害薬)

胃切除後などに逆流性食道炎が生じることがあり、治療ではPPIが第一選択となる。

ボノプラザン
[商 タケキャブ]

錠剤
1日1回20mg

「P-CAB」とよばれる新しいタイプのPPIで、胃酸の量に影響されることなく効果を発揮。
効果発現が早く強力なため、難治性や重症例の逆流性食道炎、胃・十二指腸潰瘍にも有効。

エソメプラゾール
[商 ネキシウム]

懸濁用顆粒分包　カプセル
1日1回10〜20mg

胃酸で活性化し、服用数日後から効果を発揮する従来型PPI。NSAIDs潰瘍にも適応がある。
他のPPIと同じく、服用中は肝機能障害に注意し、血液検査でAST、ALT値を確認。

ラベプラゾール
[商 パリエット]

錠剤
1日1回10〜20mg

エソメプラゾールと同様の従来型PPI。代謝経路が他剤と異なり、薬物相互作用が比較的少ない。
他のPPIと同様、肝機能障害や発疹、掻痒感、便秘などの副作用に注意する。

ランソプラゾール
[商 タケプロン]

OD錠　カプセル
1日1回15〜30mg

エソメプラゾールなどと同じ従来型PPI。OD錠（口腔内崩壊錠）もある。静注用もあり、経口投与不可能な出血を認める胃・十二指腸潰瘍、急性ストレス潰瘍などでは、静注用製剤が使われる。

オメプラゾール
[商 オメプラール、オメプラゾン]

錠剤
1日1回10〜20mg

エソメプラゾールなどと同じ従来型PPI。静注用もあり、ランソプラゾールと同様、出血をともなう胃・十二指腸潰瘍、急性ストレス潰瘍、急性胃粘膜病変などには静注用製剤が使われる。

H₂受容体拮抗薬

胃の壁細胞にあるH₂受容体に作用し、胃酸分泌を抑制。用量は潰瘍などの治療の場合。

シメチジン
[商 タガメット]

細粒　錠剤
1日800mg
（分1、分2、分4のいずれか）
静注　1回200mg、1日4回

降圧薬のCa拮抗薬や抗不整脈薬、ワルファリン、ベンゾジアゼピン系薬など、多くの薬剤と相互作用がある点に注意。
高齢者では、せん妄など中枢神経系の異常にとくに注意する。

ラニチジン
[商 ザンタック]

錠剤　1回150mg、1日2回
（または1日1回300mg）
静注　1回50〜100mg、
1日2〜4回

他のH₂受容体拮抗薬と同様、胃酸分泌と、胃液中の蛋白分解酵素ペプシンの分泌を抑制。
代表的な副作用は発疹、肝障害、便秘、下痢など。腎排泄型のため、腎機能低下にも注意。

ファモチジン
[商 ガスター]

散剤　錠剤　OD錠
1回20mg、1日2回
（または1日1回40mg）
静注　1回20mg、1日2回

作用、副作用ともにラニチジンなどと同様だが、内分泌系に影響を及ぼしにくいとされる。
ただし腎排泄型のため、腎機能低下例では他剤を使うか、使用中のモニタリングが必要。

ロキサチジン
[商 アルタット]

細粒　カプセル
1回75mg、1日2回
（または1日1回150mg）
静注　1回75mg、1日2回

作用、副作用ともにラニチジンなどと同様だが、胃粘液を増やし、粘膜を保護する作用も期待できる。内分泌系に影響を及ぼしにくく、他剤との薬物相互作用も少ないとされる。

ニザチジン
[商 アシノン]

錠剤
1回150mg、1日2回
（または1日1回300mg）

作用、副作用ともにラニチジンなどと同様だが、消化管運動の促進、唾液分泌促進作用が期待できる。腎排泄型のため、腎機能低下例では他剤を使うか、注意してモニタリングを。

ラフチジン
[商 プロテカジン]

錠剤　OD錠
1回10mg、1日2回

作用、副作用はラニチジンなどと同様で、持続的な酸分泌抑制作用を発揮。知覚神経系を介した胃粘膜防御因子増強作用が期待できる一方、頻度は低いものの、精神神経系症状に注意。

胃粘膜保護薬

防御因子増強薬 消化性潰瘍の薬。胃粘液を増やすなどして、胃酸などの攻撃因子から粘膜を守る。

テプレノン
[商 セルベックス]

`細粒` `カプセル`
1回50mg、1日3回

PG（プロスタグランジン）を増やし、胃粘液の分泌を促進。胃粘膜を保護する。
副作用は肝機能障害、便秘、下痢、嘔気など。

レバミピド
[商 ムコスタ]

`顆粒` `錠剤`
1回100mg、1日3回

胃粘膜のPGを増やすほか、活性酸素の抑制、胃粘膜での炎症性細胞浸潤抑制もある。副作用は発疹、便秘、腹部膨満など。

エカベトナトリウム
[商 ガストローム]

`顆粒`
1回1g、1日2回

PGを増やし、胃粘膜を保護。胃液の構成成分であるペプシンの分泌も抑える。代表的な副作用は悪心、下痢、便秘など。

スクラルファート
[商 アルサルミン]

`細粒`
1回1～1.2g、1日3回

胃酸やペプシンから胃粘膜を守る。副作用は便秘、発疹、蕁麻疹など。経管栄養中の投与で胃石などの報告がある点にも注意する。

イルソグラジンマレイン酸塩
[商 ガスロンN]

`細粒` `錠剤` `OD錠`
1日4mg、1日1～2回

胃粘膜の上皮細胞間の接合を強化し、胃粘膜抵抗性を高める。半減期が長く1日1回投与が可能。
副作用は便秘、下痢など。

ベネキサート塩酸塩ベータデクス
[商 ウルグート]

`カプセル`
1回400mg、1日2回

胃粘膜に直接作用し、血流をよくしたり、PGを増やして胃粘膜を保護。
副作用は悪心、便秘、肝機能障害、掻痒感など。

ソファルコン
[商 ソロン]

`細粒` `錠剤` `カプセル`
1回100mg、1日3回

PGを増やし、胃粘膜を保護。胃粘膜の組織修復作用も期待できる。副作用では便秘や口渇が起きることがあり、重大なものでは肝障害に注意。

セトラキサート
[商 ノイエル]

`細粒` `カプセル`
1回200mg、1日3～4回

胃粘膜の血流を改善し、抵抗性を高めるとともに、胃酸などの攻撃因子も弱める。副作用は便秘、悪心・嘔吐、発疹など。

蛋白分解酵素阻害薬

慢性膵炎の治療薬で、術後の逆流性食道炎にも適応がある。

カモスタット
[商 フオイパン]

`錠剤`
1回100mg、1日3回

膵液中のトリプシンを阻害し、膵液を含む消化液の逆流による症状を軽減。
副作用は発疹、掻痒、嘔気、腹部不快感・膨満感など。

副交感神経遮断薬

副交感神経亢進による、消化管運動や胃液分泌などの消化管の反応を抑える。

ブチルスコポラミン
[商 ブスコパン]

`錠剤`
1回10～20mg、1日3～5回

消化管の動きを抑える「鎮痙剤」の一種。内視鏡検査の前などにも使う。
副作用は口渇、眼調節障害、排尿障害、頭痛など。

消化管運動機能改善薬

消化管運動が低下し、DGE（胃内容排出遅延）などが見られるときに使う。

セロトニン(5-HT₄)受容体作動薬 **パントテン酸(B₅)** **漢方薬**

モサプリド
[商 ガスモチン]

`散剤` `錠剤`
1回5mg、1日3回

$5-HT_4$（セロトニン）受容体を刺激し、消化管運動機能を高める。
副作用として好酸球増加、下痢・軟便、口渇、腹痛などが見られることがある。

パンテチン
[商 パントシン]

`静注` `皮下・筋注`
1日200mg、分1～2

脂質代謝などにかかわるビタミンB_5。腸管の運動を促すため、術後の麻痺性イレウスに有用。
副作用は食欲不振、下痢などだが、頻度は低い。

パンテノール
[商 パントール]

`静注`
1回50～500mg、1日1～3回

腸管の蠕動運動を促進し、術後の麻痺性イレウスなどに有用。モサプリドより効果はマイルド。副作用として腹痛などが報告されているが、頻度は低い。

六君子湯
[商 六君子湯]

`顆粒`
1日7.5g、分2～3

消化器外科では比較的よく使われる漢方薬。腸管の蠕動運動促進、抗炎症などの作用をもつ。
副作用としては発疹、蕁麻疹、悪心などが報告されている。

止痢薬・整腸薬
結腸切除や膵切除などの影響で、下痢や水様便が続くときに使うことが多い。

腸運動抑制薬

ロペラミド
[商 ロペミン]

`細粒` `カプセル`
1日1〜2mg、
分1〜2

非麻薬性アヘン様化合物。腸管の運動と分泌液を抑える。副作用は発疹、肝機能障害など。

収斂薬

タンニン酸アルブミン
[商 タンニン酸アルブミン]

`粉末`
1日3〜4g、分3〜4

腸粘膜蛋白に結合し、粘膜の炎症と腸管の蠕動運動を抑制。作用は緩徐で副作用も出にくい。

ビスマス製剤
[商 次硝酸ビスマス]

`粉末`
1日2g、分2〜3

消化管粘膜に被膜を形成し、蠕動運動を抑える。服用中は便が黒っぽくなることがある。

吸着薬

天然ケイ酸アルミニウム
[商 アドソルビン]

`原末`
1日3〜10g、
分3〜4

過剰な水分、粘液や、細菌性有害物質を吸着し、下痢を改善。副作用が少なく使いやすい。

麻薬

アヘン
[商 アヘン/アヘンチンキ]

`粉末` `散剤`
1回30mg、1日100mg
`液` 1回0.5mL、1日1.5mL

麻薬のなかでも腸管に対する作用が強く、鎮痛・鎮静、呼吸抑制作用は弱いのが特徴。

活性生菌製剤

ラクトミン製剤
[商 ビオフェルミン]

`配合錠`
1回1〜3g、1日3回

乳酸菌と、乳酸菌を増やす糖化菌の配合剤。腸内で増殖し、腸内細菌叢を正常化する。

ビフィズス菌
[商 ラックビー]

`微粒N` 1回1〜2g、
1日3回
`錠剤` 1回1〜2錠、
1日3回

ビフィズス菌投与により、悪化した腸内細菌叢のバランスを改善。副作用は腹部膨満など。

ビフィズス菌・ラクトミン配合
[商 ビオスミン]

`配合散`
1回1〜2g（または
1〜2錠）、1日3回

ビフィズス菌と乳酸菌を増やし、腸内細菌叢を正常化。他の生菌製剤と同じく作用は緩徐。

酪酸菌
[商 ミヤBM]

`細粒` 1回0.5〜1g、
1日3回
`錠剤` 1回20〜40mg、
1日3回

酪酸菌（宮入菌）が腸内で増殖し、腸内病原菌の増加を抑制。腸内細菌叢を正常化する。

酪酸菌配合
[商 ビオスリー]

`配合散` 1回0.5〜1g、
1日3回
`配合錠` `配合OD錠`
1回1〜2錠、1日3回

作用が少しずつ異なる乳酸菌、酪酸菌、糖化菌の配合剤。抗菌薬使用時の下痢にも有効。

下剤
消化器の術後は腸管の蠕動運動が低下しやすく、下剤を一時的に使うことも。

浸透圧性下剤（塩類下剤）

酸化マグネシウム
[商 酸化マグネシウム]

`原末`
1日2g、分3
（または分1）

もっとも汎用されている薬。腸管内の浸透圧を高めて便中に水分を引き込み、便を軟化する。

上皮機能変容薬

ルビプロストン
[商 アミティーザ]

`カプセル`
1回24μg、
1日2回

腸液の分泌を促して便を軟化し、排便を促す。効果発現も速い。ただし嘔気などの副作用に注意。

大腸刺激性下剤

センナ
[商 アローゼン/
アジャストA/センナ]

`粉末` 1日1回
0.2〜0.5g
`錠剤` 1日1回
80mg
`顆粒` 1回0.5〜1g、
1日1〜2回

腸管の蠕動運動を亢進。即効性が高いが腹痛などをきたしやすい。また長期連用は避ける。

センノシド
[商 プルゼニド]

`錠剤` 1日1回
12〜24mg

生薬のセンナに含まれる有効成分。作用、副作用ともセンナとほぼ同じで、服用後の腹痛などに注意する。

ピコスルファート
[商 ラキソベロン]

`錠剤` `内用液`
`ドライシロップ`
1日1回5〜7.5mg
（10〜15滴）

腸管の蠕動運動を刺激し、排便を促す。従来の大腸刺激性下剤に比べると、習慣性が低いとされる。

その他

炭酸水素ナトリウム・無水リン酸二水素ナトリウム配合
[商 新レシカルボン]

`坐剤`
1回1〜2個

直腸内に挿入し、排便反射を促進。便意が乏しく直腸に便が滞留しているときに使う。

制吐薬
PONV（術後・悪心嘔吐）に使用。予防に使える薬剤は、日本では現段階ではない。

ドパミン受容体拮抗薬

メトクロプラミド
[商 プリンペラン]

`細粒` `錠剤` 1日10〜30mg、分2〜3
`静注` `筋注` 1回10mg、1日1〜2回

中枢性の嘔吐、末梢性の嘔吐どちらにも有効。消化管の器質的閉塞などがあるときは禁忌。

ドンペリドン
[商 ナウゼリン]

`細粒` `錠剤` `OD錠` 1回10mg
`坐剤` 1回60mg、1日2回

CTZ（化学受容器引き金帯）に作用し、嘔気・嘔吐を改善。消化管閉塞時などは禁忌。

> 副作用を疑う症状があれば、主治医、薬剤師に相談しましょう！

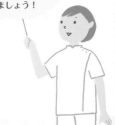

血液検査 基準値一覧

消化器外科の周術期で、診断・評価の参考にされることの多い基準値です（がん研究会有明病院の基準値）。
医療機関によって多少幅があるため、参考として活用してください。

血液学的検査

血球数・分画

WBC（白血球数）	3.3 〜 8.6 ×10³/μL	MCV（平均赤血球体積）	83.6 〜 98.2 fL
白血球像（白血球分画）		MCH（平均赤血球ヘモグロビン量）	27.5 〜 33.2 pg
好中球	41.3 〜 73.9%	MCHC（平均赤血球ヘモグロビン濃度）	31.7 〜 35.3%
好中球杆状核球	2.1 〜 13.5%	網状赤血球数（網赤血球数）	0.5 〜 2.5%
好中分節核球	39.2 〜 60.4%	PLT（血小板数）	158〜348 ×10³/μL
リンパ球	15.4 〜 47.7%		
単球	3.7 〜 10.8%		

凝固・線溶系

WBC欄		項目	値
好塩基球	0.0 〜 1.2%	PT（プロトロンビン時間）（活性%）	70.0〜130.0%
好酸球	0.3 〜 7.7%	APTT（活性化部分トロンボプラスチン時間）	24.0 〜 37.0 秒
RBC（赤血球数）	Ⓜ4.35 〜 5.55 ×10⁶/μL	Fib（フィブリノーゲン）	200.0〜400.0 mg/dL
	Ⓕ3.86 〜 4.92 ×10⁶/μL	AT（アンチトロンビン）	80.0 〜 130.0%
Hb（ヘモグロビン濃度）	Ⓜ13.7 〜 16.8 g/dL	FDP（フィブリン・フィブリノーゲン分解産物）	5.0 μg/mL>
	Ⓕ11.6 〜 14.8 g/dL	D ダイマー	1.0 μg/mL>
Ht（ヘマトクリット値）	Ⓜ40.7 〜 50.1%	FMC（フィブリンモノマー複合体）	6.1 μg/mL>
	Ⓕ35.1 〜 44.4%		

生化学検査

蛋白代謝（栄養状態、肝機能の指標）

TP（総蛋白）	6.6 〜 8.1 g/dL
Alb（アルブミン）	4.1 〜 5.1 g/dL
P-Alb（Pre-Alb、プレアルブミン）	22.0〜40.0 mg/dL
蛋白分画	
EPAlb（アルブミン）	53.1 〜 67.4%
EP-α₁（α₁グロブリン）	2.0 〜 4.3%
EP-α₂（α₂グロブリン）	4.6 〜 9.3%
EP-β（βグロブリン）	9.0 〜 14.2%
EP-γ（γグロブリン）	12.3 〜 23.8%

脂質代謝

T-CHO（総コレステロール）	220 mg/dL 未満
TG（中性脂肪）	150 mg/dL 未満
HDL-C（HDLコレステロール）	40 mg/dL 以上
LDL-C（LDLコレステロール）	140 mg/dL 未満

糖代謝

Glu（グルコース）	73 〜 109 mg/dL	
HbA1c（ヘモグロビン A1c）	4.9 〜 6.0%	
GTT（75gブドウ糖負荷試験）	空腹時 110 mg/dL 未満	
	1 時間値 160 mg/dL 未満	
	2 時間値 120 mg/dL 未満	
インスリン	1.0 〜 11.0 μIU/mL	
CPR（C-ペプチド）	1.0 〜 1.6 ng/mL	

栄養状態や糖代謝は
とくに重要です！

肝・胆道系の機能と異常

T-Bil (総ビリルビン)	0.4 ～ 1.5 mg/dL
D-Bil (直接ビリルビン)	0.1 ～ 0.5 mg/dL
γGTP (γグルタミルトランスペプチダーゼ)	Ⓜ13 ～ 64 U/L
	Ⓕ9 ～ 32 U/L
ChE (コリンエステラーゼ)	Ⓜ240 ～ 486 U/L
	Ⓕ201 ～ 421 U/L
LAP (ロイシンアミノペプチダーゼ)	30 ～ 70 U/L
ALP (アルカリホスファターゼ)	(JSCC)106 ～ 322 U/L
	(IFCC)38 ～ 113 U/L
LDH (乳酸脱水素酵素)	124 ～ 222 U/L
AST (アスパラギン酸アミノトランスフェラーゼ)	13 ～ 30 U/L
ALT (アラニンアミノトランスフェラーゼ)	Ⓜ10 ～ 42 U/L
	Ⓕ7 ～ 23 U/L
NH₃ (アンモニア)	19.2 ～ 63.2 μg/dL
ICG (ICG 血中停滞率)	10.0%以下
K-ICD (ICG 血中消失率)	0.168 ～ 0.206

膵臓の機能と異常

AMY (アミラーゼ)	44 ～ 132 U/L
P-AMY (膵型アミラーゼ)	10 ～ 75 IU/L
LIP (リパーゼ)	13 ～ 55 U/L

腎臓の機能と異常

UN (尿素窒素)	8 ～ 20 mg/dL
UA (尿酸)	Ⓜ3.7 ～ 7.8 mg/dL
	Ⓕ2.6 ～ 5.5 mg/dL
Cr (クレアチニン)	Ⓜ0.65 ～ 1.07 mg/dL
	Ⓕ0.46 ～ 0.79 mg/dL
CCR (クレアチニンクリアランス)	70 ～ 130 mL/分

炎症反応

CRP (C 反応性蛋白)	0.00 ～ 0.14 mg/dL
ESR (赤血球沈降速度。血沈)(1時間値)	Ⓜ10 mm以下
	Ⓕ20 mm以下

電解質・体液バランス／無機質

Ca (カルシウム)	8.8 ～ 10.1 mg/dL
H-Ca (Alb 補正カルシウム)	8.8 ～ 10.1 mg/dL
IP (無機リン)	2.7 ～ 4.6 mg/dL
Mg (マグネシウム)	1.8 ～ 2.6 mg/dL
Zn (亜鉛)	80 ～ 130 μg/dL
Na (ナトリウム)	138 ～ 145 mmol/L
K (カリウム)	3.6 ～ 4.8 mmol/L
Cl (クロール)	101 ～ 108 mmol/L
OSMO (血清浸透圧)	281 ～ 298 mOsm/kg
Fe (血清鉄)	40 ～ 188 μg/dL
UIBC (不飽和鉄結合能)	Ⓜ111 ～ 255 μg/dL
	Ⓕ137 ～ 325 μg/dL

動脈血ガス分析

蛋白代謝 (栄養状態、肝機能の指標)

pH (水素イオン濃度指数)	7.35 ～ 7.45		K⁺ (カリウムイオン)	3.5 ～ 5.3 mmol/L
PCO₂ (炭酸ガス分圧)	35 ～ 45 mmHg		Cl⁻ (クロールイオン)	98 ～ 106 mmol/L
PO₂ (酸素分圧)	80 ～ 100 mmHg		Glu (グルコース)	66 ～ 93 mg/dL
O₂ (酸素飽和度)	92 ～ 99%		Lac (乳酸)	3 ～ 17 mg/dL
HCO₃⁻ (重炭酸イオン)	20 ～ 26 mmol/L		AnGap (アニオンギャップ)	10 ～ 18 mmol/dL
Na⁺ (ナトリウムイオン)	135 ～ 148 mmol/L		BE (塩基過剰)	± 3 mmol/L

参考文献

「安全な膵頭十二指腸切除術」山上裕機，2010年度前期日本消化器外科学会教育集会：1-12，2010

「胃がん手術後の看護・観察ポイント　術直後〜24時間，24〜72時間，72時間，7日間」毛利靖彦・大井正貴・楠 正人，消化器外科NURSING vol.18(8)：686-695，2013

『胃癌治療ガイドライン 医師用 2018年1月改訂 第5版』日本胃癌学会編，2018（金原出版）

『胃癌取扱い規約 第15版』日本胃癌学会編，2017（金原出版）

「胃術後患者の職場復帰に伴う症状の変化と食行動に関する研究」奥坂喜美子・数間恵子，日本看護科学会誌 vol.20 (3)：60-68，2000

「胃切除後症候群の実際とその管理―総論―」中田浩二，2010年度後期日本消化器外科学会教育集会：1-11，2010

「胃切除術前経管栄養療法の意義と課題」井田 智ほか，外科と代謝・栄養 vol.52 (5)：241-245，2018

「胃切除術を受けた患者さんへの退院指導」鮫島みつえほか，消化器外科 NURSING vol.20 (10)：822-828，2015

「いつ・どこを・どう見る？ ストーマ造設術後患者のアセスメント」本田優子，消化器外科 NURSING vol.22 (3)：192-201，2017

「胃に特有の術前術後ケア」棚橋利行ほか，消化器外科 NURSING vol.19 (11)：1081-1085，2014

「胃の術前術後ケア」井田 智，消化器外科 NURSING vol.23 (5)：392-402，2018

「イレウスの治療と予防」幸田圭史，2010年度後期日本消化器外科学会教育集会：65-75，2010

「運動療法プログラムの実際と効果」海堀昌樹ほか，消化器外科 NURSING vol.18 (1)：78-82，2013

『エビデンスに基づいた 胆道癌診療ガイドライン 改訂第3版』日本肝胆膵外科学会胆道癌診療ガイドライン作成委員会編，2019（医学図書出版）

『炎症性腸疾患（IBD）診療ガイドライン 2016』一般財団法人日本消化器病学会編，2016（南江堂）

「炎症性腸疾患の外科治療」舟山裕士，2010年度前期日本消化器外科学会教育集会：23-30，2010

「炎症性腸疾患の周術期管理と術後合併症」池内浩基ほか，外科治療 vol.104 (1)：57-64，2011

「炎症性腸疾患の周術期管理と術後合併症・中毒性巨大結腸症」中尾紗由美・板橋道朗・山本雅一，日本臨牀 vol.76 (増刊号 3)：469-474，2018

『OPE NURSING2017年春季増刊　いつ起こる？ なぜ起こる？ どう対応する？　術中・術後合併症50』廣瀬宗孝編，2017（メディカ出版）

『快適！ ストーマ生活――日常のお手入れから旅行まで 第2版』松浦信子・山田陽子，2019（医学書院）

「潰瘍性大腸炎外科的治療の最前線」池内浩基・内野 基，日本消化器外科学会雑誌 vol.113 (3)：424-429，2018

「潰瘍性大腸炎手術例の術後長期経過の検討―多施設共同研究による術後5年以上経過例の分析―」杉田昭ほか，日本消化器病学会雑誌 vol.108 (12)：1996-2002，2011

『肝癌診療ガイドライン 2017年版補訂版 [2020年2月]』一般社団法人 日本肝臓学会編，2020（金原出版）

「肝胆膵外科領域における術後回復促進策実践での問題点」海堀昌樹，外科と代謝・栄養 vol.48 (2)：43-50，2014

『がん研スタイル　癌の標準手術　胃癌』山口俊晴監修，佐野 武編，2015（メジカルビュー社）

『がん研スタイル　癌の標準手術　肝癌』山口俊晴監修，齋浦明夫編，2014（メジカルビュー社）

『がん研スタイル　癌の標準手術　結腸癌・直腸癌』山口俊晴監修，上野雅資編，2017（メジカルビュー社）

『がん研スタイル　癌の標準手術　食道癌』山口俊晴監修，渡邊雅之編，2016（メジカルビュー社）

『がん研スタイル　癌の標準手術　膵癌・胆道癌』山口俊晴監修，齋浦明夫編，2015（メジカルビュー社）

『がん研スタイル　腹腔鏡下大腸切除術』山口俊晴監修，福長洋介編，2013（メジカルビュー社）

「がんサバイバーシップにおける就労支援」遠藤源樹，日本健康教育学会誌 vol.27 (1)：91-98，2019

「がん手術療法による体重減少のしくみと対応策」峯 真司・比企直樹，臨床栄養 vol.120 (7)：852-856，2012

「肝臓・胆嚢」原田 拓，薬局 vol.68 (9)：2987-2991，2017

「肝切除術における胆汁漏と手術部位感染」田中肖吾ほか，日本外科感染症学会雑誌 vol.15 (1)：77-84，2018

「肝切除術を受けた患者さんへの退院指導」中島久美子ほか，消化器外科 NURSING vol.20 (10)：856-863，2015

「肝臓の術前術後」岩上佳史，消化器外科 NURSING vol.22 (7)：609-616，2017

「がん治療における栄養介入―管理栄養士の立場から（NSTの取り組み）―」松尾宏美・井田 智・熊谷厚志，Progress in Medicine vol.39 (8)：789-793，2019

「肝門部領域胆管癌に対する外科手術」遠藤 格ほか，胆道 vol.29 (1)：38-45，2015

『急性膵炎診療ガイドライン 2015 第4版』急性膵炎診療ガイドライン 2015改訂出版委員会編，2015（金原出版）

「急性虫垂炎の術後合併症」大林樹真ほか，小児外科 vol.50 (8)：802-806，2018

『急性腹症診療ガイドライン 2015』急性腹症診療ガイドライン出版委員会編，2015（医学書院）

「緊急時のインフォームドコンセント」坂本麗仁・鈴木利保，日本臨床麻酔学会誌 vol.38 (1)：50-57，2018

『グラント解剖学図譜 第5版』Anne M.R.Agur，Arthur F.Dalley，坂井建雄監訳，2007（医学書院）

「クリニカルパスを利用した急性虫垂炎の治療」浅井 武ほか，小児外科 vol.44 (5)：483-486，2012

「Crohn病腸管病変に対する外科的治療の最前線：多職種連携チームによる周術期管理」山本隆行・下山貴寛・梅枝 覚，日本大腸肛門病学会雑誌 vol.70 (10)：611-622，2017

「クローン病に対する外科療法の進歩」河野 透，日本消化器病学会雑誌 vol.107 (6)：876-884，2010

「クローン病の長期経過における外科の役割と術後再発予防の戦略」二見喜太郎ほか，日本消化器病学会雑誌 vol.108 (3)：410-417，2011

「経皮経肝門脈塞栓術（PTPE）ガイドライン 第一版（2017年）」日本インターベンショナルラジオロジー学会　ガイドライン委員会，2018（日本インターベンショナルラジオロジー学会）

「血液検査」山根隆明，消化器外科 NURSING vol.12 (6)：600-612，2007

「外科療法の最近の動向」楠 正人・荒木俊光，日本内科学会雑誌 vol.98 (1)：104-109，2009

「検査からみた評価とケア」佐藤和典ほか，消化器外科 NURSING vol.12 (12)：1239-1250，2007

『これならわかる！　術前・術後の看護ケア』中島恵美子・伊藤有美監修，2019（ナツメ社）

『周術期管理チームテキスト 第3版』日本麻酔科学会・周術期管理チーム委員会編，2016（日本麻酔科学会）

『周術期管理ナビゲーション』野村 実編，2014（医学書院）

「集中治療室における成人患者の痛み，不穏/鎮静，せん妄，不動，睡眠障害の予防および管理のための臨床ガイドライン」Devlin J.W. et al., Critical Care Medicine　Online Special Article, 1-63：2018

「手術医療の実践ガイドライン（改訂第三版）」手術医療の実践ガイドライン改訂委員会編，2016（日本手術医学会）

『手術の流れからケアのなぜ？が見える！わかる！　消化器外科　50の術式別術後ケア イラストブック』馬場秀夫監修，2018（メディカ出版）

『術後回復を促進させる周術期実践マニュアル』谷口英喜監修，2017（日本医療企画）

「術後肝機能障害」河島孝彦，消化器外科 NURSING vol.11 (2)：202-206

「術後感染症」有馬陽一，消化器外科 NURSING vol.15 (6)：570-578，2010

「術後血糖変動の対処法は？」山本 寛，肥満と糖尿病 vol.7 (6)：845-847，2008

「術後に特有の腸閉塞疾患」山下 航，臨床画像 vol.34 (10)：1217-1224，2018

「術後の食事と代謝栄養」丸山道生，外科と代謝・栄養 vol.49 (5)：191-198，2015

「術後の水分出納アセスメント」矢田一宏・猪股雅史，消化器外科 NURSING vol.20 (7)：570-577，2015